Liebe Eltern,

ÜBERLASSEN SIE DIE ERNÄHRUNG IHRES KINDES NICHT DER LEBENSMITTELINDUSTRIE!

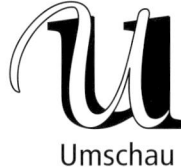

THOMAS ELLROTT & JACQUELINE VOGT

Liebe Eltern,

ÜBERLASSEN SIE DIE ERNÄHRUNG IHRES KINDES NICHT DER LEBENSMITTELINDUSTRIE!

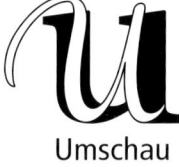

Vorwort

„WAS GIBT ES HEUTE EIGENTLICH ZU ESSEN?"

Diese Frage stellen die meisten Kinder ihren Eltern wahrscheinlich sehr häufig. Unabhängig davon, wie die Antwort darauf im Einzelfall lautet, so spiegelt sie gut wider, dass „Essen" und Ernährung in unserem Leben sehr zentrale Rollen spielen, und das bereits von Anfang an. Zum einen ist das schlichtweg biologische Notwendigkeit, denn wir alle müssen essen; ohne geht es nicht. Aber *was* wir alles zu uns nehmen, das liegt in unseren Händen. Und mit jeder dieser „Essens-Entscheidungen" gestalten wir die Welt um uns herum aktiv mit.
Das beginnt zunächst einmal bei uns selbst, mit der unmittelbaren Leiblichkeitserfahrung beim Essen: Was wir zu uns nehmen, das wirkt sich auf unsere körperliche, aber auch auf unsere seelische Befindlichkeit aus. Gleichzeitig bedeutet Essen aber niemals bloße Nährstoffversorgung, es bringt uns nicht nur in Verbindung mit uns selbst, sondern auch mit unserer Lebens- und Umwelt: nämlich mit unseren Mitmenschen, mit Ökonomie und Ökologie also, ja, sogar mit der Politik.

MIT JEDER UNSERER ENTSCHEIDUNGEN FÜR ODER GEGEN BESTIMMTE LEBENSMITTEL, MIT JEDEM EINKAUF, DEN WIR TÄTIGEN (ODER NICHT), BEEINFLUSSEN WIR IMMER AUCH EIN GANZ KLEINES BISSCHEN MIT, WIE SICH UNSERE LEBENSWELT, UND VOR ALLEM DIE UNSERER KINDER, VERÄNDERT.

Im Kontrast dazu steht, dass sich viele Menschen heute für diese an und für sich so spannenden Zusammenhänge kaum zu interessieren scheinen und dem Thema Essen bewusst gar keine zentrale Rolle im eigenen Leben zukommen lassen.
Gesamtgesellschaftlich betrachtet befinden wir uns damit in einer Situation, in der Lebensmittel vor allem möglichst günstig sein müssen. Um diesem Anspruch Folge leisten zu können, stammen viele unserer Lebensmittel überwiegend aus einem Erzeugungssystem, das wir „konventionell" nennen, das aber tatsächlich ein „industrielles" ist (und dies mehrheitlich für globale Märkte). Denn nur auf diese Weise können derart niedrige Preise gehalten werden. Doch dafür zahlen wir, und langfristig gesehen unsere Kinder, einen hohen Preis: sinkende Bodenfruchtbarkeit, Wassermangel und Verschlechterung der Wasserqualität, Klimaschäden, soziale Ungerechtigkeit, Ausbeutung von Tier und Mensch sind Folgen dieser Erzeugungssysteme.

Gleichzeitig haben wir als Verbraucher immer weniger die Chance nachzuvollziehen, wie diese Lebensmittel eigentlich genau erzeugt werden. Und damit einhergehend haben wir auch immer weniger Wissen über das, was wir da überhaupt alles so zu uns nehmen.
Mit diesem wachsenden „Nicht-Wissen" aber geraten wir in eine ungeheure Abhängigkeit von dem, was andere in diesem Erzeugungssystem für uns entscheiden. Und das macht uns – eigentlich unerträglich – unmündig und un-souverän.
Die gute Nachricht aber ist: Es führt ein Weg heraus aus dieser kulinarischen Unmündigkeit.

ESSEN IST EBEN NICHT NUR PURE NAHRUNGSAUFNAHME, SONDERN VOR ALLEM AUCH: GENUSS.

Wenn wir schon viele tausend Male in unserem Leben essen müssen, dann können wir es auch gleich richtig machen und es genießen – so ungefähr formulierte es Mary Frances Kennedy Fisher, die große amerikanische Essayistin der Kochkunst und der Esskultur.
Und Genießen lässt sich (er-)lernen und trainieren: Das beginnt schon bei der Zubereitung, noch besser bereits beim gemeinsamen Lebensmitteleinkauf. Wer weiß, was er isst, woher es kommt, wie es schmeckt und wie man es zubereitet, der befindet sich auf dem besten Wege vom „Ernährungsanalphabeten" hin zum „Ernährungssouverän" – eine Kernkompetenz eines selbstbestimmten Lebens.

GENUSS UND GESCHMACK SIND VON ANFANG AN DER SCHLÜSSEL ZUR FREUDE AM ESSEN UND AN LEBENSMITTELN. UND DIES IST DIE BESTE VORAUSSETZUNG DAFÜR, SICH DIE WELT ÜBER LEBENSMITTEL POSITIV ZU ERSCHLIESSEN.

Ein möglichst natürlicher Zugang zum Thema Essen bereits vom ersten Tag an bildet schließlich auch die Grundlage für ein lebenslang entspanntes Verhältnis dazu.
Das hier vorliegende Buch ist deshalb für Sie als Eltern ein wunderbarer Begleiter und praktische Hilfestellung bei dieser Geschmacks- und Ernährungsbildung Ihres Kindes. Es führt Sie anschaulich durch die verschiedenen Altersstufen, in denen sich die Ernährungsbedürfnisse und Interessen der Kinder verändern und in denen sie in neue Lebensphasen eintreten, außerdem liefert es umfassende Informationen rund um das Thema kindliches Essverhalten.

Dazu finden Sie viele praktische Anregungen und Tipps, die von den alltagserprobten Rezepten der *Jeunes Restaurateurs d'Europe* ergänzt werden. Diese Rezepte basieren auf einfachen Zutaten, die man mehrheitlich auch saisonal und regional in guter Qualität erhalten kann, und sind unkompliziert umzusetzen – „Zitronengrasakrobatik" finden Sie in diesem Buch jedenfalls nicht. Die Rezeptideen machen bereits beim Lesen Lust auf die Umsetzung in der eigenen Küche, für und mit Ihrem Kind: von den Brei-Gerichten für die Jüngsten über die Pausenbrote für unterwegs oder eine große Eisparty zu Hause.

Der zentrale Gedanke ist bereits mit dem Titel und zu Beginn des Buches genannt: **Überlassen Sie die Ernährung Ihres Kindes nicht der Lebensmittelindustrie** – und ich möchte ergänzen: auch nicht der Agroindustrie – sondern beziehen Sie die Zutaten aus nachhaltiger Erzeugung.

WER SELBST KOCHT, DER WEISS AUCH GENAU, WAS SICH EIGENTLICH AUF DEM TELLER SEINES KINDES BEFINDET.

Mit dem Fachwissen von PD Dr. med. Thomas Ellrott und Jacqueline Vogt sowie den Rezepten der Profiköche der *Jeunes Restaurateurs* können Sie sich gemeinsam mit Ihren Kindern bestens betreut und begleitet auf den Weg hin zur kulinarischen Souveränität machen.

Diese „Initiative des guten Geschmacks" weckt bei Ihrem Kind die Lust auf Genuss und die Freude am Kochen und zeigt Ihnen, wie Sie die tägliche Essensversorgung Ihrer Familie nicht als lästige Pflicht, sondern als gemeinschaftliches Ereignis erleben können.

Nutzen Sie bewusst diese Chance der Ernährungsbildung Ihres Kindes und die Möglichkeit, über das Thema Ernährung auch die eigene politische Gestaltungsmöglichkeit zu entdecken.

Dr. Ursula Hudson
Vorsitzende Slow Food Deutschland e.V.

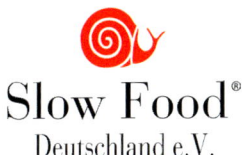

Inhaltsverzeichnis

SCHWANGERSCHAFT – VON ANFANG AN GENUSS 11

AUF DEN GESCHMACK KOMMEN 12
DIE WELT SCHMECKT VOR DER GEBURT 12
GUTES FÜR WERDENDE MÜTTER 13
SONDERFORMEN DER ERNÄHRUNG 15

STILLZEIT – DIE ERSTE MAHLZEIT 17

SO SCHMECKT DIE WELT 18
FÜRS BABY DAS BESTE 18
ALLES EASY? 19
RUNDUM GESUND 19
NAHRUNG FÜR MUTTER UND BABY 22
SCHADSTOFFE IN DER MUTTERMILCH 22
WENN DIE MILCH AUS DER FLASCHE KOMMT 23
SO GEHT'S MIT DER FERTIGMILCH 24
ALLERGIEN UND STILLEN 24

4–12 MONATE – JETZT WIRD GELÖFFELT 27

DIE ERSTE BEIKOST 28
KOCHEN ODER KAUFEN? 30
WAS BABYS TRINKEN SOLLTEN 31
FLEISCHLOS GLÜCKLICH? 32
REZEPTE 35

1–3 JAHRE – KEIN BABY MEHR 47

KEINE LUST AUF NEUES 48
WAS KLEINE KINDER GERNE ESSEN 49
ALLES ZU SEINER ZEIT 53
DAS RICHTIGE MASS FINDEN 54
WIR SIND, WAS WIR ESSEN 56
ALLER ANFANG IST SCHWER 58
OBST UND GEMÜSE RICHTIG LAGERN 58
REZEPTE 61

4–7 JAHRE – RICHTIG VIEL LOS　　　　　　　　　　　　　　　　　　　　　　　　　　　**87**

- ESSEN – MEHR ALS EIN GRUNDBEDÜRFNIS 88
- GESUND, UNGESUND – EGAL? 89
- FUTTER FÜR DRAUSSEN 91
- KONFLIKTE BEI TISCH 93
- DER SCHÖNSTE PLATZ 95
- JETZT WIRD GEKOCHT 96
- SO FUNKTIONIERT GESCHMACK 96
- REZEPTE 101

8–10 JAHRE – GANZ SCHÖN GROSS　　　　　　　　　　　　　　　　　　　　　　　　　**151**

- EINE NEUE PHASE 152
- IN DER SCHULE ESSEN 153
- WAS DIE INDUSTRIE SO AUFTISCHT 156
- WACHSEN KOSTET KRAFT 158
- FETT DURCH FETT? 160
- REZEPTE 163

REZEPTVERZEICHNIS 196

ZUTATENVERZEICHNIS 198

LITERATUR- UND QUELLENHINWEISE 206

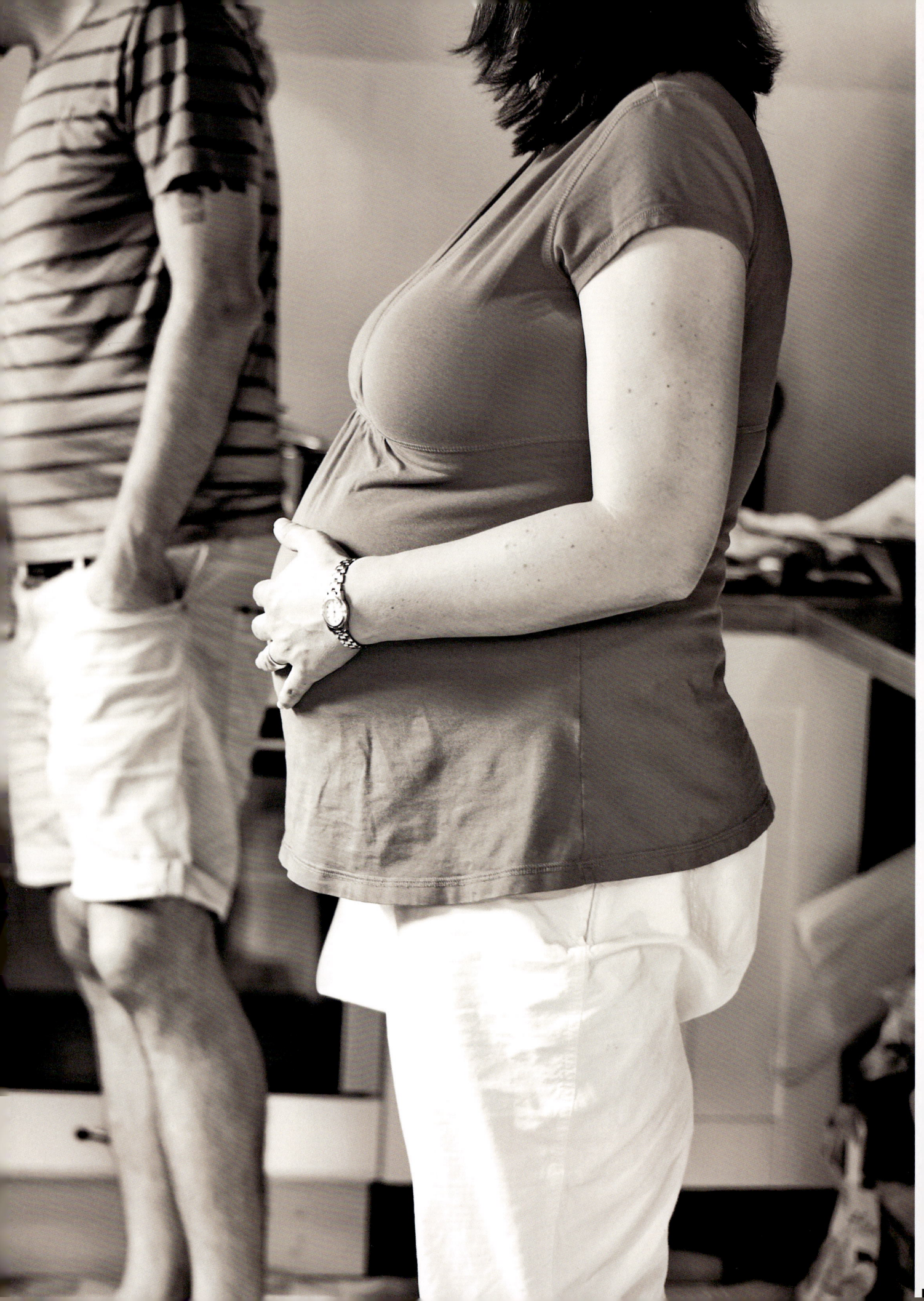

Von Anfang an Genuss

~~~~~~~~~~~~~~~~~~~~~~~~~~~~~~

Milchreis, wie Oma ihn gekocht hat: immer mit ein bisschen Sahne und dem Mark aus einer halben Vanilleschote. Ein Pflaumenkuchen frisch aus dem Ofen, mit Zucker und Zimt darüber. Spaghetti mit einer Tomatensauce, genau wie die, welche es immer mittwochs nach dem Fußballtraining gab. Das Weihnachtsessen, dessen Duft sich für immer ins Gedächtnis gebrannt hat. Der Eisbecher, der genauso schmeckt wie im Urlaub am See. Ein papierdünnes Schnitzel mit einer wolkigen Panade, so wie beim ersten Restaurantbesuch mit der Familie: lauter Lieblingsspeisen.

Auf den Geschmack kommen

Essensvorlieben entstehen in der Kindheit, in Situationen, an die wir später gerne zurückdenken, weil sie mit positiven Gefühlen verbunden sind. Wenn die Mutter vor dem Abendessen ein Glas Milch ins Zimmer brachte, dann war das gleichzeitig auch eine Gelegenheit, vom Kampf mit den Hausaufgaben zu erzählen, Kummer loszuwerden oder Freude mitzuteilen. Wenn auf dem Familientisch die Schüssel mit den dampfenden Nudeln stand: Jeder nahm sich, alle redeten, niemand stand zurück.

Das Essen der Kindheit, im Glück genossen, ist eine wunderbare Erinnerung. Und es beeinflusst das Ernährungsverhalten im späteren Leben. Im Guten, manchmal aber auch im nicht ganz so Guten. Warum isst der eine gern Gemüse und Obst und Kartoffeln und liebt, was die Natur bereithält, aber der andere nicht? Warum haben die einen immer das Salz in Reichweite und können andere von süßen Sachen einfach nicht genug bekommen? Warum schütteln Leute sich beim Gedanken an ein Fertigessen, das andere mögen? Wie kommt der Mensch überhaupt auf den Geschmack? Und wann?

Die Welt schmeckt vor der Geburt

Was Hänschen nicht lernt, lernt Hans nimmermehr, sagt der Volksmund. Und auch wenn das eine sehr pessimistische Sicht auf die Welt ist, steckt in dem Spruch doch etwas Wahres. Denn Essensvorlieben werden in den ersten Lebensjahren geprägt, einerseits durch Faktoren, die vererbt wurden, und andererseits durch Verhaltensweisen, die erlernt werden. Doch die Grundlage für unser Essverhalten wird gelegt, noch bevor wir auf der Welt sind: Geschmack entsteht bereits im Mutterleib.

Was eine Schwangere isst, beeinflusst, was ihr Kind in den ersten Wochen und Monaten seines Lebens mag oder nicht, lange bevor Erziehung und Umwelteinflüsse auf es einwirken. Experimente haben gezeigt, dass Babys nach der Geburt jene Geschmackseindrücke bevorzugen, die sie, in niedriger Konzentration, im Mutterleib über Nabelschnurblut und Fruchtwasser kennengelernt haben.
Dieser Prozess setzt sich später mit dem Stillen fort. Denn über die Muttermilch schmeckt das Kind die mütterliche Nahrung mit, und es sammelt Geschmackseindrücke, die es auch nach dem Abstillen bevorzugt. Was die werdende und junge Mutter zu sich nimmt, prägt das Kind und sein späteres Essverhalten und bestimmt, welche Speisen es später instinktiv ablehnt und welche nicht.

Im Gegensatz dazu ist die Vorliebe für die Geschmacksrichtung „süß" jedem Baby angeboren. Die Erklärung hierfür liegt wohl zum einen darin begründet, dass Muttermilch aufgrund ihres Milchzuckergehalts einen leicht süßen Grundgeschmack hat. Aber auch die Anpassung des Menschen und des menschlichen Genoms an die Umwelt hat daran Anteil. Die Vorliebe für Süßes reicht aus einer Zeit zu uns herüber, als ausschließlich die Natur unsere Nahrungsgeberin war: Süß schmeckende Speisen, die auch giftig sind, gibt es in der Natur so gut wie nicht, sodass ein süßer Geschmack Sicherheit und ein bitterer eine Warnung bedeutet. Außerdem ist „süß" ein Signal für Energiedichte, also für Nahrung, die kalorienreich ist. Und anders, als es heute der Fall ist, war Nahrungsenergie evolutionsbiologisch gesehen immer knapp.

Gutes für werdende Mütter

Was soll die Schwangere zu sich nehmen? Die einfachste Antwort lautet: gutes Essen, denn das wird ihr guttun und dem Baby auch. Eine abwechslungsreiche Kost mit großer Geschmacksvielfalt bewirkt im Idealfall, dass das Kind später verschiedenen Lebensmitteln gegenüber aufgeschlossen ist. Wichtig ist es, in der Schwangerschaft hochwertige Lebensmittel auszuwählen, also solche in geringer Verarbeitungsstufe.

Den Satz „Jetzt musst du für zwei essen!" hören Schwangere oft. Doch das heißt nicht, dass eine Frau doppelt so viele Kalorien wie zuvor braucht, wenn sie ein Kind erwartet. Der Energiebedarf steigt nur in den letzten Schwangerschaftsmonaten leicht an: Auf ein Plus von bis zu zehn Prozent, was pro Tag etwa 250 zusätzliche Kalorien wären – das ist gerade mal der Kaloriengehalt eines großen Bechers Joghurt (DGE et al 2015). Manche Frauen benötigen etwas mehr, das hängt von körperlicher Aktivität ab.

Deutlich erhöht ist in der Schwangerschaft der Bedarf an einzelnen Vitaminen und Mineralstoffen, vor allem an Eisen, Folat, Vitamin B_6, Vitamin A und auch Zink. Empfehlenswert ist es, die Zufuhr dieser Stoffe von Anfang an zu erhöhen. Grundsätzlich kann die werdende Mutter sich selbst und das Ungeborene mit einer ausgewogenen Ernährung und vielseitiger, vitaminreicher Kost optimal versorgen. Lediglich Folsäure, Eisen und Jod sind in größeren Mengen schwer über die Nahrung aufzunehmen und müssen anders zugeführt werden.

**AUF DEM IDEALEN SPEISEPLAN
FÜR EINE GENUSSVOLLE SCHWANGERSCHAFT STEHEN:**
GEMÜSE UND OBST, GETREIDE UND GETREIDEPRODUKTE
(GERNE AUS VOLLKORNMEHL),
AUSSERDEM KARTOFFELN, MILCH UND MILCHPRODUKTE,
FLEISCH UND FISCH (IN ABNEHMENDER RANGFOLGE).

Quelle: aid (2012)

TÄGLICHER NÄHRSTOFFBEDARF SCHWANGERE
Mehrbedarf in %[7]

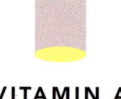

VITAMIN A (RETINOL)[1]
1,1 mg
40%

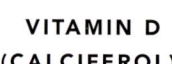

VITAMIN D (CALCIFEROL)[2]
20 µg
-

VITAMIN E (TOCOPHEROL)[3]
13 mg
10%

VITAMIN K (PHYLLOCHINON)
60 µg
-

VITAMIN B$_1$ (THIAMIN)
1,2 mg[4]
1,3 mg[5]
20%

VITAMIN B$_2$ (RIBOFLAVIN)[1]
1,3 mg[4]
1,4 mg[5]
25%

NIACIN
14 mg[4]
16 mg[5]
15%

VITAMIN B$_6$ (PYRIDOXIN)[1]
1,9 mg
60%

FOLAT[6]
550 µg
40%

VITAMIN B$_{12}$ (COBALAMIN)
3,5 µg
15%

VITAMIN C (ASCORBINSÄURE)[1]
105 mg
10%

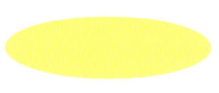

KALZIUM
1.000 mg
-

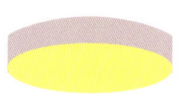

PHOSPHOR
800 mg
15%

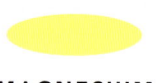

MAGNESIUM
310 mg
-

EISEN
30 mg
100%

JOD
230 µg
15%

ZINK
10 mg
40%

[1] ab dem 4. Monat
[2] 1 µg = 40 Internationale Einheiten
[3] in Tocopheroläquivalent, 1 mg = 1,49 Internationale Einheiten
[4] 2. Trimester
[5] 3. Trimester
[6] Nahrungsfolat in Folsäurenäquivalenten
[7] gerundet

Quelle: DGE/ÖGE/SGE/SSN (2015)

Gemüse und Obst sollten täglich auf den Tisch kommen, in bis zu fünf kleinen Portionen über den Tag verteilt. Abwiegen ist dabei nicht nötig, das Portionsmaß entspricht dem Umfang einer individuellen Handfläche. Bestandteil jeder Hauptmahlzeit sollten Getreideprodukte oder Kartoffeln sein, besser gekocht oder mit wenig Fett gebraten als frittiert. Milch, Quark oder Joghurt sind dreimal täglich angeraten; Fleisch und magere Wurstwaren in drei bis vier Portionen je Woche, Fisch in zwei.

Auf manches sollten werdende Mütter jedoch verzichten – tierische Lebensmittel wie Tatar und Sushi, Salami, Rohmilchkäse und Speisen aus rohen Eiern wie etwa Zabaione bergen prinzipiell die Gefahr von Infektionen. In „normalen" Zeiten würde der gesunde Körper mit ihnen fertig, in der Schwangerschaft jedoch würde bei einer Erkrankung der Mutter mit sehr hoher Wahrscheinlichkeit das Kind Schaden nehmen, es könnte sogar versterben.

Sonderformen der Ernährung

Ohne Schwierigkeiten beibehalten werden kann in der Schwangerschaft eine vegetarische Ernährungsweise, sofern sie ovo-lakto-vegetarisch ist (den Verzehr von Milch und Eiern also nicht ausschließt). Getreideprodukte, Hülsenfrüchte, Milchprodukte und Eier, Gemüse, Obst, Nüsse, Samen und hochwertige Pflanzenöle sind dann die Hauptlebensmittel der Wahl. Es ist für Vegetarierinnen jedoch schwer, ihren in der Schwangerschaft entstehenden Zusatzbedarf an Eisen zu decken, denn seine sogenannte Bioverfügbarkeit ist aus tierischen Produkten höher als aus pflanzlichen. Anders gesagt: Der Körper nimmt es aus Fleisch und Fisch leichter auf, als aus Milch oder Hülsenfrüchten.
Der Verzehr in Kombination mit Vitamin C kann helfen, die Eisenaufnahme zu erhöhen, in der Schwangerschaft aber muss Eisen anderweitig zugeführt werden. Wie das geschehen soll, klärt das Arztgespräch.

==Wenn eine werdende Mutter sich vegan ernährt, also auf jedwede tierische Produkte verzichtet, muss sehr genau hingeschaut werden.== Prinzipiell besteht das Risiko, dass sie vor allem zu wenige Proteine, langkettige Fettsäuren und Vitamine der B-Gruppe aufnimmt. Allerdings ist das Risiko desto kleiner, je abwechslungsreicher und vielfältiger der Speiseplan ist.

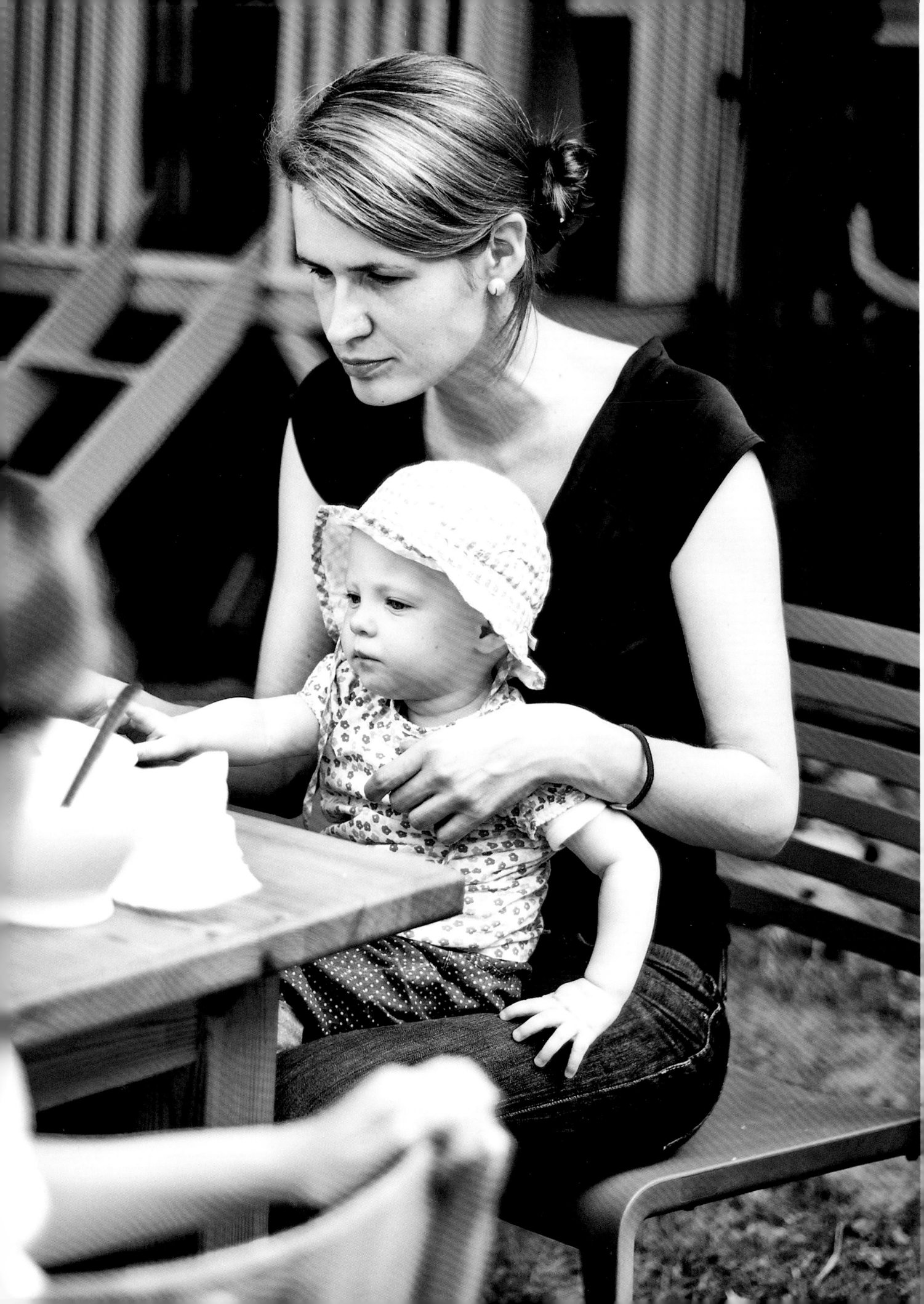

Die erste Mahlzeit

Ein Baby braucht einen sicheren Ankerplatz, um zur Ruhe zu kommen, nachdem es immer neue Sinneseindrücke zu verarbeiten hat. Es findet ihn bei der Mutter, mit dem Duft ihrer Haut, mit der Wärme, die sie ausstrahlt. Und mit der Nahrung, die ihm die Mutter spendet. Die Muttermilch hat alles, was das Baby braucht, um sich gut zu entwickeln, körperlich und seelisch. Sicher, satt und geborgen – zufriedener kann ein Kind in den ersten Tagen, Wochen und Monaten seines Lebens nicht sein.
Am einfachsten glücklich zu machen ist es beim Stillen.

So schmeckt die Welt

Muttermilch schmeckt leicht süß und ein bisschen wässrig. Sie enthält reichlich Fett und leicht verdauliches Eiweiß. Und sie schmeckt immer ein wenig anders, weil sie die Aromastoffe des Essens der Mutter in schwankenden Mengen enthält, denn die Aromen der mütterlichen Nahrung gehen in unterschiedlichem Tempo und mit unterschiedlicher Intensität in die Milch über. Versuche, bei denen stillende Frauen Kapseln mit Aromen, beispielsweise von Früchten und Gewürzen, einnahmen und dann Milchproben abgaben, haben das gezeigt.

Daraus ist zu schließen, dass zum einen der Geschmack der Muttermilch nicht nur von Frau zu Frau verschieden ist, sondern auch bei jeder einzelnen schwankt: Wenn die Mutter ein paar Stunden vor dem Stillen beispielsweise eine mit Kümmel gewürzte Speise gegessen hat, dann hat ihre Milch einen anderen „Ton", als wenn sie zur gleichen Zeit einen Obstsalat verzehrt hätte.

Jedes Mal, wenn das Baby trinkt, schmeckt es also etwas anderes. Und vieles spricht dafür, dass Säuglinge, die auf diese Art und Weise Erfahrungen mit vielen unterschiedlichen Aromen machen, später nicht zu Essensverweigerern heranwachsen.

Fürs Baby das Beste

Muttermilch enthält alle Inhaltsstoffe, die ein Baby braucht. Sie ist steril und immer verfügbar und hat außerdem stets die richtige Temperatur: ein perfektes Lebensmittel.

Ihr Wert für das Neugeborene ist hoch und die Vorteile, die ein gestilltes Kind für sein späteres Leben davonträgt, sind groß. ==Gestillte Kinder sind weniger anfällig für Allergien und haben ein stärkeres Immunsystem.== Zudem ist bei ihnen die Wahrscheinlichkeit geringer, in jungen Jahren übergewichtig zu werden oder Diabetes zu entwickeln. Kranke Babys oder solche, die zu früh auf die Welt gekommen sind oder sehr früh Medikamente bekommen müssen, profitieren von der Muttermilch in besonderem Maße.

Im Mutterleib versorgt die Plazenta das Baby, nach der Geburt aber muss es sich um seine Nahrung selbst bemühen. Wie es das tut, ist immer gleich: jedes Neugeborene sucht die Brust der Mutter und will an der Brustwarze saugen. Das wiederum setzt im mütterlichen Körper die Hormone Oxytocin und Prolactin frei, sie steuern den Milchfluss. Das Baby, das an der Mutterbrust liegt, wird satt, zufrieden und glücklich. Es erlebt die Nahrungsaufnahme als einen Akt, der nicht nur körperliche, sondern auch emotionale Bedürfnisse erfüllt.

Alles easy?

Das Kind ist geboren, die Mutter legt es an, beide sind froh: Dass es nicht immer so einfach ist, braucht man nicht zu verschweigen. Manche Mutter ist nach der Geburt so erschöpft, dass der Hormonfluss nicht gleich in Gang kommt. Wenn ihr Körper die Milch bildet, wenn sie in die Brust „einschießt", wie es in der Medizin heißt, dann kann das sogar schmerzen. Und das Kind, so klein es noch ist, entwickelt eine enorme Kraft, wenn es saugt. Auch das kann anfangs durchaus wehtun. Wichtig ist es, ruhig zu bleiben – mit ein bisschen Hilfe von erfahrenen Kinderschwestern und Hebammen wird sich in der Regel alles einspielen. Und auch Wochen nach der Geburt ist es noch nicht zu spät, mit dem Stillen zu beginnen.

Rundum gesund

Muttermilch ist ein Nahrungsmittel mit hohem Brennwert. Rund die Hälfte ihrer Kalorien besteht aus Fett. Das ist wichtig, denn anders als im Erwachsenenalter, wenn es gilt, eine zu hohe Fettzufuhr zu vermeiden, brauchen Babys das Fett der Milch, um ihren enormen Energiebedarf zu decken.

Muttermilch enthält mehrfach ungesättigte Fettsäuren, die wichtig sind für die Entwicklung des kindlichen Gehirns, und besondere, langkettige Fettmoleküle, die der Körper für die Entwicklung der Nerven braucht. Diese Moleküle müssen Flaschennahrung künstlich zugefügt werden. Muttermilch ist von Natur aus in einem für das Kind günstigen Verhältnis aus Fett und Eiweiß zusammengesetzt. Ihre Struktur insgesamt ist für den Organismus des Babys weit besser geeignet als Flaschennahrung, die auf Kuhmilch basiert und die Zusammensetzung der Muttermilch nur imitieren kann. Stärker als Muttermilch belastet Flaschennahrung den kindlichen Darm, die Keimzelle des Immunsystems.

Dass es Situationen gibt, in denen auch sehr junge Säuglinge mit der Flasche ernährt werden müssen, steht außer Frage und auch, dass keine Mutter ein schlechtes Gewissen haben muss, wenn ihr Neugeborenes nicht anders als mit der Flasche versorgt werden kann. An dieser Stelle soll es um anderes gehen: darum, zu zeigen, dass Ernährung immer auch ein sozialer Prozess ist.

EIN NATÜRLICHER ZUGANG ZUM ESSEN VOM ERSTEN TAG AN KANN DIE GRUNDLAGE BILDEN FÜR EIN LEBENSLANG ENTSPANNTES VERHÄLTNIS DAZU.

Nährwerte der Muttermilch
in 100 ml

ENERGIE	69 kcal
PROTEIN	1,0 mg
FETT GESAMT	4,0 g
GESÄTTIGTE FETTSÄUREN	2,0 g
EINFACH UNGESÄTTIGTE FETTSÄUREN	1,4 g
MEHRFACH UNGESÄTTIGTE FETTSÄUREN	0,4 g
KOHLENHYDRATE GESAMT	7,0 g
MONO- UND DISACCHARIDE	7,0 g
POLYSACCHARIDE	0,0 g
BALLASTSTOFFE	0,0 g
WASSER	87 g
VITAMIN A (RETINOL)	70 µg
VITAMIN E (TOCOPHEROL)	0,3 mg
VITAMIN B_1 (THIAMIN)	0,02 mg
VITAMIN B_2 (RIBOFLAVIN)	0,04 mg
VITAMIN B_6 (PYRIDOXIN)	0,01 mg
FOLAT	8 µg
VITAMIN B_{12} (COBALAMIN)	0,1 µg
VITAMIN C (ASCORBINSÄURE)	6 mg
NATRIUM	10 mg
KALIUM	45 mg
KALZIUM	30 mg
MAGNESIUM	3 mg
PHOSPHOR	15 mg
EISEN	0,1 mg
ZINK	0,1 mg

Quelle: Heseker/Heseker (2014)

TÄGLICHER NÄHRSTOFFBEDARF STILLENDE
Mehrbedarf in %[4]

VITAMIN A (RETINOL)
1,5 mg
90%

VITAMIN D (CALCIFEROL)[1]
20 µg
-

VITAMIN E (TOCOPHEROL)[2]
17 mg
40%

VITAMIN K (PHYLLOCHINON)
60 µg
-

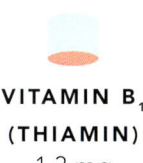
VITAMIN B_1 (THIAMIN)
1,3 mg
40%

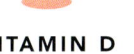
VITAMIN B_2 (RIBOFLAVIN)
1,4 mg
35%

NIACIN
16 mg
30%

VITAMIN B_6 (PYRIDOXIN)
1,9 mg
60%

FOLAT[3]
450 µg
10%

VITAMIN B_{12} (COBALAMIN)
4,0 µg
35%

VITAMIN C (ASCORBINSÄURE)
125 mg
50%

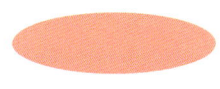
KALZIUM
1.000 mg
-

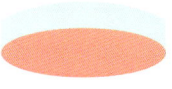
PHOSPHOR
900 mg
30%

MAGNESIUM
390 mg
25–30%

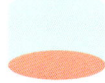
EISEN
20 mg
35%

JOD
260 µg
30%

ZINK
11 mg
60%

[1] 1 µg = 40 Internationale Einheiten
[2] in Tocopheroläquivalent, 1 mg = 1,49 Internationale Einheiten
[3] Nahrungsfolat in Folsäurenäquivalenten
[4] gerundet, im Vergleich zu Nicht-Stillender

Quelle: DGE/ÖGE/SGE/SSN (2015)

Nahrung für Mutter und Baby

Bekommt mein Kind genug Nahrung? Eine stillende Mutter braucht sich um diese Frage im Grunde keine Gedanken zu machen. In einem fein austarierten Zusammenspiel zwischen den Bedürfnissen des Babys und dem Körper der Mutter wird dieser genau das produzieren, was das Kind braucht. Das Saugen an der Brust stimuliert die Milchproduktion und das Kind trinkt, bis es satt ist, dann wird es sich abwenden.

Vier Monate sollte ein Baby mindestens voll gestillt werden. Sechs Monate sind noch besser, so lange ist die Muttermilch als alleinige Nahrung auch vollkommen ausreichend. Anschließend können Schritt für Schritt Mahlzeiten durch Breie ersetzt werden. Vom einen auf den anderen Tag mit dem Stillen aufzuhören, sollte man vermeiden, es wäre für Mutter und Kind eine zu große Umstellung, seelisch und körperlich.
Nichts spricht außerdem dagegen, ein Kind auch im zweiten Lebensjahr noch ab und zu an die Brust zu nehmen, wenn man spürt, dass es das möchte. Abendliches Stillen vor dem Einschlafen zum Beispiel kann für Kind und Mutter noch lange ein schönes Ritual sein, bei dem beide zur Ruhe kommen.

So gut und wichtig die Muttermilch für das Kind ist, so wichtig ist die Ernährung der Mutter in der Stillzeit: Sie braucht mehr Vitamine, Mineralstoffe und Eiweiß, ihr Flüssigkeits- und Energiebedarf steigt. Um diesen Bedarf zu decken, sollte die Stillende 500 Milliliter Milch am Tag zu sich nehmen, alternativ 500 Gramm Joghurt oder 100 Gramm Käse.
Kaffee ist in Maßen erlaubt, Alkohol ist tabu und auch auf Nikotin muss verzichtet werden. Wer Kaffee trinken möchte, tut es am besten unmittelbar nach dem Stillen, denn dann kann der Körper das Koffein bis zur nächsten Mahlzeit weitgehend abbauen und es wird den Kreislauf des Babys nicht belasten. Scharfe Lebensmittel und einzelne Gewürze wie zum Beispiel Paprika können das Kind reizen. Manche Babys werden auch wund, wenn die stillende Mutter größere Mengen säurehaltigen Obsts gegessen hat.

GENERELL GILT: DIE ERNÄHRUNG IN DER STILLZEIT SOLLTE AUSGEWOGEN, VIELFÄLTIG UND GENUSSBETONT SEIN.

Schadstoffe in der Muttermilch

Muttermilch ist die ideale Babynahrung. Sie enthält aber auch, entsprechend dem Ernährungsstatus der Mutter, Schadstoffe. Anders als oft angenommen wird, spielt dabei weniger der Lebensort eine Rolle, also die Frage, ob eine Frau auf dem Land lebt (wo die Luft vorgeblich besser ist) oder in der Stadt – besondere Belastungen ausgenommen.

In den vergangenen Jahren sind die in Muttermilch gemessenen Schadstoffwerte gesunken, dennoch gilt sie als belastet. Nachgewiesen wurden unter anderem polychlorierte Biphenyle und persistente Chlorkohlenwasserstoffe, Dioxine und Furane, Nitromoschusverbindungen und Schwermetalle. Sie stammen aus dem, was eingeatmet wird, aber auch aus Rückständen in Lebensmitteln, aus Kosmetikprodukten wie Shampoos und Duschgels und aus Waschmitteln.

Die meisten Schadstoffe werden allerdings über die Nahrung aufgenommen. Der Körper speichert sie unter anderem im Fettgewebe. Das ist einer der Gründe für die häufig zu hörende Warnung, dass eine stillende Frau nicht abnehmen sollte: Eine Reduktionsdiät, bei der Fettzellen abgebaut werden, senkt nicht nur mit hoher Wahrscheinlichkeit die Qualität der Milch. Eine solche Diät soll auch zu einer höheren Belastung der Muttermilch mit Schadstoffen führen, weil diese aus dem Fettgewebe freigesetzt werden und in die Milch übergehen. Ob das stimmt, ist umstritten.

Sicher ist: Trotz nachgewiesener Belastung von Muttermilch rät kein Arzt vom Stillen ab, denn die Vorteile für das Baby überwiegen deutlich im Vergleich zu alternativer Säuglingsnahrung.

STILLEN IST WICHTIG FÜR DIE KÖRPERLICHE UND PSYCHISCHE ENTWICKLUNG DES KINDES UND ES FESTIGT DIE BEZIEHUNG ZWISCHEN MUTTER UND KIND.

Wenn die Milch aus der Flasche kommt

„Breast is best", sagen Fachleute für Säuglingsernährung. Die Muttermilch ist die am leichtesten zugängliche und auf den kindlichen Organismus perfekt zugeschnittene Kost. Können oder wollen Frauen aber nicht oder nicht voll stillen, müssen sie auf industriell hergestellte Säuglingsnahrung ausweichen. Aus medizinischen Gründen nicht stillen zu können, kommt übrigens ziemlich selten vor.

Reine Kuhmilch vertragen ganz junge Babys nicht. Sie kann Keime enthalten, die für Erwachsene völlig unproblematisch sind, für den Organismus eines Säuglings aber gefährlich werden können. Außerdem ist die sogenannte *renale Molenlast* höher, wenn der Körper Kuhmilch aufnimmt. Mit diesem Begriff wird die Anstrengung der Nieren beschrieben, wenn sie die Endprodukte sehr eiweißreicher Nahrung – und das ist Kuhmilch – aus dem Körper transportieren. Weil ihre Nieren noch nicht ausgereift sind, haben Babys damit Schwierigkeiten. Sie müssten, um das zu kompensieren, zusätzlich große Mengen an Wasser trinken. Die *Molenlast* ist auch einer der Gründe dafür, dass Kleinkinder später zwar Milch trinken, aber nicht zu viele zusätzliche Milchprodukte zu sich nehmen sollen. Gerade die so oft als gesund gepriesenen Kühlregalprodukte wie Fruchtquarks, gesüßte Joghurts und anderes sind in diesem Zusammenhang kritisch zu sehen. Eltern kaufen sie gerne und Kinder mögen sie, es kann aber sein, dass sie diese gar nicht gut vertragen.

Für den Säugling ist auch Ziegenmilch, Schafsmilch oder Stutenmilch nicht bekömmlich, auch nicht bei einer nachgewiesenen Kuhmilchallergie.
Wenn das Baby keine Muttermilch bekommen kann, gibt es in den ersten Lebensmonaten zur industriell hergestellten Säuglingsnahrung in Pulverform keine Alternative. Sie imitiert die Muttermilch, so gut es eben geht.

So geht's mit der Fertigmilch

Angerührt wird die Fertigmilch mit Wasser, wobei einige Punkte zu beachten sind: Die Milch sollte immer frisch zubereitet werden. Was das Baby nicht getrunken hat, muss aus hygienischen Gründen weggeschüttet werden und darf nicht aufgewärmt werden.
Leitungswasser sollte dem Hahn kalt entnommen und dann erwärmt werden. Wo Zweifel über die Qualität des Leitungswassers bestehen, sollte man beim zuständigen Wasserversorger nachfragen. In Altbauten fließt das Wasser manchmal noch durch Bleirohre, dann sollte man es nicht benutzen. Ausweichen kann man in solchen Fällen auf spezielles Mineralwasser, das für die Zubereitung von Babynahrung geeignet ist. Es hat, wenn es die gesetzlichen Vorgaben erfüllt, einen entsprechenden Aufdruck.
Flaschen und Sauger müssen nach jedem Gebrauch gut gesäubert und regelmäßig ausgekocht werden; das geht ganz einfach in einem Kochtopf.

Säuglingsnahrung gibt es als sogenannte Anfangs- und Folgemilch. Anfangsnahrung ersetzt die Muttermilch komplett, sie ist mit „Pre" oder „1" gekennzeichnet. Folgemilch sollte frühestens vom fünften Monat an gegeben werden und dann nur, wenn der Kinderarzt es empfiehlt. Folgemilch über längere Zeit anstelle normaler Kuhmilch zu verwenden ist unnötig und falsch. Für Kinder mit erhöhtem Allergierisiko, jene also, deren Eltern oder Geschwister Allergien haben, gibt es spezielle Produkte. Sie sollten mindestens bis zum Beginn des fünften Monats gefüttert werden.

Allergien und Stillen

Das Allergikerleiden ist erblich: Kinder von Allergikern haben ein erheblich höheres Risiko, Allergien zu entwickeln, als andere. Neben der familienbedingten Disposition spielt für die mögliche Entwicklung von Allergien die Ernährung eine wichtige Rolle. Die häufigsten Auslöser von Allergien sind die in Kuhmilch enthaltenen Proteine, weshalb Kinder von Allergikern erst im zweiten Lebensjahr Kuhmilchprodukte bekommen sollten. Bis zum sechsten Monat sollten gefährdete Kinder voll gestillt werden, Beikost muss vorsichtig gegeben werden: immer nur ein Lebensmittel neu einführen und dessen Wirkung auf das Kind (Hautbild, Verhalten) beobachten, dann erst das nächste neue Lebensmittel einführen.

Manche Lebensmittel sind bekannt dafür, häufig Allergien auszulösen: Zitrusfrüchte, Tomaten, Hülsenfrüchte, Sojaprodukte, Fisch, Eier und Nüsse. Es kann angeraten sein, für Allergien anfällige Kleinkinder davon erst im Alter von etwa drei Jahren essen zu lassen. Allerdings gibt es auch Stimmen aus der Wissenschaft, die darin keinen Sinn sehen.

Einen Zusammenhang gibt es offenbar zwischen Lebensmittelallergien und dem sogenannten atopischen Ekzem, der Neurodermitis. Rund ein Drittel der Kinder, die an dieser Hauterkrankung leiden, das haben Untersuchungen ergeben, sind allergisch gegen Milch und Eier oder gegen Erdnüsse.

Allergien entwickeln sich oft dynamisch und nicht bei allen gleich. Viele, die allergisch gegen Milch sind, vertragen zum Beispiel trotzdem Sahne und Butter, ab und zu sogar Milch in kleinen Mengen. Bei bestimmten Formen der Milchallergie reicht es auch, die Milch abzukochen, weil das allergieauslösende Molkeprotein dadurch zerstört wird. In diesen Fällen vertragen die Allergiker meistens auch Käse und Joghurt, also verarbeitete Milch. Kinder, die auf andere in der Kuhmilch enthaltene Stoffe allergisch reagieren, können unter Umständen weder Ziegenmilch trinken noch Rindfleisch essen.

Von der Allergie unterschieden wird die Unverträglichkeit. Rund zehn Prozent der Deutschen soll ein Enzym fehlen, das dem Körper hilft, Milchzucker zu verarbeiten. Die Folge sind Blähungen, Völlegefühl, Unwohlsein. Als Therapie bleibt einzig, milchzuckerhaltige Lebensmittel zu meiden: Milch und Milchprodukte, aber auch Eis, Milchschokolade, Käse.

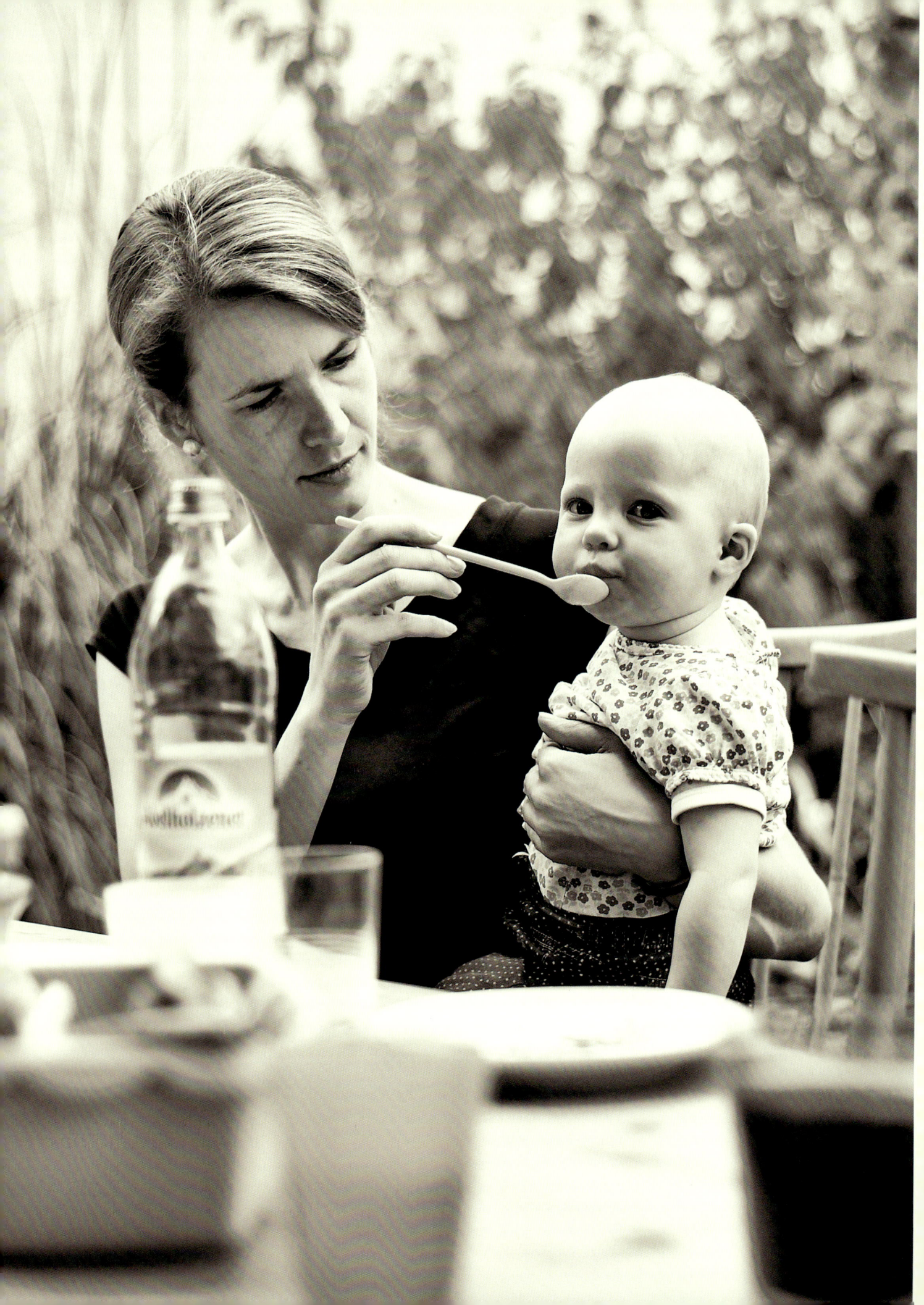

Jetzt wird gelöffelt

Nie wieder lernt der Mensch in so kurzer Zeit so viele grundlegende Dinge wie in seinem ersten Lebensjahr. Jeden Tag erfährt das Kind ein bisschen mehr von der Welt, sieht sie, riecht sie und hört sie.
Muttermilch bekommt dem Baby noch immer hervorragend, aber nach und nach wird der kulinarische Kosmos ein bisschen erweitert. Viel Liebe tut dem Kind natürlich gut, und Essen, das mit Herz und Verstand gemacht ist, immer mit den besten Zutaten. Und das ist gar nicht so schwer.

Die erste Beikost

Mit ihrer eigenen abwechslungsreichen Ernährung hat die stillende Mutter die Grundlage für ein späteres Interesse des Kindes an vielen verschiedenen Speisen gelegt. Mit der Einführung der Beikost kann sie nun auf diesem Fundament aufbauen.

Wenn die ersten Breie gekocht werden, geht es darum, das Kind nach und nach neue Geschmäcker entdecken zu lassen: Schmeckt ihm der Brei aus pürierten Karotten, Kartoffeln und etwas Rindfleisch, dann kann man es auch mit Kohlrabi versuchen, mit Pastinaken oder mit Kürbis. Anfangs variiert man am besten nur eine einzelne Zutat (zum Beispiel das Gemüse), nach und nach können dann mehrere Zutaten abgewechselt werden.

Wie die Neugeborenen an der Mutterbrust, lernen Babys auch bei der festen Nahrung, sich in einen neuen Geschmack hineinzufinden und das zu akzeptieren, was ihnen im jeweiligen Kulturkreis vornehmlich angeboten wird. In der Forschung heißt dieses Phänomen *Mere-Exposure-Effect* („Ich mag, was ich kenne!").

Sechs Monate lang ist die Muttermilch als alleinige Nahrung vollkommen ausreichend. Mit dem Füttern der sogenannten Beikost, die Schritt für Schritt alle Milchmahlzeiten ersetzen wird, sollte nicht vor Beginn des fünften Lebensmonats und nicht nach Beginn des siebten begonnen werden. Für die Einführung der Beikost gibt es eine Art ärztlich empfohlenen Fahrplan: In der Regel soll alle vier bis sechs Wochen eine Milchmahlzeit durch einen Brei ersetzt werden.

Der beste Zeitpunkt, damit zu beginnen, kann so unterschiedlich sein wie Kinder selbst es sind: Ein Baby, das im richtigen Alter für neue Geschmackserfahrungen ist, wird einen Löffel, mit dem es gefüttert wird, annehmen. Es wird versuchen, davon zu essen und instinktiv die richtigen Mund- und Schluckbewegungen machen. Und wenn ihm der Brei schmeckt, wird es ihn nicht ausspucken. Tut es das doch, gibt es zwei Möglichkeiten: Es schmeckt nicht oder es ist einfach noch zu früh.

Genau wie beim Stillen gilt es hier, Ruhe zu bewahren. Wenn ein Kind einen neuen Geschmack ablehnt, heißt das unter Umständen bloß, dass es sich instinktiv vor Ungewohntem schützen will. Und die recht häufig auftretenden sogenannten „Fütterkrisen" bei der Umstellung von der flüssigen auf feste Nahrung vergehen von allein.

Die Sorge, ein Kind könne nicht genug zu sich nehmen, ist so gut wie immer unbegründet. Ein Baby, das wächst und gedeiht und bei den ärztlichen Routineuntersuchungen keine Auffälligkeiten zeigt, ist gut genährt, auch wenn die Eltern den Eindruck gewinnen, das Baby äße zu wenig.

Beikostfahrplan (AB DEM 5.–7. LEBENSMONAT)

	MORGENS	MITTAGS	NACHMITTAGS	ABENDS
1. WOCHE	Muttermilch/Säuglingsmilch	Gemüsebrei	Muttermilch/Säuglingsmilch	Muttermilch/Säuglingsmilch
2. WOCHE	Muttermilch/Säuglingsmilch	Gemüse-Kartoffel-Brei	Muttermilch/Säuglingsmilch	Muttermilch/Säuglingsmilch
3. WOCHE	Muttermilch/Säuglingsmilch	Gemüse-Kartoffel-Fleisch-Brei	Muttermilch/Säuglingsmilch	Muttermilch/Säuglingsmilch
4. WOCHE	Muttermilch/Säuglingsmilch	Gemüse-Kartoffel-Fleisch-Brei	Muttermilch/Säuglingsmilch	Muttermilch/Säuglingsmilch
2. MONAT	Muttermilch/Säuglingsmilch	Gemüse-Kartoffel-Fleisch-Brei	Muttermilch/Säuglingsmilch	Milch-Getreide-Brei
3. MONAT	Muttermilch/Säuglingsmilch	Gemüse-Kartoffel-Fleisch-Brei	Getreide-Obst-Brei	Milch-Getreide-Brei

Quelle: aid (2013)

Der tägliche Speiseplan eines fünf Monate alten Babys kann zum Beispiel aus einer morgendlichen Milchmahlzeit bestehen, bei der das Kind aus der Brust oder der Flasche trinkt, einem Brei und zwei weiteren Milchmahlzeiten.

Der allererste Babybrei sollte mit etwas Pflanzenöl püriertes gekochtes Gemüse sein, Karotten zum Beispiel schmecken den meisten Kindern gut. Wenn das Baby das Gemüsemus akzeptiert hat, kann man ihm eine gekochte Kartoffel hinzufügen und später eine kleine Menge Fleisch. Wenn man damit zu Beginn des fünften Lebensmonats beginnt, wird am Ende des fünften Monats die oben beschriebene mittägliche Breimahlzeit aus dieser Gemüse-Kartoffel-Fleisch-Mahlzeit bestehen. Ab und zu kann man die Kartoffel durch gekochte Nudeln ersetzen und das Fleisch durch fettreichen Fisch.

Im nächsten Monat kommt der Getreide-Vollmilch-Brei hinzu, und gemeinhin vom siebten Lebensmonat an noch ein Brei aus Obst und Getreide.

Meistens vom zehnten Lebensmonat an kann das Kind dann zusätzlich drei- bis viermal in der Woche morgens ein Stück Brot essen und dazu Wasser oder ungesüßten Tee bekommen, eventuell auch ein kleines Glas Kuhmilch. Allgemein wird heute empfohlen, Kuhmilch im ersten Lebensjahr sparsam zu geben und wenn, dann erhitzt, so wie im Getreide-Milch-Brei.

Nach dem zehnten Lebensmonat kann das Kind dann langsam über den Tag verteilt kleine Portionen dessen bekommen, was auch die restliche Familie auf dem Teller hat.

Für Kinder mit erhöhtem Allergierisiko gilt der Beikostfahrplan so wie für alle anderen Babys auch. Sie sollten ebenfalls zwischen dem fünften und siebten Monat mit anderen Lebensmitteln als der Milch Bekanntschaft machen. Ob und wie lange für diese Babys bestimmte Lebensmittel zu meiden sind, sollte mit dem Kinderarzt besprochen werden.

Kochen oder kaufen?

Babykost aus dem Glas ist leicht verfügbar. Sie ist fix und fertig portioniert, braucht höchstens noch erwärmt zu werden. Fertige Babykost ist rückstandskontrolliert, ihre Zusammensetzung folgt gesetzlichen Vorschriften.
Kein Wunder, dass viele Eltern das attraktiv finden. Gerade in Zeiten von Lebensmittelskandalen fragen Eltern sich mitunter, ob sie solche Sicherheit gewährleisten können, wenn sie sich selbst an den Herd stellen. Die Kost aus dem Regal hat zwar ihre Vorteile – sie hat aber auch Nachteile.

WER SELBST KOCHT, HAT AUCH DEN SPEISEPLAN DES KINDES SELBST IN DER HAND: ER KANN HOCHWERTIGSTE ZUTATEN GANZ FRISCH KAUFEN UND VERARBEITEN UND WEISS GENAU, WAS SEIN KIND ISST.

Denn oft enthält Fertignahrung mehr verschiedene Komponenten, als für den jungen Organismus und die Geschmacksbildung wünschenswert sind. Und sie kann künstlich mit Vitaminen angereichert, zu süß oder zu salzig sein. Außerdem enthält sie manchmal weniger Fett, als für kleine Kinder gut wäre.

Trotzdem ist Gläschenkost nicht verwerflich und manchmal eine schnelle Hilfe im Alltag. Wer Gläschen kauft, sollte aber auf ein paar Dinge achten: Die Zutatenliste auf den Etiketten sollte kurz sein und keine besonderen Zusätze enthalten. Zugesetzte Vitamine, Eisen oder Jod sind meist nicht notwendig. Bioprodukte von Herstellern, die einem Verband wie zum Beispiel Demeter angehören, sind im Marktsegment der Gläschenkost die hochwertigsten Produkte. Wer Gläschenkost füttert, sollte trotzdem ab und zu die Babymahlzeiten selbst zubereiten. Auf diese Art und Weise kann das Kind unterschiedliche Geschmacksnuancen kennenlernen und wird später selbst gekochten Speisen aufgeschlossener gegenüberstehen.

Insgesamt kann man festhalten: Es wird keinen Ernährungswissenschaftler und keinen Kinderarzt geben, der Essen aus Babygläschen als alleinige Beikost fürs Kind empfiehlt. Es wird aber auch niemand eine Mutter oder einen Vater verurteilen, wenn danach mal als praktische Alternative gegriffen wird – ab und zu eine Mahlzeit aus dem Glas zu servieren, ist keine Schande. Aber selbst zu kochen ist besser.

Was Babys trinken sollten

Säuglinge, die gestillt werden oder erste Flaschenmilch bekommen, brauchen keine zusätzliche Flüssigkeit, es sei denn, sie sind krank und haben etwa Fieber oder Durchfall. Dann sollten sie, in Absprache mit dem Kinderarzt, Wasser oder ungesüßten Tee aus dem Fläschchen bekommen.

GESUNDE BABYS BRAUCHEN FLÜSSIGKEIT, DIE KEINE MILCH IST, ERST MIT BEGINN DES DRITTEN MONATS NACH EINFÜHRUNG DER BEIKOST, ALSO WENN SIE TÄGLICH DREI BEIKOSTMAHLZEIT ERHALTEN.

Die zusätzlichen Getränke können Babys aus einem Becher trinken. Limonaden, Fruchtsäfte, gesüßte Tees (auch gesüßte Kräutertees) sollten Babys nicht bekommen. Sie sind für ihren Organismus nicht geeignet, auch wenn manches Produkt im Supermarkt Eltern etwas anderes glauben machen möchte. Wichtig ist es vor allem, Kindern nicht etwa eine Flasche mit einem süßen Getränk als Einschlafhilfe anzubieten.

Der lange im Mund verweilende Zucker kann vor allem die ersten Zähne schädigen (auch *Nuckelflaschen-Karies* genannt). Auch Kuhmilch ist im ersten Lebensjahr als zusätzliche Flüssigkeit außerhalb einer Mahlzeit nicht geeignet; sie ist zwar ein natürliches Lebensmittel, allerdings zu eiweißreich und belastet die Nieren des Kindes zu stark.

Wenn das Baby Wasser bekommt, gelten dieselben Vorsichtsmaßnahmen wie bei der Zubereitung von Fertigmilch: Wasser aus der Leitung sollte man so lange laufen lassen, bis es kalt fließt, und erst dann verwenden. Falls im Haus Bleirohre verlegt sind, ist das Wasser tabu. Wer einen Hausbrunnen hat, darf das Wasser nur verwenden, wenn es als geeignet geprüft worden ist.

Anbieten sollte man Kindern vom siebten Monat an etwa 400 Milliliter Flüssigkeit zu jeder Breimahlzeit, sodass sie am Ende des ersten Lebensjahres, wenn sie weitgehend am Familientisch mitessen, rund 800 Milliliter am Tag trinken (DGE et al. 2015).

DASS DIE KINDER DAS TRINKEN NICHT VERGESSEN, MÜSSEN DIE ELTERN IM BLICK HABEN. GERADE KLEINE KINDER SPÜREN OFT KEINEN DURST, GLEICHZEITIG HABEN SIE EINEN IM VERHÄLTNIS ZU GEWICHT UND GRÖSSE RECHT HOHEN FLÜSSIGKEITSBEDARF.

Fleischlos glücklich?

Zunehmend verzichten Menschen auf den Verzehr von Fleisch, die Zahl der Vegetarier wächst stetig. „Ist der Mensch zum Fleischesser geboren? Wie viel Fleisch ist gesund? Ist eine Ernährung ohne Fleisch gesünder? Ist es ethisch vertretbar, Fleisch zu essen?" – Erwachsene haben diese Fragen für sich beantwortet und entschieden, auf die eine oder andere Weise.

Die Frage, ob ein Kind vegetarisch oder sogar vegan großgezogen werden kann, ist allerdings nicht so einfach zu beantworten. Hier muss die Antwort lauten: Es kommt darauf an. Fleisch ist ein wichtiger Lieferant von Eisen und von Vitaminen der B-Gruppe. Eisen kann der Körper nicht aus sich selbst heraus bilden, es muss ihm durch die Nahrung zugeführt werden, aber nicht notwendigerweise durch Fleisch. Auch pflanzliche Lebensmittel liefern Eisen, jedoch hat tierisches Eisen eine andere Wertigkeit – es ist für Menschen besser zusammengesetzt.

Eisenmangel bei Kindern sollte vermieden werden, er kann zu physischen und psychischen Auffälligkeiten führen. Kinderärzte und Ernährungswissenschaftler empfehlen gerne einen goldenen Mittelweg, wenn Eltern Fleisch gegenüber skeptisch sind: Fleisch braucht nicht täglich serviert zu werden, sollte vom Speiseplan aber nicht ganz gestrichen werden. ==Zwei- bis dreimal in der Woche eine kleine Portion, am besten in Bioqualität, ist nach dieser Lesart vollkommen ausreichend.==
Mit Fleisch ist es einfacher, aber ohne geht es auch; und wer Kauf und Zubereitung von Fleisch gänzlich ablehnt, kann sein Kind dennoch gut ernähren. Bei einer ovo-lakto-vegetarischen Kost, die Fleisch und Fisch ausschließt, aber Milch, Milchprodukte und Eier in den Speiseplan integriert, sind keine gesundheitlichen Nachteile zu befürchten, wenn abwechslungsreich gekocht wird.

Achten sollte man in diesem Fall darauf, eisenhaltige Speisen mit Vitamin C zu ergänzen, also zum Beispiel etwas Orangensaft zum Frühstücksbrot oder zur mittäglichen Gemüsemahlzeit zu servieren. Sehr eiweißreich sind Hülsenfrüchte, allerdings sind sie – bis auf rote Linsen – erst für Kinder ab dem dritten Lebensjahr geeignet.

Innerhalb des Vegetarismus gibt es weitere Abstufungen, die von der ovo-lakto-vegetarischen Kost bis zum völligen Verzicht auf tierische Lebensmittel reichen. Lakto-Vegetarier beispielsweise essen kein Fleisch, keinen Fisch und keine Eier, Milch und Milchprodukte dagegen schon. Ovo-Vegetarier wiederum essen kein Fleisch, keinen Fisch, weder Milch noch Milchprodukte, Eier aber schon. Veganer schließlich ernähren sich ganz ohne jedes tierische Produkt.
Während Erwachsene sich durchaus ohne Risiko vegan ernähren können, wenn sie über die entsprechenden Lebensmittelkenntnisse verfügen, ist das für Babys, Kinder und Heranwachsende nicht zu empfehlen. Bereits nach sechs Wochen einer unausgewogenen vegetarischen Ernährung können bei Heranwachsenden Mangelerscheinungen entstehen. Babys und Kleinkinder, denen jegliche Art tierischer Nahrungsmittel verweigert wird, bilden Defizite in der Versorgung mit Eisen, Kalzium, Jod, Vitaminen und Fettsäuren aus. Störungen von Wachstum und Psychomotorik können die Folgen sein.
Dennoch, sagen Ernährungsmediziner, ist eine vegetarische und auch vegane Ernährung von Kindern möglich. Allerdings muss das Essen dann sehr sorgfältig zusammengestellt werden und es müssen, in Absprache mit dem Kinderarzt, einzelne Nährstoffe ergänzt werden.

Rezepte

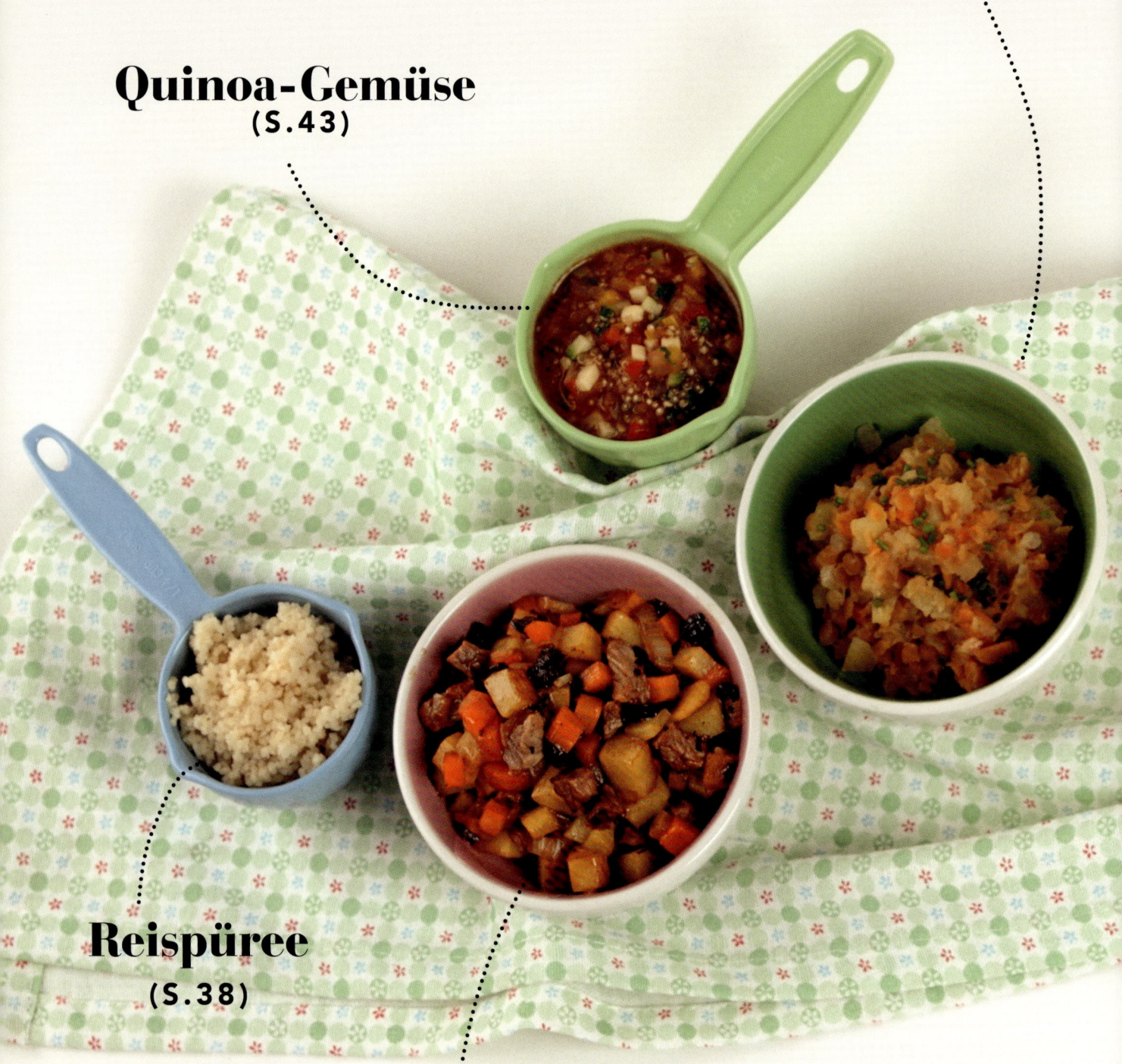

Linseneintopf
(S.43)

Quinoa-Gemüse
(S.43)

Reispüree
(S.38)

Lammtopf
(S.44)

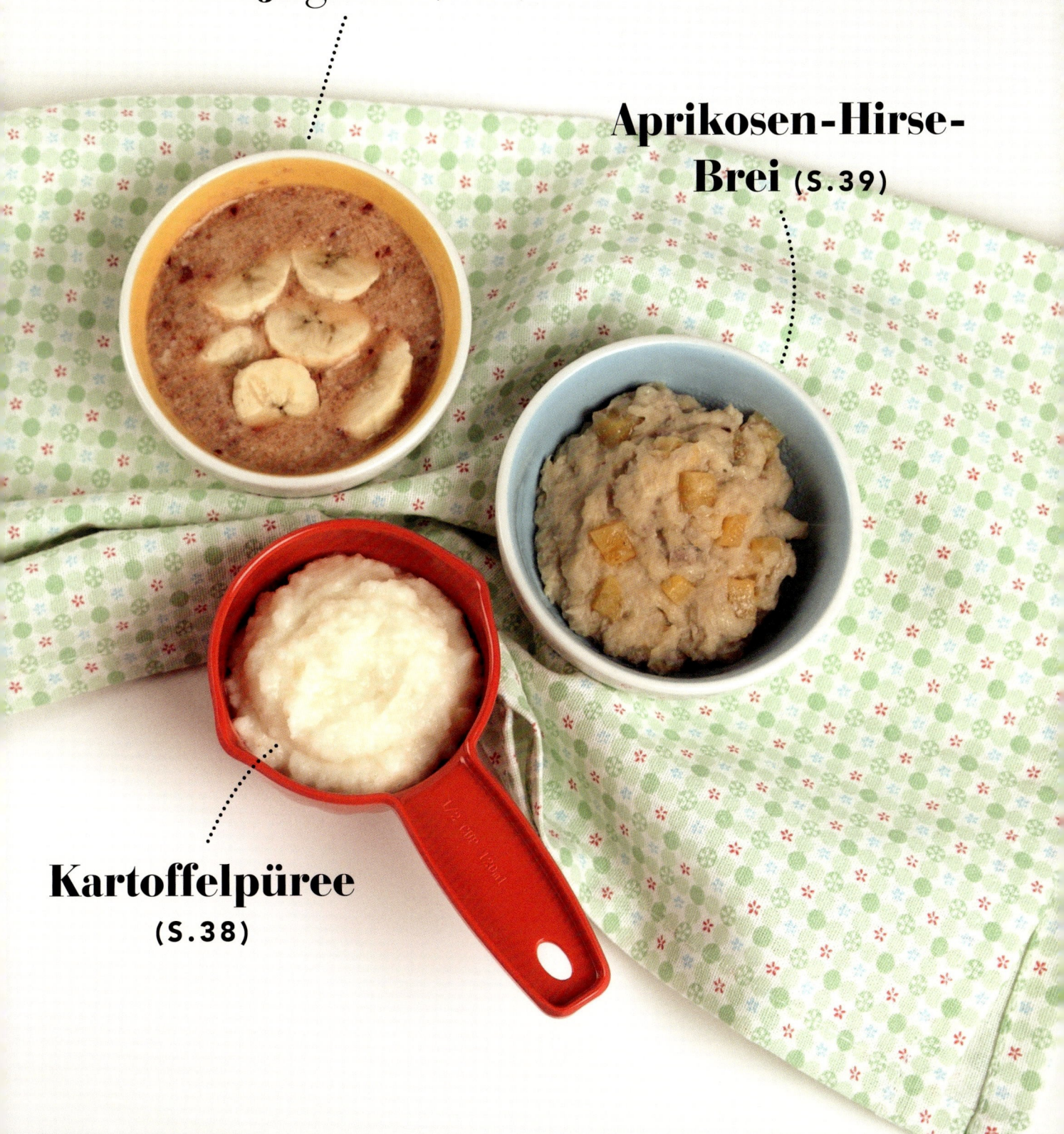

Pflaumen-Bananen-Joghurt (S.45)

Aprikosen-Hirse-Brei (S.39)

Kartoffelpüree (S.38)

5. MONAT

Reispüree

Für 2 Portionen

1 EL Risotto-, Basmati- oder Langkornreis…1–2 EL Mutter- oder Säuglingsmilch

Reis in ein Sieb geben und mit abgekochtem, abgekühltem Wasser gründlich waschen, anschließend abtropfen lassen. 150 ml Wasser in einen Topf geben und zum Kochen bringen. Den Reis dazugeben, erneut aufkochen, die Hitze reduzieren und den Reis ca. 15 Minuten gar ziehen lassen. Zusammen mit der Milch im Mixer zu einem cremigen Püree verarbeiten, gegebenenfalls mit etwas Milch oder abgekochtem, heißem Wasser auf die gewünschte Konsistenz verlängern.

Kartoffelpüree

Für 2 Portionen

150 g Kartoffeln…150 ml Säuglingsmilch (oder abgekochtes Wasser)

Die Kartoffeln schälen, klein würfeln und mit abgekochtem, abgekühltem Wasser waschen. Anschließend in einem Sieb abtropfen lassen. Mit zwei Dritteln der Flüssigkeit in einen Topf geben und zum Kochen bringen. Die Hitze reduzieren und die Kartoffeln zugedeckt 10 Minuten weich kochen. Währenddessen überprüfen, ob genug Flüssigkeit im Topf ist, gegebenenfalls etwas Wasser dazugeben. Die Mischung im Mixer kurz glatt pürieren, mit der restlichen Flüssigkeit vermischen und durch ein Sieb streichen.

Kürbispüree

Für 3–4 Portionen

250 g Hokkaidokürbis…6 EL Säuglingsmilch

Den Kürbis schälen, entkernen und würfeln und mit abgekochtem, abgekühltem Wasser waschen. Anschließend in einem Sieb abtropfen lassen. In einem Dämpfeinsatz über kochendem Wasser ca. 10 Minuten weich garen. Im Mixer mit der Milch fein pürieren, gegebenenfalls noch durch ein Sieb streichen.

5.–6. MONAT

Süßkartoffel-Apfel-Püree
Für 2–3 Portionen

200 g Süßkartoffeln…1 kleiner Apfel…200–250 ml Säuglingsmilch (oder abgekochtes Wasser)

Die Süßkartoffeln und den Apfel schälen, das Kerngehäuse des Apfels entfernen, beides würfeln und mit abgekochtem, abgekühltem Wasser waschen. Anschließend in einem Sieb abtropfen lassen. Mit zwei Dritteln der Flüssigkeit aufkochen, die Hitze reduzieren und das Kartoffel-Apfel-Gemisch ca. 15 Minuten gar köcheln. Mit der restlichen Flüssigkeit im Mixer pürieren und das Püree durch ein Sieb streichen.

Gemüse-Hähnchen-Brei
Für 2–3 Portionen

125 g Kartoffeln…50 g Karotte…50 g Hähnchenbrustfilet…200 ml Säuglingsmilch (oder abgekochtes Wasser)

Kartoffeln und Karotte schälen und würfeln. Das Hähnchenfilet ebenfalls klein schneiden. Fleisch und Gemüse mit abgekochtem, abgekühltem Wasser abspülen, abtropfen und mit 150 ml der Milch in einen Topf geben. Kurz aufkochen lassen, die Hitze reduzieren und alles zugedeckt ca. 15 Minuten köcheln lassen. Das Hähnchenfleisch muss ganz durchgegart sein. Alles im Mixer pürieren, dabei die restliche Milch nach und nach zugeben, bis die gewünschte Konsistenz erreicht ist.

Aprikosen-Hirse-Brei
Für 2 Portionen

3 kleine Aprikosen…2 EL Hirseflocken…ca. 200 ml Säuglingsmilch (oder abgekochtes Wasser)

Die Aprikosen mit abgekochtem, abgekühltem Wasser waschen. Anschließend in einem Sieb abtropfen lassen, entsteinen und fein würfeln. Alle Zutaten in einem Topf erhitzen und bei niedriger Hitzezufuhr 10 Minuten weich köcheln lassen. Anschließend durch ein Sieb streichen.

5.–6. MONAT

Pastinakenbrei mit roter Bete
Für 2–3 Portionen

200 g Pastinaken…150 g Rote Bete…175 g Gemüsefond…30 ml Rapskernöl

Die Pastinaken und die Rote Bete schälen, in grobe Würfel schneiden und in einem Topf mit dem Gemüsefond ca. 20 Minuten weich kochen. Etwas Fond abgießen und das Gemüse mit dem restlichen Fond cremig pürieren, falls nötig, noch etwas Fond zugeben. Zum Schluss etwas Rapskernöl unterrühren.

6.–9. MONAT

Kerbelwurzelpüree mit Maronen
Für 2–4 Portionen

400 g Kerbelwurzeln…40 g Butterschmalz…175 g Gemüsefond…50 g Butter…75 g gegarte Maronen (Vakuumpack)…1 EL gehackter Kerbel

Die Kerbelwurzeln schälen und grob würfeln. Das Butterschmalz in einem Topf erhitzen, das Gemüse darin andünsten, den Gemüsefond zufügen und alles zugedeckt ca. 20 Minuten weich garen. Die Wurzeln mit dem Fond und der Butter fein pürieren. Die Maronen hacken und unter das fertige Püree heben. Mit gehacktem Kerbel bestreuen.

6.–9. MONAT

Tofu-Pastinaken-Brei
Für 2 Portionen

300 g Pastinaken…50 g Naturtofu…1 EL frisch gepresster Orangensaft…100–150 ml Vollmilch

Die Pastinaken schälen, würfeln und in einem Dämpfeinsatz über kochendem Wasser 10 Minuten garen. Den Tofu abtropfen lassen und zerkrümeln. Orangensaft, Tofu und Pastinaken in einem Mixer pürieren. Die Milch nach und nach zugeben, bis eine cremige Konsistenz entsteht.

6.–9. MONAT

Gemüsenudeln

Für 2 Portionen

40 g Vollkornnudeln…50 g Brokkoli…25 g grüne Bohnen…2 Basilikumblätter…
3 EL Doppelrahmfrischkäse…3–5 EL Vollmilch

Die Nudeln nach Packungsangabe garen. Den Brokkoli in Röschen zerteilen, die Bohnen putzen und halbieren, die Basilikumblätter waschen. Das Gemüse im Dämpfeinsatz über kochendem Wasser ca. 10 Minuten garen. Nudeln, Gemüse, Frischkäse und Basilikum im Mixer pürieren, mit der Milch zu einem geschmeidigen Brei verrühren.

Kartoffel-Schollen-Püree

Für 3 Portionen

1 kleines Schollenfilet…200 g Kartoffeln…200 ml Vollmilch…125 g Zucchini…
3 Brunnenkressezweige (oder Gartenkresse)…1 EL Mascarpone

Den Fisch in einem Dämpfeinsatz 5–10 Minuten über kochendem Wasser garen. Er sollte nicht mehr glasig sein. Sorgfältig kontrollieren, ob noch Gräten vorhanden sind und diese entfernen.
Inzwischen die Kartoffeln schälen, würfeln und mit der Milch in einem Topf aufkochen. Die Hitze reduzieren und 5 Minuten sanft köcheln lassen. Zucchini waschen, putzen, würfeln und dazugeben. Weitere 3 Minuten köcheln lassen. Die Brunnenkresse waschen, zum Gemüse geben und 2 Minuten mitgaren. Anschließend alles durch ein Sieb abgießen, die Milch dabei auffangen.
Das Gemüse mit Fisch, Mascarpone und der Hälfte der Milch im Mixer pürieren. Gegebenenfalls noch Milch dazugeben, um einen glatten Brei zu erhalten.

Tipp: Statt Mascarpone kann auch Doppelrahmfrischkäse oder Ricotta verwendet werden.

4–12 MONATE REZEPTE

6.–9. MONAT

Kartoffel-Hähnchenleber-Brei
Für 2 Portionen

50 g Kartoffeln…50 g Hähnchenleber…120 g Apfel (ca. ½ Apfel)…1 EL Rapsöl

Die Kartoffeln schälen, würfeln und mit 100 ml Wasser in einem Topf aufkochen. Bei reduzierter Hitze 5 Minuten köcheln lassen. Die Hähnchenleber waschen, trocken tupfen und würfeln. Den Apfel schälen, entkernen und fein würfeln. Leber und Apfel zu den Kartoffeln geben und weitere 10 Minuten garen. Alles im Mixer mit dem Öl zu einem glatten Brei pürieren.

Reisnudelrisotto mit Süßkartoffel und Kokos
Für 2 Portionen

60 g Reisnudeln…100 g Süßkartoffel…1 EL Erdnussöl…100 g Kokosmilch…Salz…25 g Kokosflocken

Die Reisnudeln nach Packungsanweisung in kochendem Wasser garen und in ein Sieb abgießen. Die Süßkartoffel schälen, in kleine Würfel schneiden und in Erdnussöl andünsten. Die Kokosmilch zufügen und die Süßkartoffel darin langsam weich köcheln. Nun die Reisnudeln zufügen und gut vermengen, die Konsistenz sollte einem Risotto ähnlich sein. Falls nötig, noch etwas Kokosmilch zufügen und leicht salzen. Die Kokosflocken in einer Pfanne ohne Fett goldbraun rösten. Den Risotto mit gerösteten Kokosflocken bestreuen.

9.–12. MONAT

Linseneintopf

Für 2 Portionen

1 kleine Zwiebel…½ Knoblauchzehe…125 g Karotten…150 g Kartoffeln…
40 g rote Linsen…1 TL Sonnenblumenöl…2 EL frisch gepresster Orangensaft…
1 EL fein gehackter Schnittlauch

Zwiebel und Knoblauchzehe abziehen. Die Zwiebel fein hacken. Die Karotten und Kartoffeln schälen und klein schneiden. Die Linsen waschen. Das Öl in einem Topf erhitzen, die Zwiebelstücke dazugeben und bei geringer Hitze 5 Minuten leicht bräunen. Karotten, Kartoffeln und Linsen dazugeben, den Knoblauch dazupressen und alles gut verrühren. 200 ml Wasser angießen, kurz aufkochen lassen, Hitze reduzieren und den Eintopf zugedeckt 25 Minuten weich garen. Gegebenenfalls noch etwas Wasser dazugeben. Orangensaft und Schnittlauch unterrühren und die Zutaten nach Belieben zerdrücken oder pürieren.

Quinoa-Gemüse

Für 2 Portionen

½ kleine Zwiebel…½ Knoblauchzehe…je ½ rote und gelbe Paprika…
75–100 g Zucchini…1 TL Sonnenblumenöl…25 g Quinoa…½ TL passierte Tomaten…1 Tomate…2 TL fein gehackter Oregano, Majoran oder Basilikum

Zwiebel und Knoblauch abziehen, die Zwiebel fein hacken. Das Öl in einem Topf erhitzen und die Zwiebelstücke darin bei geringer Hitze 5 Minuten leicht bräunen. Paprika und Zucchini unterrühren, Knoblauch dazupressen und 3 Minuten mitdünsten. Den Quinoa waschen und zusammen mit den passierten Tomaten und 300 ml Wasser einrühren. Alles kurz aufkochen lassen, die Hitze reduzieren und das Quinoa-Gemüse 20 Minuten weich garen. Die Tomate kurz überbrühen, häuten, den Stielansatz entfernen, entkernen, fein hacken und mit den frischen Kräutern unterrühren. Ohne Deckel noch 3 Minuten ziehen lassen. Die Zutaten nach Belieben zerdrücken.

Tipp: Statt Quinoa kann auch Reis oder Couscous verwendet werden.

9.–12. MONAT

Lammtopf

Für 5–6 Portionen

125 g mageres Lammfleisch…75 g Kartoffeln…75 g Karotten…1 TL Olivenöl…
½ kleine Zwiebel…½ Knoblauchzehe…1 getrocknete Aprikose…1 EL Sultaninen…1 Prise Zimtpulver…½ Lorbeerblatt…75 g Couscous

Den Backofen auf 180 °C Ober-/Unterhitze vorheizen. Das Lammfleisch mit kaltem Wasser abspülen, trocken tupfen und in kleine Würfel schneiden. Kartoffeln und Karotten schälen, Zwiebel und Knoblauchzehe abziehen. Das Gemüse klein würfeln. Aprikose und Sultaninen fein hacken.

Das Öl in einem ofenfesten Topf erhitzen, Lamm und Zwiebeln hineingeben, Knoblauch dazupressen und unter Rühren 3 Minuten anbraten. Kartoffeln, Karotten, Aprikosen, Sultaninen, Zimt und Lorbeer dazugeben, 300 ml kaltes Wasser angießen und den Eintopf zugedeckt im Ofen 1 Stunde schmoren lassen. Den Couscous mit 500 ml kochendem Wasser übergießen und 10 Minuten quellen lassen. Mit einer Gabel auflockern und zum Lammtopf servieren.

Steckrüben-Nudel-Topf

Für 2 Portionen

40 g Schweineschnitzel…200 g Steckrübe…60 g Vollkornnudeln…
2 EL frisch gepresster Orangensaft…1 EL Rapsöl

Schnitzel abspülen, trocken tupfen und würfeln. Die Steckrübe schälen, klein schneiden, abspülen und mit 100 ml Wasser in einem Topf aufkochen. Die Hitze reduzieren und das Gemüse zugedeckt ca. 5 Minuten garen. Das Fleisch dazugeben und weitere 10–15 Minuten garen, gegebenenfalls etwas Wasser angießen. In der Zwischenzeit die Nudeln nach Packungsanweisung kochen.

Gemüse, Fleisch und Nudeln mit dem Orangensaft und dem Rapsöl verrühren, zerdrücken oder pürieren.

9.–12. MONAT

Selleriecreme

Für 2 Portionen

400 g Knollensellerie…100 g Crème fraîche…1 EL Haselnussöl…1 EL Zitronensaft…Salz

Den Sellerie schälen und in grobe Stücke schneiden. In einen Topf geben und mit Wasser bedecken, Salz hinzufügen, zum Kochen bringen und ca. 20 Minuten sehr weich kochen. Das Wasser abgießen und das Gemüse kurz ausdampfen lassen. Mit dem Stabmixer pürieren, Crème fraîche und Haselnussöl unterrühren und mit Zitronensaft und Salz abschmecken.

Pflaumen-Bananen-Joghurt

Für 1 Portion

3 Pflaumen…½ Banane…1 EL frisch gepresster Orangensaft…2 EL Naturjoghurt (3,5 % Fett)

Die Pflaumen waschen und entsteinen. Die halbe Banane schälen und in Scheiben schneiden. Die Pflaumen mit Orangensaft pürieren, Bananenscheiben und Joghurt unterrühren.

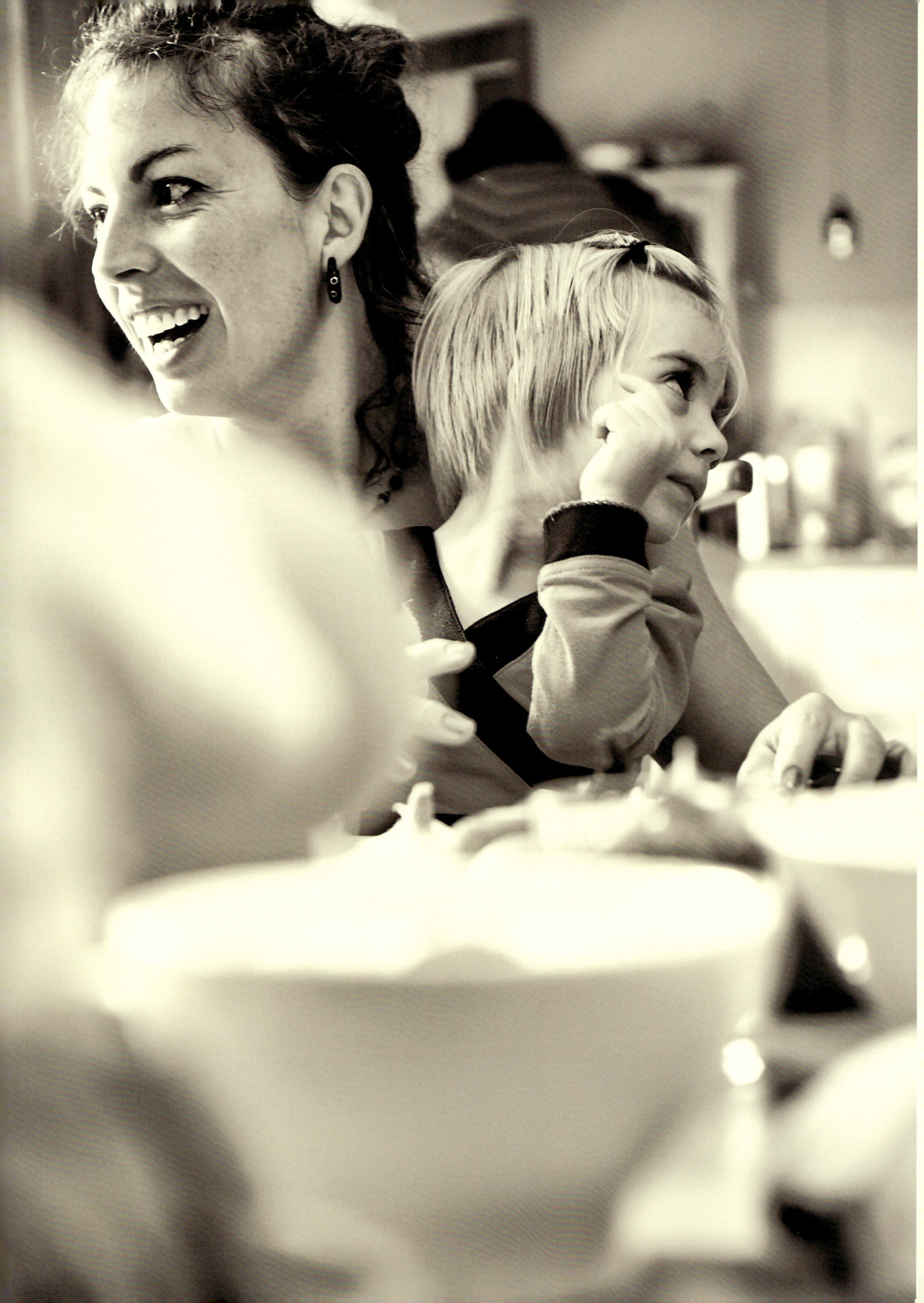

Kein Baby mehr

Oh, dieser Geschmack, und der, und der. Das kenne ich, und das auch, aber das hier schmeckt komisch, ich spuck's mal lieber schnell aus: Das Kind entwickelt Vorlieben und Abneigungen, mitunter scheinbar willkürlich. Eine anstrengende Zeit, die aber auch wunderbar sein kann – wenn Eltern nicht die Geduld verlieren, sondern mit dem Kind zusammen auf Genusskurs bleiben. Dann wird es mehr entdecken wollen als das, was es schon kennt. Ein paar Dinge sollte man dabei beachten. Und vor allem nicht nervös werden, wenn es einmal hakt.

Keine Lust auf Neues

Vom Neugeborenen, das rührend hilflos ist, zum aktiven Krabbelkind: Im ersten Jahr seines Lebens lernt das Kind besonders viel. Erst konnte es nur an der Mutterbrust saugen. Jetzt kann es mit dem Zangengriff Gegenstände in einer Hand halten. Es kann mit dem Löffel umgehen, ihn zum Mund führen und es kann ihn mit Wonne in den Teller mit Kartoffelpüree klatschen. Es wird freudig probieren, was ihm Neues auf den Teller kommt. Und wenn es schon in den Monaten zuvor abwechslungsreiche und vielfältige Kost kennengelernt hat, wird es das Neue akzeptieren.

Soweit die Theorie. Tatsächlich neigen im zweiten Lebensjahr besonders viele Kinder dazu, abzulehnen, was sie nicht kennen. Das kann auch dann passieren, wenn sie so ein Verhalten zuvor nicht gezeigt haben. Problemlos hat sich das Baby erst mit pürierter Karotte, dann mit Brokkoli, später mit Zucchini füttern lassen. Und jetzt mag das größer gewordene Kind den Fisch nicht, den es heute statt des Hähnchenfleisches zum Gemüse bekommt. Nur die Nudeln mit Tomatensauce schmecken ihm noch, alles andere aber mag es auf einmal nicht mehr. Diese Abneigung, Neues zu essen, heißt *Neophobie* und wenn Eltern sie bemerken, sollten sie sich nicht wundern.

Die *Neophobie* ist ein dem Menschen tief eingeprägtes Vorsichtsverhalten (Unbekanntes könnte giftig sein), und sie ist auch ein Zeichen von zunehmender Reife: Das Kind hat zwar noch keinen vollständig entwickelten Geruchs- und Geschmackssinn, es kann jetzt aber schon so vieles von der Welt bewusst wahrnehmen, dass es die vermeintliche Gefahr erkennt, die von Unbekanntem ausgeht. Am besten reagieren Eltern gelassen auf diese Phase und zeigen dem Kind, dass sie selbst die Speisen, die das Kind ablehnt, gerne essen.

Keinen Sinn hat es übrigens, nicht jetzt und nicht später, in diesem Zusammenhang Sätze zu sagen wie „Das ist gesund". Ein junges Kind kann mit dieser Botschaft nichts anfangen und ein älteres lernt womöglich nur, damit etwas Negatives zu verbinden. Gelingt es dagegen, positive Signale zu senden („Das schmeckt gut"), kann das zur Überwindung der Ablehnung viel mehr beitragen als der Hinweis auf Gesundheit.

Manchmal wollen Kinder phasenweise immer nur das eine essen, aber das ist kein Grund zur Beunruhigung – die *Neophobie* ist nur vorübergehend, weil sie als Gegenspielerin die *spezifisch-sensorische Sättigung* hat, die zunehmende Abneigung gegen sich ständig wiederholenden Geschmack. Das Aufeinandertreffen dieser beiden evolutionsbiologisch festgelegten Reaktionen führt letztlich dazu, dass Kinder eine gute Balance zwischen dem Bedürfnis nach „sicherer Nahrungsaufnahme" *(Neophobie* sowie *Mere-Exposure-Effect)* und dem Bedürfnis nach „Vielfältigkeit" *(spezifisch-sensorische Sättigung)* finden.

Im Leben ist es nicht so einfach wie in der Theorie. Es ist aber, was das Essen angeht, auch nicht sehr schwer: vielfältig kochen und vieles anbieten, bei Ablehnung ruhig bleiben und selbst mit Genuss essen, dann wird es schon werden.

Die wichtigsten Lebensmittel für Kinder sind pflanzliche, vom Getreide bis zur Erdbeere. Wer noch Sätze in den Ohren hat wie „Kartoffeln machen dick", sollte diese schnell vergessen. Gerade die Kartoffel hat nur wenige Kalorien, aber eine Fülle wertvoller Inhaltsstoffe. Für Kinder sind Kartoffeln ideal, zum Beispiel weil sie sich, wenn sie gekocht sind, so gut zerdrücken lassen und eine Gemüsemahlzeit unkompliziert begleiten können. Erst viel Fett macht die kalorienarmen Knollen gehaltvoll, etwa wenn sie frittiert und als Pommes frites serviert werden.

KINDER IM ALTER VON EINEM BIS DREI JAHREN SOLLTEN ESSEN, WAS IHR KÖRPER BRAUCHT UND WAS SIE MÖGEN:
BROT UND/ODER GETREIDEFLOCKEN, KARTOFFELN, NUDELN, REIS, GEMÜSE UND OBST, ETWA 300 GRAMM MILCHPRODUKTE TÄGLICH UND 30 GRAMM FLEISCH; ETWA 15 GRAMM ÖL ODER BUTTER. SÜSSES NUR IN MASSEN.

Was kleine Kinder gerne essen

Je jünger die Kinder sind und je weniger Erfahrungen sie mit abwechslungsreichem Essen haben, desto eher bevorzugen sie noch klare, eindeutige Geschmacksbilder und lehnen andere ab. Experimente, bei denen Neugeborenen ein Tropfen Flüssigkeit gegeben wurde, der entweder süß, salzig, sauer oder bitter schmeckte, haben bei fast allen Babys die gleiche Reaktion hervorgerufen: kein Protest gegen das Süße. Alles andere kam nicht gut an. Die Süßpräferenz ist dem Menschen angeboren. Darüber hinaus gibt es wohl nicht wenige Eltern, die glauben, dass eine Vorliebe für Spaghetti mit Tomatensauce das ebenfalls sei. In den meisten Haushalten regte sich aus dem Kinderstuhl wahrscheinlich kein Protest, wenn dieses köstliche Essen täglich auf den Tisch käme. In einer ewigen Liste der beliebtesten Kindergerichte stünde es bestimmt weit oben.

Seine ersten Geschmackseindrücke nimmt das Kind bereits im Mutterleib auf, dann aus der mütterlichen Milch. Später wird das Essenlernen vielen verschiedenen Einflüssen unterworfen, vor allem wird es durch das Essverhalten der elterlichen Vorbilder geprägt; Vorlieben und Abneigungen prägen sich aus. Wie und wo in der Familie was gegessen wird, spielt dabei eine wichtige Rolle. Es gibt Kinder, die in der ersten Grundschulklasse begeistert vom Besuch in einem japanischen Restaurant erzählen und dass sie dort Sushi und Algen probiert haben. Und es gibt andere, die zu diesem Zeitpunkt weit weniger experimentierfreudig sind und das Gemüse am Familientisch vielleicht nur essen, wenn sie Ketchup darübergeben dürfen. In den ersten drei Lebensjahren aber sind die geschmacklichen Gemeinsamkeiten zwischen Kindern groß.

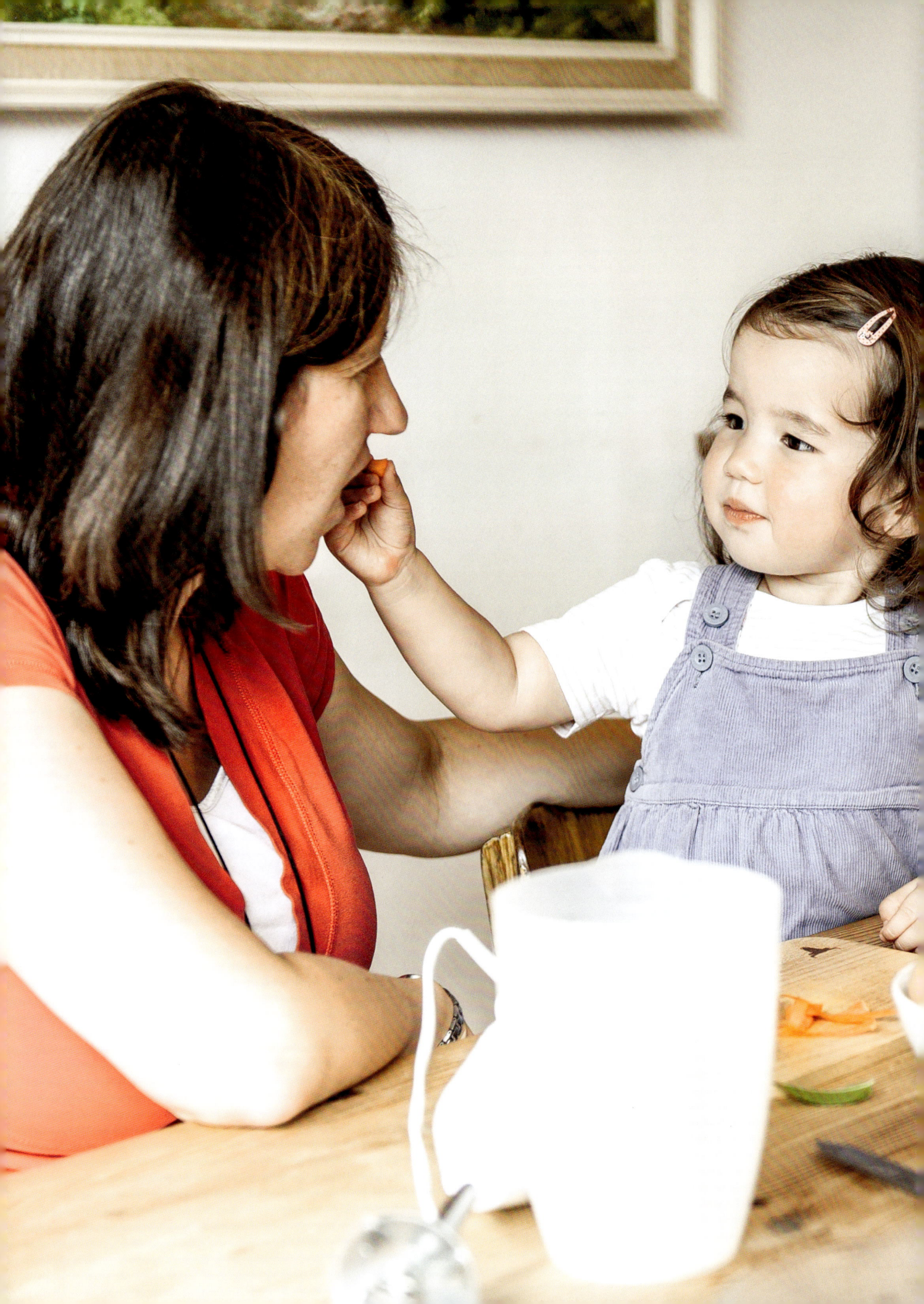

ES GIBT EIN PAAR LEBENS- UND NAHRUNGSMITTEL, DIE MIT FAST ABSOLUTER SICHERHEIT ALLEN KINDERN SCHMECKEN:

- **Hähnchenfleisch** ist zart und gut zu kauen, leicht verdaulich und fettarm. Es enthält neben Eisen und Kalium das Vitamin Niacin und reichlich Vitamine der gesamten B-Gruppe.

- **Fisch**, wie Lachs oder Forelle, mögen die meisten Kinder. Sehr gerne essen sie viel Sauce dazu. Unbedingt auf grätenloses Fleisch achten!

- **Karotten und Kartoffeln** sind die Klassiker der Kinderküche. Karotten enthalten viel Betacarotin, das unter anderem den Augen guttut. Allerdings kann der Körper es nur in Kombination mit Fett optimal verwerten, weswegen an gedünstete oder gemuste Karotten und auch an Karottensaft immer etwas Öl gehört. Servieren Sie Ihrem Kind auch einmal Kürbis, zum Beispiel eine Suppe aus dem leicht süßlichen Hokkaido. Brokkoli und Kohlrabi sind auch einen Versuch wert, Kohlrabi kann man auch als Rohkost servieren – gestiftelt sieht er beinahe aus wie Pommes frites, Kinder lieben das.

- **Hülsenfrüchte** enthalten viel pflanzliches Eiweiß, Kalium und Magnesium. Rote Linsen zerfallen sehr weich und sind auch für die Jüngsten geeignet. Im Kindergartenalter lieben die meisten Jungen und Mädchen eine Suppe aus braunen oder schwarzen Linsen, sehr gerne mit klein geschnittenen Würstchen darin. Aber auch mit einer Einlage nur aus Karotten und Kartoffeln oder Nudeln kommen die Linsen gut an.

- **Haferflocken** sind ein hervorragender, leicht verdaulicher Energielieferant. Sie lassen sich wunderbar mit Früchten kombinieren. Haferflocken mit Banane und etwas Milch sind ein schnell zu machendes und wertvolles Kinderfrühstück bis weit in die Schulzeit hinein.

- **Vollkornbrot** mögen kleine Kinder, anders als viele glauben, oft sehr gerne. Wählen sollte man eines ohne Eingebackenes wie etwa Sonnenblumenkerne; die Gefahr des Verschluckens besteht, zudem wird Eingebackenes noch nicht gut verdaut.

- **Obst** wie beispielsweise süße Melonen, Pfirsiche und Weintrauben, Bananen und Äpfel wird kaum ein Kind ablehnen.

- **Milch und Milchprodukte** wie Joghurt sind wichtige Nahrungsmittel vor allem zur Deckung des Kalziumbedarfs. Die wünschenswerte Menge, die Kinder zu sich nehmen sollten, wird aber oft überschätzt. Kinder zwischen einem und drei Jahren brauchen nicht mehr als rund 330 Milliliter Milch oder 330 Gramm Milchprodukte am Tag. 100 Milliliter Milch haben übrigens denselben Kalziumgehalt wie 100 Gramm Joghurt, 15 Gramm Schnittkäse oder 30 Gramm Weichkäse.

Altersgemäße Lebensmittelmengen
PRO TAG

ALTER	1 JAHR	2-3 JAHRE
ENERGIE	950 kcal	1100 kcal
REICHLICH		
UNGESÜSSTE GETRÄNKE	600 ml	700 ml
BROT, GETREIDE (-FLOCKEN)	80 g	120 g
KARTOFFELN (ODER NUDELN, REIS U.A. GETREIDE)	120 g	140 g
GEMÜSE	120 g	150 g
OBST	120 g	150 g
MÄSSIG		
MILCH, MILCHPRODUKTE	300 ml/g	330 ml/g
FLEISCH, WURST	30 g	35 g
EIER (PRO WOCHE)	1-2 Stück	1-2 Stück
FISCH (PRO WOCHE)	25 g	35 g
SPARSAM		
ÖL, MARGARINE, BUTTER	15 g	20 g
GEDULDET		
SÜSSIGKEITEN	max. 10 % der Gesamtenergie	

Quelle: aid (2013)

Alles zu seiner Zeit

Die Dosis macht das Gift. Diesen Spruch, der auf Paracelsus zurückgeht – einen Schweizer Arzt und Alchemisten, der im 16. Jahrhundert gelehrt hat, was man heute wohl ganzheitliche Medizin nennen würde –, hat bestimmt jeder schon einmal gehört. Man kann ihn im übertragenen Sinne lesen (ein, zwei Gläser Wein sind vielleicht in Ordnung, eine Flasche ist sicher zu viel), aber auch ganz praktisch: Es gibt Lebensmittel, die problematische Substanzen enthalten, sodass man besser nicht allzu viel davon essen sollte. Das gilt für Kinder in noch stärkerem Maße als für Erwachsene.

SPEISEN, IN DENEN ALKOHOL ODER KOFFEIN ENTHALTEN IST, VERBIETEN SICH FÜR KINDER VOLLSTÄNDIG.

Alkohol ist oft versteckt in fertigen Süßspeisen und Desserts, mitunter auch in limonadenartigen Getränken. Auch den abschließenden Schuss Rotwein in der Sauce des selbst gekochten Rindereintopfs sollte man weglassen, wenn Kinder mitessen. Das gilt nicht nur deshalb, weil der Alkohol möglicherweise nicht vollständig verdampft ist, bis das Essen beginnt, sondern auch wegen einer möglichen Gewöhnung an den Geschmack von Alkohol. Darüber hinaus gibt es eine ganze Reihe von Lebensmitteln, die man sehr jungen Kindern nicht zu oft geben sollte. Denn die Geschmacksbildung ist ein langer Prozess, ein Weg mit vielen Abzweigungen, auf dem in frühen Jahren vieles anders ist, als es später sein wird.

Im ersten Lebensjahr sollte die Beikost nicht gewürzt werden. Babys und Kleinkinder nehmen Aromen anders und vor allem intensiver wahr als Erwachsene. Der Kartoffelbrei, der einer Mutter fade erscheint, ist für das Kind wahrscheinlich genau richtig.

Vorsichtig sein sollte man auf jeden Fall mit Salz. Zu frühe Beigabe dieses Geschmacksverstärkers fördert die Fixierung auf das entsprechende Geschmacksbild.

Zucker zurückhaltend verwenden. Allenfalls kann man sehr saure Beeren mit ein wenig davon gefälliger machen, aber auch das muss nicht sein. Wenn das Kind keine Johannisbeeren mag, liebt es vielleicht Erdbeeren.

Gerichte mit viel Knoblauch oder Chili sind für Kinder in den ersten Jahren ebenfalls nicht geeignet (höchstwahrscheinlich würde es solche Speisen auch ablehnen). Mit milderen Gewürzen, auch mit Kräutern, kann man dagegen vom zweiten Geburtstag an ruhig experimentieren.

Nahrungsmittel mit hohem Nitratgehalt sollten kleine Kinder nur ausnahmsweise erhalten. Dazu zählen vor allem gepökeltes Fleisch und gepökelte Wurstwaren wie zum Beispiel Salami. Feldsalat und Rote Bete, Mangold, Radieschen, aber auch Kohlrabi, eines der Gemüse, das die meisten Kinder sehr gerne mögen, enthalten mehr Nitrat als zum Beispiel Weißkohl, Fenchel, Gurken, Karotten und Kartoffeln. Nitrat, das für sich genommen ungiftig ist, kann im Körper von Bakterien zu Nitrit umgewandelt werden. Im Zusammenspiel mit anderen Nahrungsinhaltsstoffen kann aus Nitrit schließlich krebserregendes Nitrosamin entstehen.

Eine Pflanze nimmt umso mehr Nitrat auf, je stickstoffreicher der Boden ist und je weniger Sonne auf sie fällt. Bioprodukte haben meistens einen niedrigeren Nitratgehalt als andere. Auf Gemüse zu verzichten braucht man also nicht, zumal die gesundheitlich günstigen Inhaltsstoffe auch von nitratreichen Gemüsen die negativen Eigenschaften überwiegen. In Gemüse enthaltenes Nitrat geht außerdem ins Kochwasser über, einen guten Teil ist man also schon los, wenn man dieses wegschüttet.

Das richtige Maß finden

Alle Kinder mögen Süßes? Eine Süßpräferenz ist dem Menschen jedenfalls angeboren und in der Evolutionsgeschichte begründet: Muttermilch ist leicht süß, Süßes ist nicht giftig und der Geschmack von süß ist ein Zeichen für lebensnotwendige Kalorien.
In knappen und unsicheren Zeiten war die Vorliebe für Süßes überlebenswichtig. Das heißt nicht, dass der Mensch eine genetisch programmierte Vorliebe für Gummibärchen oder Schokoriegel hat; die meiste Zeit ist er ohne sie ausgekommen. Solche Süßigkeiten gehören aber, wie hunderte andere Lebensmittel, zum heute verfügbaren Angebot, und mit dem werden alle Kinder eines Tages konfrontiert sein. Davor die Augen zu verschließen hat so wenig Sinn wie zu versuchen, einem kleinen Kind zu erklären, es könne heute gerne die geliebte Pizza essen, morgen aber nicht schon wieder.
Das Verbot damit zu begründen, häufiges Pizzaessen ist nicht gut oder, schlimmer noch, nicht gesund, ist nicht nur sinnlos, häufig bewirkt es sogar das Gegenteil – das entsprechende Gericht oder Getränk wird noch verlockender. Sobald das Kind also nicht mehr vollständig von den Eltern kontrolliert werden kann, wenn es zum Beispiel bei Freunden oder bei den Großeltern ist, langt es meist richtig zu, weil das Verlangen bei vorheriger starker Verknappung besonders groß geworden ist.
Kinder lernen von ihren Vorbildern, auch beim Essen. Je älter ihre Sprösslinge werden, desto mehr müssen Eltern sich dessen bewusst sein. Und sie sollten bereit sein, die eigenen Gewohnheiten einmal zu beleuchten. Sitzt beim Essen die ganze Familie gemeinsam am Tisch? Dann wird das Kind sehen und erleben und dadurch lernen, dass Essen mehr ist als pure Nahrungsaufnahme, sondern auch ein soziales Erlebnis. Verdrückt der Vater abends

vor dem Fernseher oft und gerne eine Tafel Nussschokolade? Dann wird es auf die Dauer schwer werden, dem Sprössling klarzumachen, dass so eine Süßigkeit kein wünschenswerter Bestandteil eines Speiseplanes ist.

Je kleiner die Kinder sind, desto einfacher ist im Grunde ihre Ernährung. Man kann sich an den von den Fachgesellschaften empfohlenen Mengen orientieren, und fertig. Und wenn man nicht jedes Weinen mit einem Schluck aus der Brust oder Flasche beantwortet, dem Kind also nicht regelrecht „den Mund stopft", wenn es sich meldet, wird nicht viel schiefgehen. Um den ersten Geburtstag herum, wenn das Kind schon die ersten Zähne hat und beißen kann, entdeckt es die Freude an festerer Nahrung und kann am Familientisch mitessen. Auch die warmen Speisen machen ihm Spaß, wenn sie nicht zu stark gewürzt sind. „Das Kind isst ja gar nicht richtig." Wie oft fällt auch heute noch dieser Satz, wenn ein Junge oder Mädchen den Teller partout nicht leerputzen will. Verlangt es hingegen laut nach der zweiten Portion, sehen viele Eltern im Geiste schon den übergewichtigen Jugendlichen vor sich, der es einmal werden wird.

**WIE VIEL UND WAS DAS KIND ESSEN MAG, KANN STARK SCHWANKEN, FOLGENDE RICHTSCHNUR BIETET ORIENTIERUNG:
JE ÄLTER DAS KIND, DESTO EHER SOLLTE ES VON ALLEM PROBIEREN.**

Wer sich aus Schüsseln und Töpfen selbst bedienen kann, wird auf die Dauer besser regulieren können, wie viel er sich nimmt und auch isst, als derjenige, der eine Portion nach Empfinden der Erwachsenen vorgesetzt bekommt.

NIE SOLLTE JEMAND GEZWUNGEN WERDEN, ETWAS AUFZUESSEN.

Wenn Kinder zwischen einem und drei Jahren nach Meinung ihrer Eltern zu viel essen und/oder zu stark zunehmen, sollte man sie nicht darauf ansprechen. Lieber entspannt bleiben, den häuslichen Speiseplan und die Möglichkeiten zur spielerischen Bewegung überdenken. Falls das Kind schon in einer Kita ist, nachforschen, wie es dort um Essen und Bewegung bestellt ist. In Zweifelsfällen empfiehlt es sich, das Gespräch mit dem Kinderarzt zu suchen.

Wir sind, was wir essen

Es schmeckt oder es schmeckt nicht. So einfach fällen Kinder die Entscheidung über das, was sie essen. Warum sollten sie etwas zu sich nehmen, das sie nicht mögen? Ein gesundes Kind interessiert sich nicht dafür, ob Kohlenhydrate wertvoller sind, wenn sie aus Gemüse stammen oder aus knallbunten Gummibärchen. Ob die Banane noch mehr gute Eigenschaften hat, als schön süß und aromatisch zu sein, ist ihm herzlich gleichgültig. Und eine im Garten frisch gepflückte Birne wird es im Herbst nicht deshalb essen, weil es ihm einleuchtet, dass eine regionale Saisonfrucht mehr ihrer ursprünglichen Inhaltsstoffe hat als eine um die halbe Welt gereiste Kiwi, die schon fünf Tage im Laden liegt. Es wird die Birne lieben, weil sie fest ist und saftig, weil es sich wunderbar anfühlt, wenn ihm der Saft übers Kinn läuft, und natürlich, weil sie unglaublich gut schmeckt. Und das ist gut so, denn Essen lernen ist ein lebenslanger soziokultureller Lernprozess, bei dem Intellekt und Sinne zusammenarbeiten. Gerade Kinder erleben Essen vor allem mit ihren Sinnen, daher sollten Genuss und Geschmack bei der Nahrungsaufnahme im Vordergrund stehen.

> Die einzelnen Lebensmittel liefern verschiedene wichtige Nährstoffe, die im Körper unterschiedliche Aufgaben übernehmen.
>
> Milch, Milchprodukte und Käse, auch Fleisch und Hülsenfrüchte enthalten lebensnotwendiges Eiweiß. Es ist vor allem wichtig für den Aufbau des Körpers.
>
> Obst und Gemüse, Brot, Getreideflocken und Kartoffeln sind die Lieferanten von Kohlenhydraten, den mengenmäßig wichtigsten Bausteinen der Ernährung. Ballaststoffe sind Substanzen, die bei der Verdauung helfen. Besonders viele Ballaststoffe enthalten Beeren, Gemüse und Vollkorngetreideprodukte.
>
> Kinder brauchen prozentual mehr Fett als Erwachsene: am besten aus Pflanzenölen, Milchfett, Fleisch und fettem Fisch.
>
> Kalzium ist wichtig für das Knochenwachstum und für die Stabilität des Skeletts in späteren Jahren. Hier kommt es darauf an, in Kindheit und Jugend ein Depot aufzubauen, aus dem der Körper später zehren kann. Milch ist die bekannteste Kalziumquelle, allerdings gibt es Lebensmittel, die ebenso viel und zum Teil noch mehr Kalzium liefern: Käse zum Beispiel, aber auch Gemüse wie Grünkohl, Fenchel und Rucola.
>
> Mineralstoffe und Spurenelemente sind unverzichtbar für das Immunsystem, den Stoffwechsel und den Transport des Sauerstoffs im Blut. Sie stecken in Obst und Gemüse, Getreide, Fleisch und Milch.
>
> Das zeigt einmal mehr: Eine abwechslungsreiche Ernährung liefert dem Körper alles, was er braucht.

Kalziumbedarf pro Tag
WIRD GEDECKT DURCH:

1 JAHR		2-3 JAHRE
300 ml MILCH		330 ml MILCH

oder

300 g JOGHURT		330 g JOGHURT

oder

45 g SCHNITTKÄSE		49,5 g SCHNITTKÄSE

oder

90 g WEICHKÄSE		99 g WEICHKÄSE

Aller Anfang ist schwer

Nicht nur Essen ist ein Genuss, sondern auch die Zubereitung einer Mahlzeit ist es. Die meisten Kinder helfen gerne in der Küche, wenn man sie lässt, und wenn man in Kauf nimmt, dass dabei Chaos entstehen kann und nach Ende der Arbeiten ordentlich etwas aufzuwischen sein wird. Was Kinder in der Küche tun können, hängt von ihrem Alter ab.

Einjährige Küchenhelfer stellen die Geduld der Eltern noch auf die Probe: Küchenschubladen aus- und wieder einräumen, mit Kochlöffeln und Schneebesen trommeln – das kann anstrengend sein. Aber es bezieht eben schon die Kleinsten ins Küchengeschehen mit ein. Mit eineinhalb Jahren können die kleinen Helfer schon Quarkspeisen oder Saucen rühren. Auch beim Ausräumen der Einkaufstasche können sie mit anpacken.
Vom zweiten Lebensjahr an werden sie Spaß daran haben, Teige und Cremes zu rühren, Kartoffeln zu stampfen und Sahne zu schlagen, unter Umständen brauchen sie ein wenig Hilfe beim Halten eines Handmixers. Beim Tischdecken und -abräumen können sie schon selbstständig arbeiten.
Dreijährige können Brote schmieren und Erbsen palen und beim gemeinsamen Backen Kekse ausstechen und mit Milch einpinseln. Oft lieben sie es, Gewürze zu riechen und sie später am Geruch wiederzuerkennen.

Obst und Gemüse richtig lagern

Direkt vom Feld: So frisch wird, wenn er nicht selbst erntet, kaum einer sein Gemüse bekommen. Mancher hat das Glück, auf einem Hof einkaufen zu können, aber die Regel ist das nicht. Fast jedes Gemüse verliert nach der Ernte einen Teil seiner Nährstoffe, wie Vitamine und Mineralstoffe – das eine schneller, das andere langsamer. Solche Veränderungen und Verluste, zu spüren auch im nachlassenden Geschmack, finden bei Obst ebenfalls statt. Ausnahmen sind nachreifende Sorten wie zum Beispiel Bananen, die noch nach der Ernte Aroma ausbilden können: Je dunkler die Schale der Banane ist, je weicher sie innen ist, desto süßer wird sie sein. Weil Verbraucher meistens nicht wissen können, wie lange Waren schon beim Händler liegen, ist es empfehlenswert, sie zu Hause bald zu verbrauchen.

Bei mit * gekennzeichneten Rezepten verringern sich die Portionen, je mehr Erwachsene mitessen!

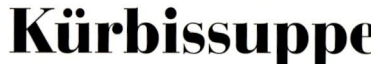

Kürbissuppe

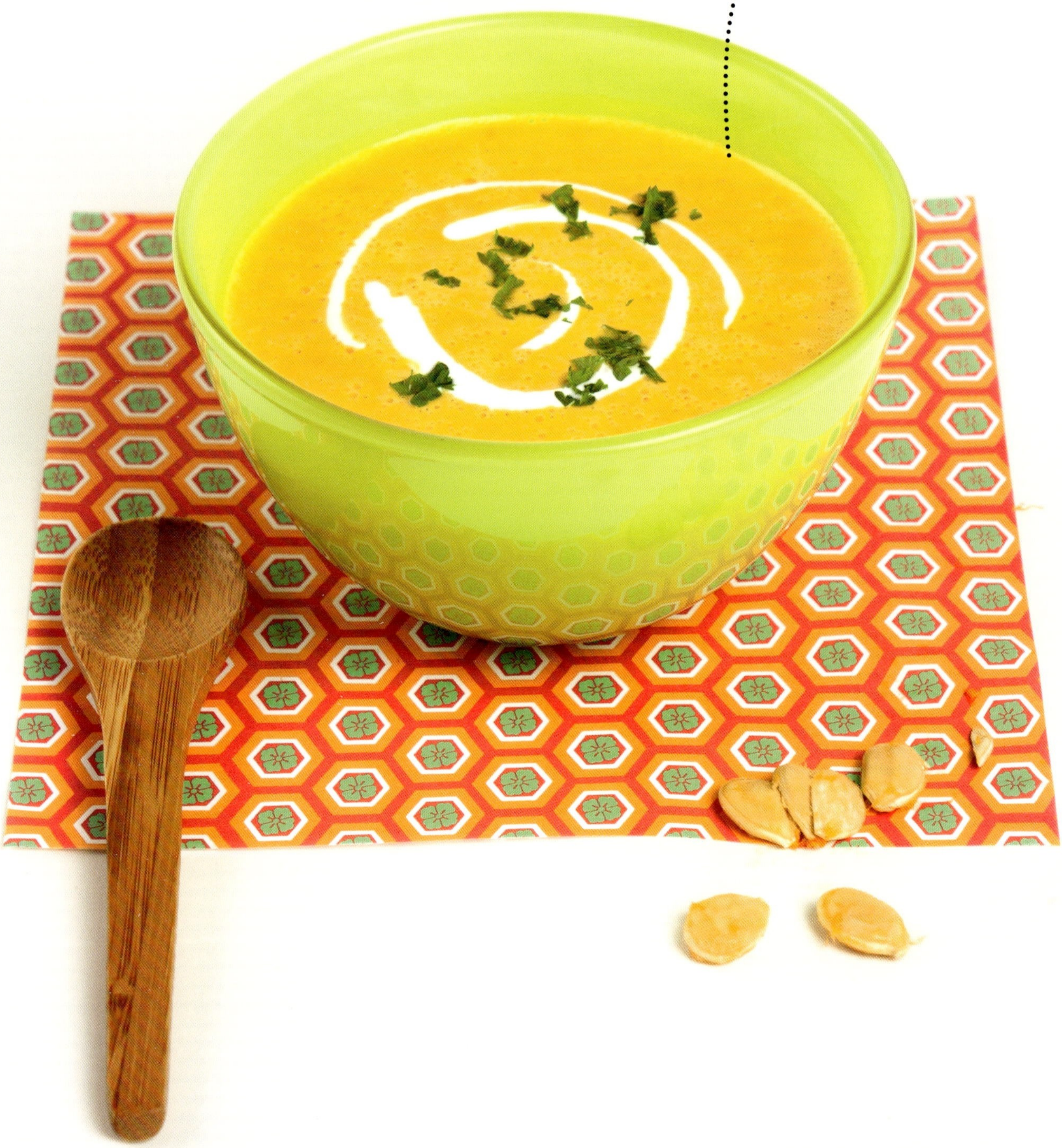

Kürbissuppe

Für 4 Portionen

½ Zwiebel…1 kg Hokkaidokürbis…2 EL Butter…1 l Gemüsebrühe…
165 g Sahne Zucker…Salz…frisch gemahlener schwarzer Pfeffer

Die Zwiebel abziehen und in feine Streifen schneiden. Den Kürbis waschen, halbieren und Kerne und Fasern entfernen. Das Fruchtfleisch in 2 cm große Würfel schneiden.
Die Butter in einem großen Topf erhitzen, die Zwiebel darin glasig anschwitzen, die Kürbiswürfel zugeben, salzen und einige Minuten unter Rühren dünsten. Den Gemüsefond zugeben und den Kürbis ca. 25 Minuten weich kochen. Das Gemüse mit einem Pürierstab mixen und anschließend durch ein Sieb passieren. Zum Schluss die Sahne zugießen und die Suppe mit Zucker, Salz und Pfeffer abschmecken.

Rosenkohlsuppe

Für 4–6 Portionen*

500 g Rosenkohl…3–4 Schalotten…½ Knoblauchzehe…20 g Butter…
300 g Sahne…800 g Geflügelbrühe…Salz…frisch gemahlener schwarzer Pfeffer

Vom Rosenkohl die äußeren Blätter und den Strunk entfernen, waschen und klein schneiden. Die Schalotten und den Knoblauch abziehen und klein schneiden. Die Butter in einem Topf zerlassen, Schalotten, Knoblauch und Rosenkohl darin anschwitzen. Sahne und Brühe angießen und das Gemüse weich kochen. Zum Schluss die Suppe fein pürieren und mit Salz und Pfeffer abschmecken.

Pastinakencremesuppe

Für 4–6 Portionen*

500 g Pastinaken…200 g Petersilienwurzeln…2 Schalotten…100 g Butter…
50 ml Verjus (Saft aus unreifen Trauben)…800 ml Geflügel- oder Gemüsebrühe…200 g Sahne… frisch geriebene Muskatnuss…Salz…frisch gemahlener schwarzer Pfeffer

Pastinaken und Petersilienwurzeln schälen und in grobe Stücke schneiden. Die Schalotten abziehen und fein würfeln. Die Butter in einem Topf erhitzen, die Schalotten darin glasig dünsten und das Gemüse hinzugeben.
Mit Verjus ablöschen, Brühe und Sahne angießen, leicht würzen und ca. 20 Minuten kochen, bis die Wurzeln weich sind. Die Suppe mit dem Pürierstab fein mixen, nochmals abschmecken und durch ein Sieb passieren.

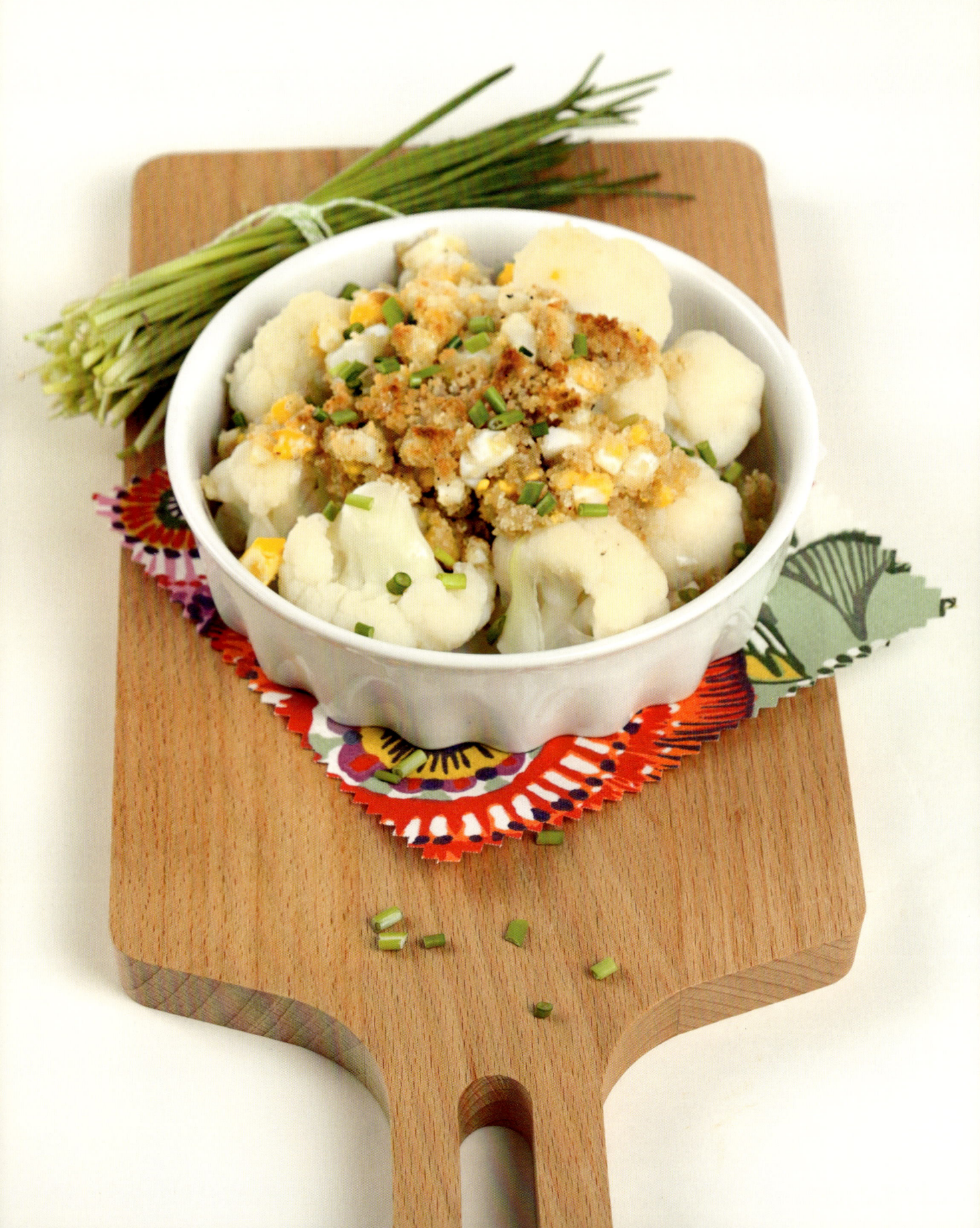

Blumenkohl mit Bröselschmelze

Für 4 Portionen

2 kleine Bio-Blumenkohlköpfe…2 Eier…100 g Butter…30–50 g Semmelbrösel… 3 EL gehackte Petersilie…frisch geriebene Muskatnuss…Salz… frisch gemahlener schwarzer Pfeffer

Den Blumenkohl putzen und in kleine Röschen teilen. In einem großen Topf Wasser zum Kochen bringen, salzen und den Blumenkohl darin 8–10 Minuten bissfest garen. Mit einem Seihlöffel herausnehmen, etwas abtropfen lassen und in eine ofenfeste Form geben.
Den Backofen auf 170 °C Ober-/Unterhitze vorheizen.
Die Eier 10 Minuten hart kochen, pellen und in kleine Würfel schneiden (siehe Tipp). Die Butter schmelzen. In die noch warme Butter die Semmelbrösel nach und nach einrühren, bis eine leicht sämige Masse entsteht, dann mit Salz, Pfeffer und Muskat gut würzen. Nun die Eierwürfelchen und die gehackte Petersilie hinzugeben. Die Bröselschmelze großzügig über dem Blumenkohl verteilen und im vorgeheizten Ofen 12–14 Minuten überbacken.

Tipp: Wer einen Eierschneider hat, kann die gekochten Eier auch damit klein würfeln. Dafür das Ei zuerst der Länge nach einlegen und in Scheiben schneiden. Dann vorsichtig umdrehen und im Winkel von 90° dazu noch einmal schneiden.

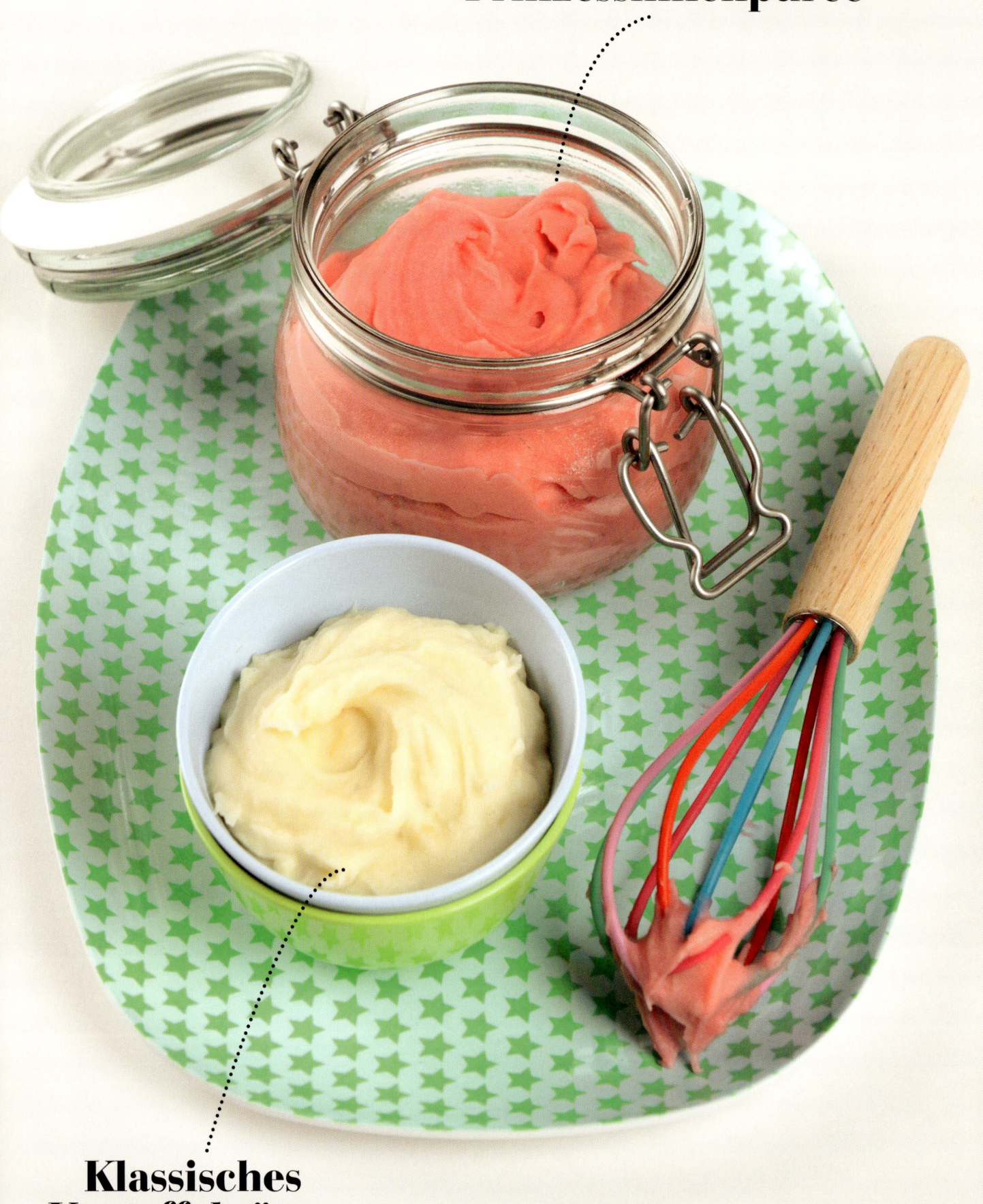

Prinzessinnenpüree

Klassisches Kartoffelpüree

Klassisches Kartoffelpüree

Für 4 Portionen als Beilage

500 g mehligkochende Kartoffeln...100 ml Milch...40 g Sahne...70 g Butter... frisch geriebene Muskatnuss...Salz...frisch gemahlener schwarzer Pfeffer

Kartoffeln schälen, in Stücke schneiden, mit Salzwasser knapp bedecken und ca. 20 Minuten weich kochen. Kartoffeln abgießen und zweimal durch eine Kartoffelpresse drücken. Milch und Sahne erhitzen. Die Butter zerlassen, bis sie leicht bräunt und auf die Kartoffeln gießen. Die Kartoffelmasse mit einem Teigschaber verrühren und nach und nach die Milch-Sahne-Mischung zugeben. Nicht zu viel rühren, da das Püree sonst zäh wird. Mit Salz, Pfeffer und Muskatnuss abschmecken.

↳ KARTOFFEL-APFEL-PÜREE

1 Apfel schälen, vierteln, das Kerngehäuse entfernen und würfeln. Die letzten 10 Minuten zu den Kartoffeln geben. Anschließend wie das Kartoffelpüree weiterverarbeiten. 2 Majoranstängel waschen, trocken schütteln, Blättchen von den Stängeln zupfen, fein hacken und unter das Püree rühren.

Prinzessinnenpüree

Für 4 Portionen als Beilage

300 g mehligkochende Kartoffeln...1 mittelgroße Rote Bete...120 ml Milch... etwas Macadamianussöl (alternativ anderes Nussöl)...1 TL Butter...Salz... frisch gemahlener schwarzer Pfeffer

Kartoffeln und Rote Bete schälen und in grobe Stücke schneiden. Zusammen in einen Topf geben, mit Salzwasser bedecken, zum Kochen bringen und ca. 20 Minuten weich kochen. Das Wasser abgießen und das Gemüse durch eine Kartoffelpresse drücken.
Die Milch erwärmen und nach und nach unterrühren, bis ein glattes Püree entsteht. Mit einigen Tropfen Macadamianussöl, Butter, Salz und Pfeffer abschmecken.

↳ KARTOFFEL-SELLERIE-PÜREE

Statt der Roten Bete 250 g Knollensellerie schälen, würfeln und mit den Kartoffeln garen. Anschließend wie das Prinzessinnenpüree weiterverarbeiten.

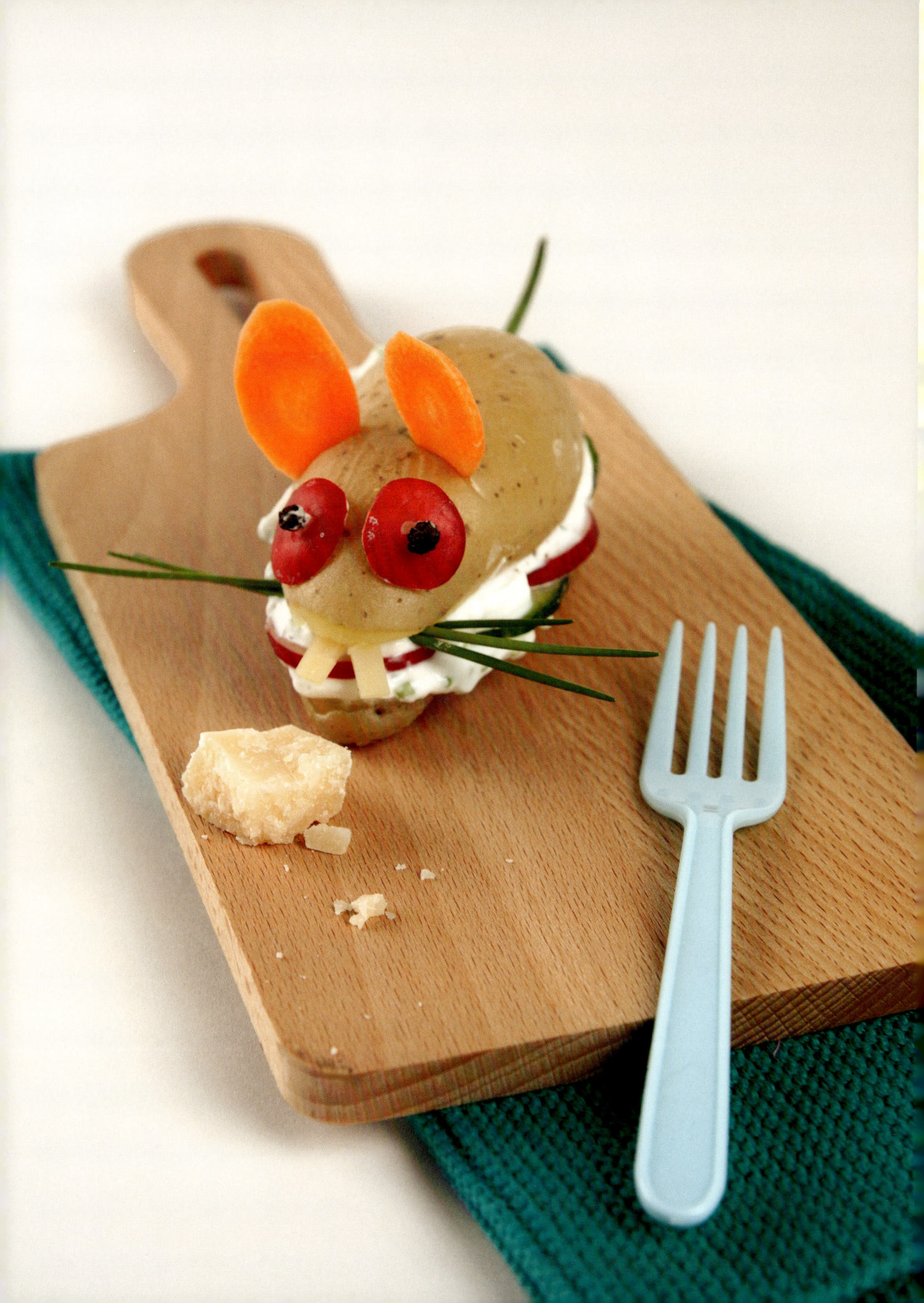

Kartoffelmäuse

Für 2 Portionen

4 gleich große längliche Kartoffeln…8 Radieschen…1 Karotte…½ Salatgurke…½ Bund Schnittlauch…200 g Quark…2 EL Sahne…8 schwarze Pfefferkörner…1 Scheibe Emmentaler…Salz…frisch gemahlener schwarzer Pfeffer

Die Kartoffeln waschen und mit der Schale in Salzwasser bissfest kochen, in ein Sieb gießen und abkühlen lassen. Inzwischen die Radieschen waschen, putzen und in Scheiben schneiden, dabei die kleinen Anfangsstücke für die Augen zur Seite legen. Die Karotte schälen und 8 Scheiben für die Ohren herausschneiden. Die Gurke waschen und in Scheiben schneiden.

Den Schnittlauch waschen, trocken schütteln und zwei Drittel in feine Röllchen schneiden, die restlichen Halme beiseitelegen. Den Quark mit der Sahne glatt rühren, mit Salz und Pfeffer abschmecken und mit dem Schnittlauch vermischen.

Die Kartoffeln quer halbieren, die vier unteren Hälften gegebenenfalls begradigen und auf eine Platte setzen. Die oberen Hälften aushöhlen und mit Kräuterquark füllen. Mit einigen Gurken- und Radieschenscheiben belegen. Die unteren Hälften ebenfalls mit etwas Quark bestreichen.

Die Kartoffelhälften zusammensetzen. Für den Kopf im vorderen Drittel der oberen Kartoffelhälften kleine Einschnitte für die Ohren machen und dafür Karottenscheiben einstecken. Je zwei Radieschenscheiben mit etwas Quark bestreichen und als Augen auf die Kartoffeln kleben, dabei das Gleiche mit den Pfefferkörnern als Pupillen machen. Lange Schnittlauchhalme als Schwanz und Barthaare befestigen und ein Stück Emmentaler als Zähne ankleben.

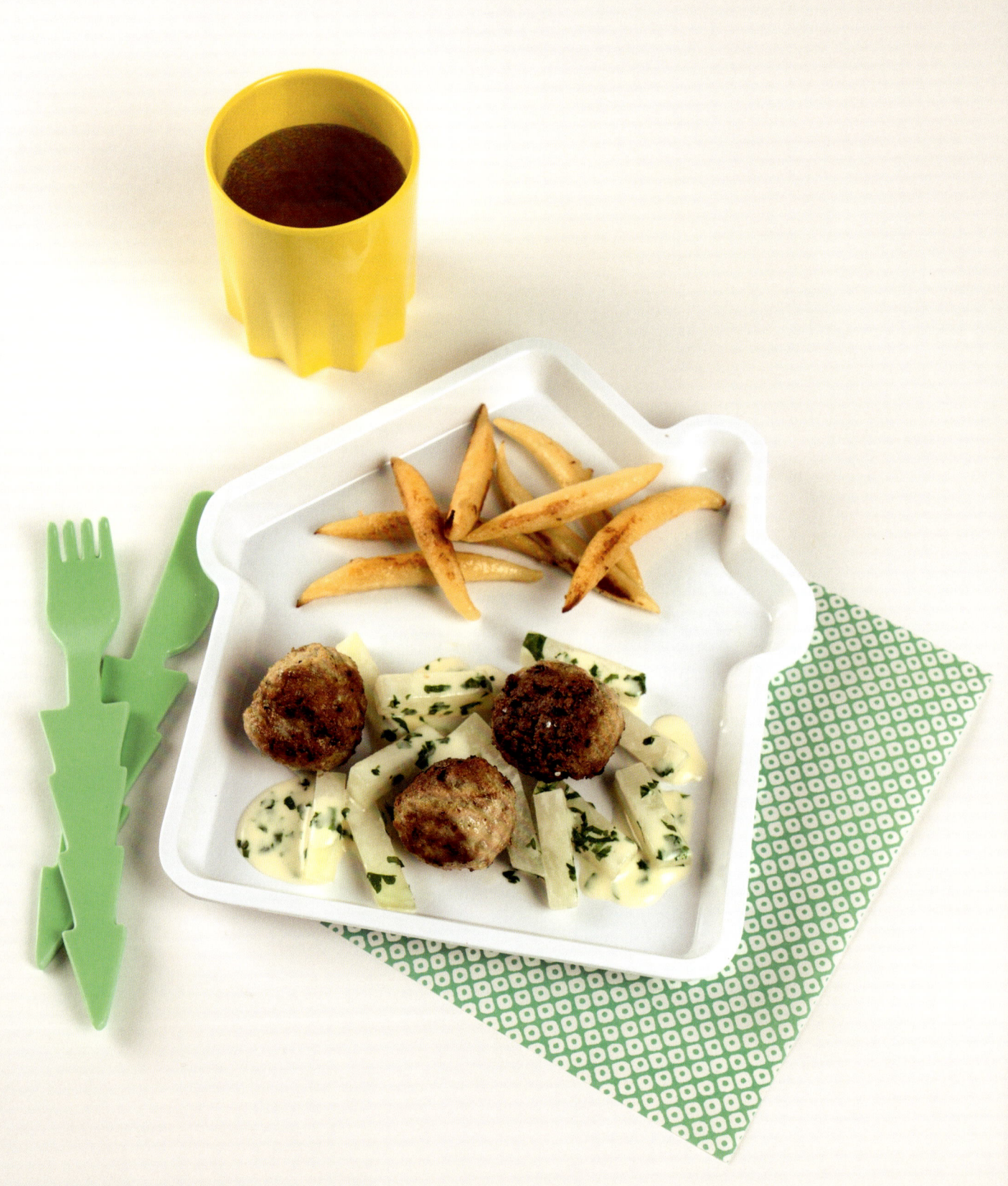

Kalbfleischkugeln mit Kohlrabi und Schupfnudeln

Für 4–6 Portionen*

Kalbfleischkugeln

1 Brötchen vom Vortag…2 EL Milch…250 g Kalbfleisch…1 mittelgroße Zwiebel…1 EL gehackte Petersilie…1 Ei…edelsüßes Paprikapulver…Salz…frisch gemahlener schwarzer Pfeffer…Öl zum Braten

Das Brötchen in Scheiben schneiden und in der Milch einweichen. Das Kalbfleisch in grobe Würfel schneiden. Die Zwiebel abziehen und fein würfeln. Mit der Petersilie und dem Kalbfleisch durch den Fleischwolf drehen. Die Masse mit dem eingeweichten und ausgedrückten Brötchen und dem Ei verkneten und mit Paprikapulver, Salz und Pfeffer abschmecken. Aus dem Brät kleine Kugeln formen. Das Öl in einer Pfanne erhitzen und die Kalbfleischkugeln darin goldgelb ausbacken.

Kohlrabi

2 Kohlrabi…20 g Butter…1 EL Mehl…125 g Sahne…1 EL gehackte Petersilie…Salz…frisch geriebene Muskatnuss

Die Kohlrabi schälen und in Stifte von 3 cm Länge schneiden. In wenig Salzwasser 5–7 Minuten weich kochen, abgießen und dabei das Gemüsewasser auffangen.
Butter in einem Topf schmelzen, Mehl hinzufügen, das Ganze ohne Farbe anschwitzen, mit 250 ml Gemüsewasser ablöschen und die Sahne hinzugeben. Die Kohlrabistifte in die Sauce geben und alles mit Salz und Muskat abschmecken und mit gehackter Petersilie bestreuen.

Schupfnudeln

400 g mehligkochende Kartoffeln…100 g Mehl…1 Ei…Salz…frisch geriebene Muskatnuss…Öl zum Braten

Die Kartoffeln am Vortag mit der Schale 25–30 Minuten weich kochen. Am nächsten Tag pellen und auf der Gemüsereibe fein raspeln. Mehl, Ei und Gewürze hinzugeben und alles zu einem Teig verkneten. Daraus kleine längliche Nudeln formen.
In einem Topf Wasser zum Kochen bringen, salzen und die Nudeln darin 3–4 Minuten kochen lassen. Anschließend mit einem Seihlöffel herausnehmen, abtropfen und etwas trocknen lassen. Zum Schluss die Schupfnudeln in wenig Öl goldgelb anbraten.

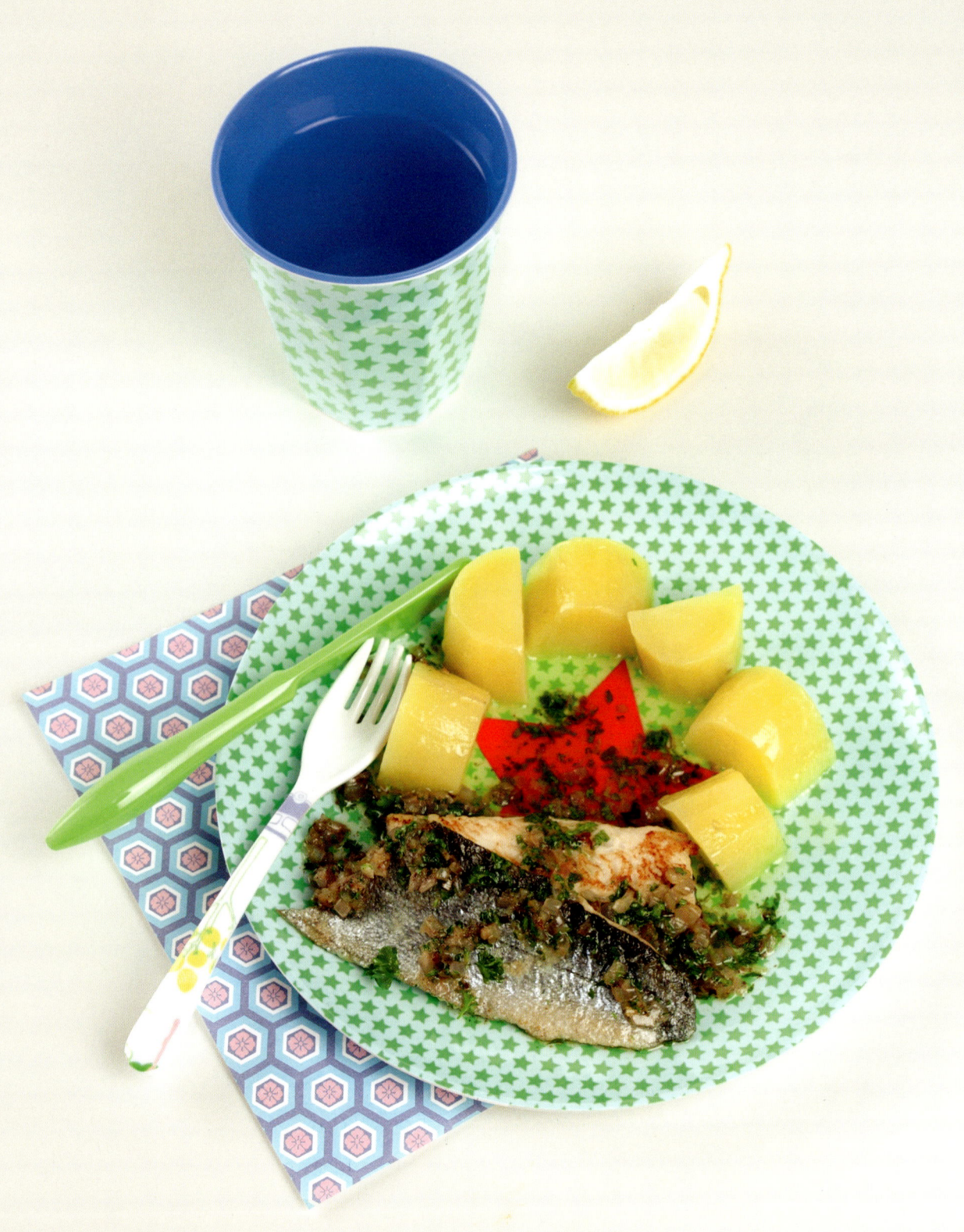

Forellenfilet mit Salzkartoffeln und Schalottenbutter

Für 4 Portionen

400 g Kartoffeln…½ Zitrone…4 Schalotten…4 Forellenfilets mit Haut…
150 g Butter…1 EL gehackte Petersilie…Salz…frisch gemahlener schwarzer Pfeffer

Die Kartoffeln schälen und in gleich große Stücke schneiden. In einem Topf mit Wasser bedecken und mit wenig Salz in 15–20 Minuten bissfest kochen. Das Wasser abgießen und die Kartoffeln warm halten. Die Zitrone auspressen, die Schalotte abziehen und in feine Würfel schneiden. Die Forellenfilets mit Salz, Pfeffer und etwas Zitronensaft würzen.

In einer beschichteten Pfanne 30 g Butter erhitzen und die Filets zuerst auf der Hautseite ca. 1 Minute anbraten. Dann wenden und ca. 2 Minuten bei schwacher Hitze fertig garen. Die Forellenfilets aus der Pfanne nehmen und warm stellen.

Die Schalottenwürfel in der Pfanne hell anschwitzen, 100 g Butter zugeben und kurz aufschäumen lassen. Mit Salz, Pfeffer, Zitronensaft und der gehackten Petersilie würzen. Die restliche Butter zerlassen, zu den Kartoffeln geben und die Forellenfilets mit Schalottenbutter und Kartoffeln servieren.

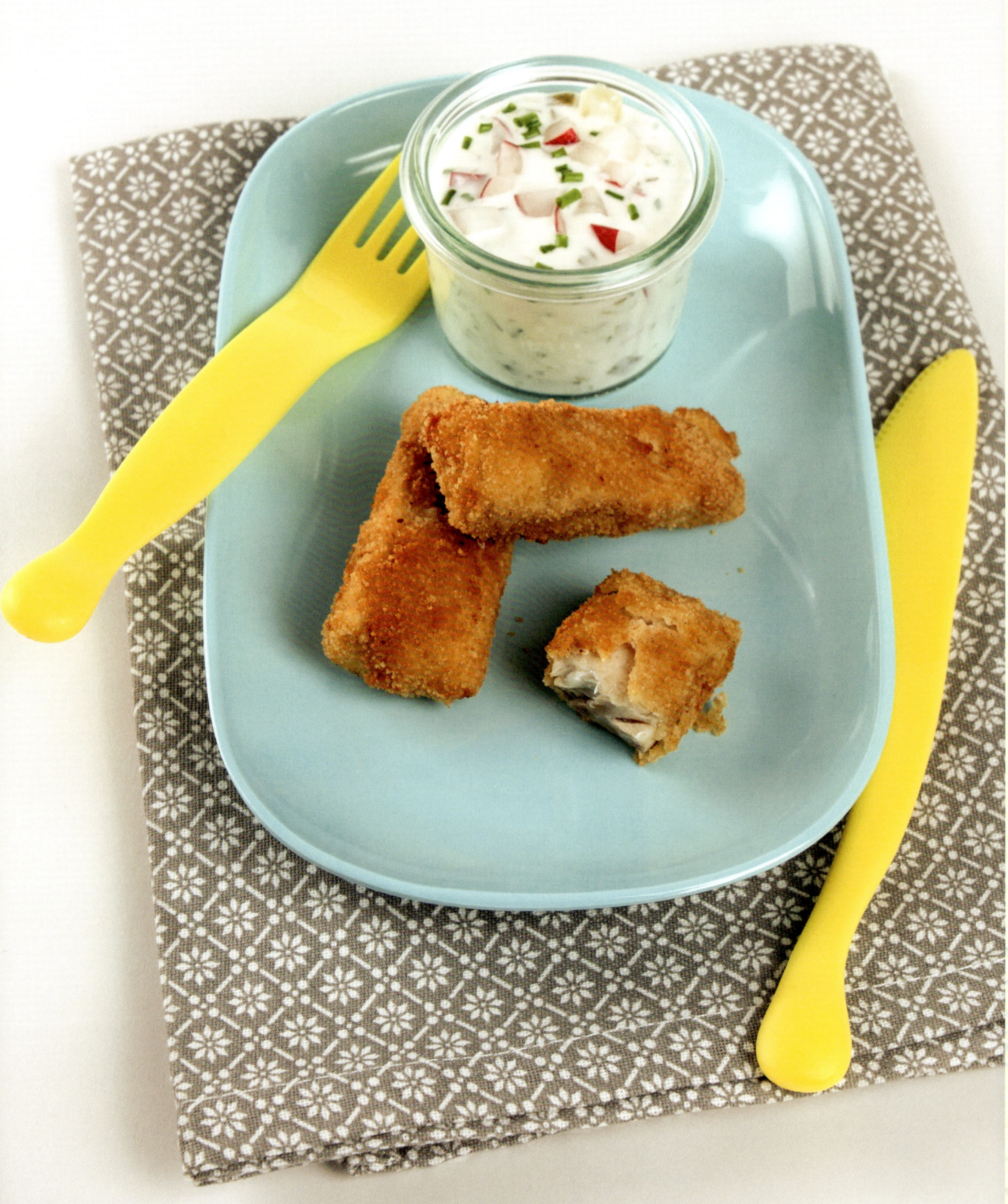

Fischstäbchen mit Radieschenremoulade

Für 4–6 Portionen*

Fischstäbchen

800 g Seelachsfilet…80 g Mehl…1 Ei…100 g Semmelbrösel…Salz…frisch gemahlener schwarzer Pfeffer…Butterschmalz zum Braten

Das Seelachsfilet in gleichmäßige längliche Stücke schneiden und mit Salz und Pfeffer würzen. Den Fisch zunächst in Mehl, dann in verquirltem Ei und zum Schluss in Semmelbrösel wenden. Das Butterschmalz bei mittlerer Hitze in einer Pfanne erwärmen und die Fischstäbchen darin goldgelb ausbacken.

Remoulade

25 g Gewürzgurken…2 g Kapern…½ Schalotte…3 Radieschen…25 g Naturjoghurt…125 g Mayonnaise…1–2 EL Zitronensaft…½ Bund Schnittlauch…Salz…frisch gemahlener schwarzer Pfeffer

Gurken und Kapern fein würfeln. Die halbe Schalotte abziehen, würfeln und kurz blanchieren. Die Radieschen waschen, putzen und in feine Würfel schneiden. Joghurt mit Mayonnaise verrühren, mit Salz, Pfeffer und Zitronensaft abschmecken.
Gurken-, Kapern-, Schalotten- und Radieschenwürfel zugeben und gut mischen.
Den Schnittlauch waschen, trocken schütteln, in feine Röllchen schneiden und in die Remoulade rühren.

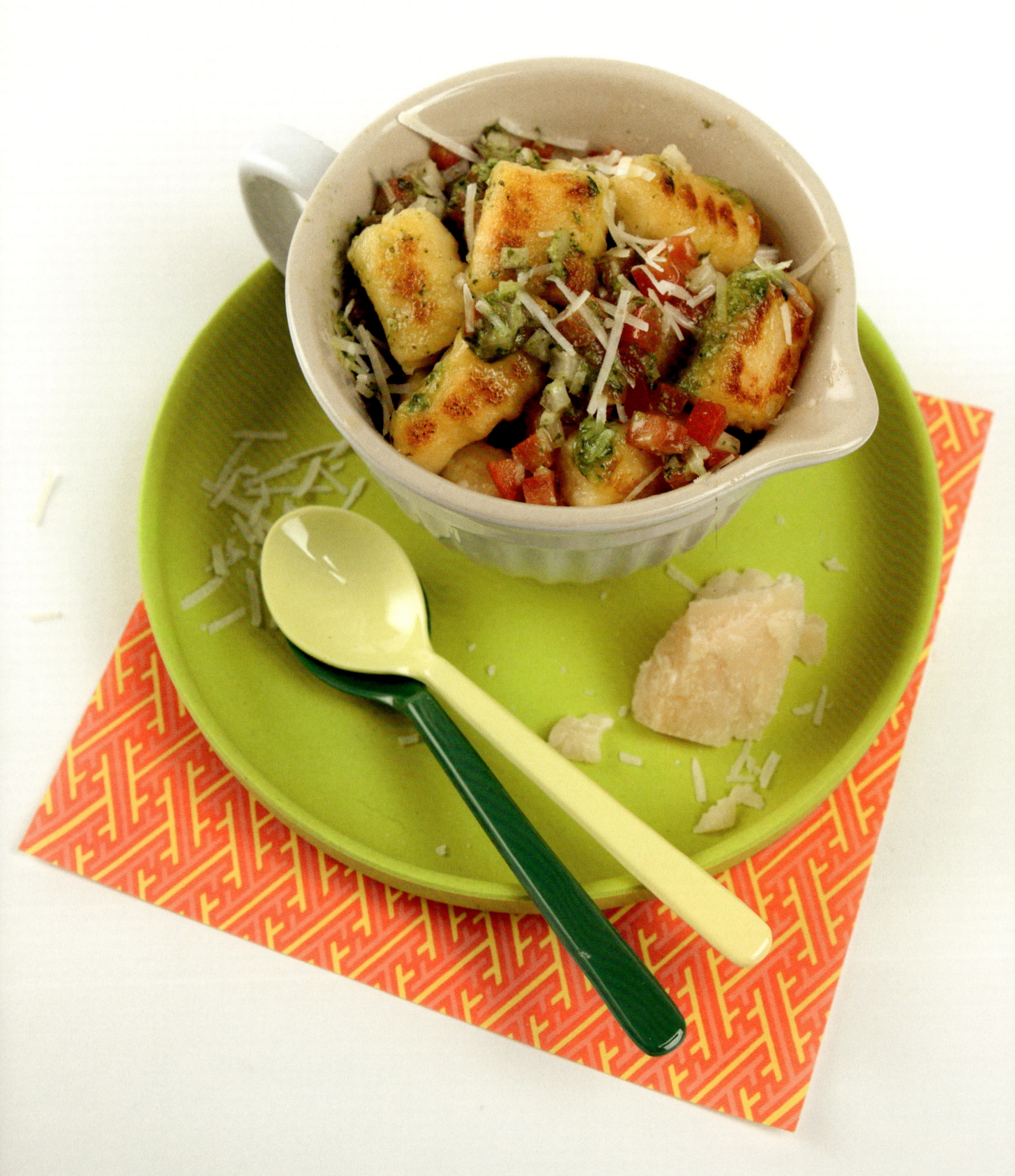

Gnocchi mit Tomatensalsa

Für 4–5 Portionen*

Gnocchi

750 g mehligkochende Kartoffeln…110 g Mehl…110 g Hartweizengrieß…
1 Ei…3–4 EL geriebener Parmesan…Salz…frisch gemahlener schwarzer
Pfeffer…Butter zum Braten…Parmesan am Stück zum Servieren

Den Backofen auf 150 °C Ober-/Unterhitze vorheizen.
Die Kartoffeln auf ein Blech legen, mit Meersalz bestreuen und im heißen Ofen ca. 60 Minuten garen. Wenn man mit einer Gabel hineinsticht und sie sich problemlos wieder löst, dann sind die Kartoffeln fertig. Die Kartoffeln noch heiß pellen und durch eine Kartoffelpresse in eine Schüssel drücken. Mit Mehl, Hartweizengrieß und Ei zu einem geschmeidigen Teig verarbeiten und mit Salz und Pfeffer abschmecken.
Mit bemehlten Händen Kugeln von 3–4 cm Durchmesser formen und mit einem Gabelrücken kurz flach drücken, damit das typische Muster entsteht. Die fertigen Gnocchi auf ein bemehltes Backpapier legen. In einem großen Topf Wasser zum Kochen bringen, salzen und die Gnocchi darin ca. 4 Minuten sanft köcheln.
Inzwischen eine Schüssel mit Eiswasser vorbereiten. Die Gnocchi mit einem Seihlöffel herausnehmen, in Eiswasser kurz abschrecken und in ein Sieb gießen.
Butter in einer Pfanne erhitzen und die Gnocchi darin goldgelb anbraten, salzen und mit der Tomatensalsa und geriebenem Parmesan anrichten.

Tomatensalsa

4 reife Tomaten…3 Schalotten…1 EL Basilikumpesto…6 EL Olivenöl…
1–2 TL alter Balsamicoessig…1 EL gehackte, glatte Petersilie…Salz…frisch
gemahlener schwarzer Pfeffer

Die Tomaten waschen, den Stielansatz entfernen, vierteln, entkernen und fein würfeln. Die Schalotten abziehen und ebenfalls fein würfeln. Sämtliche Zutaten miteinander mischen, mit Salz und Pfeffer abschmecken und vor dem Servieren leicht erwärmen.

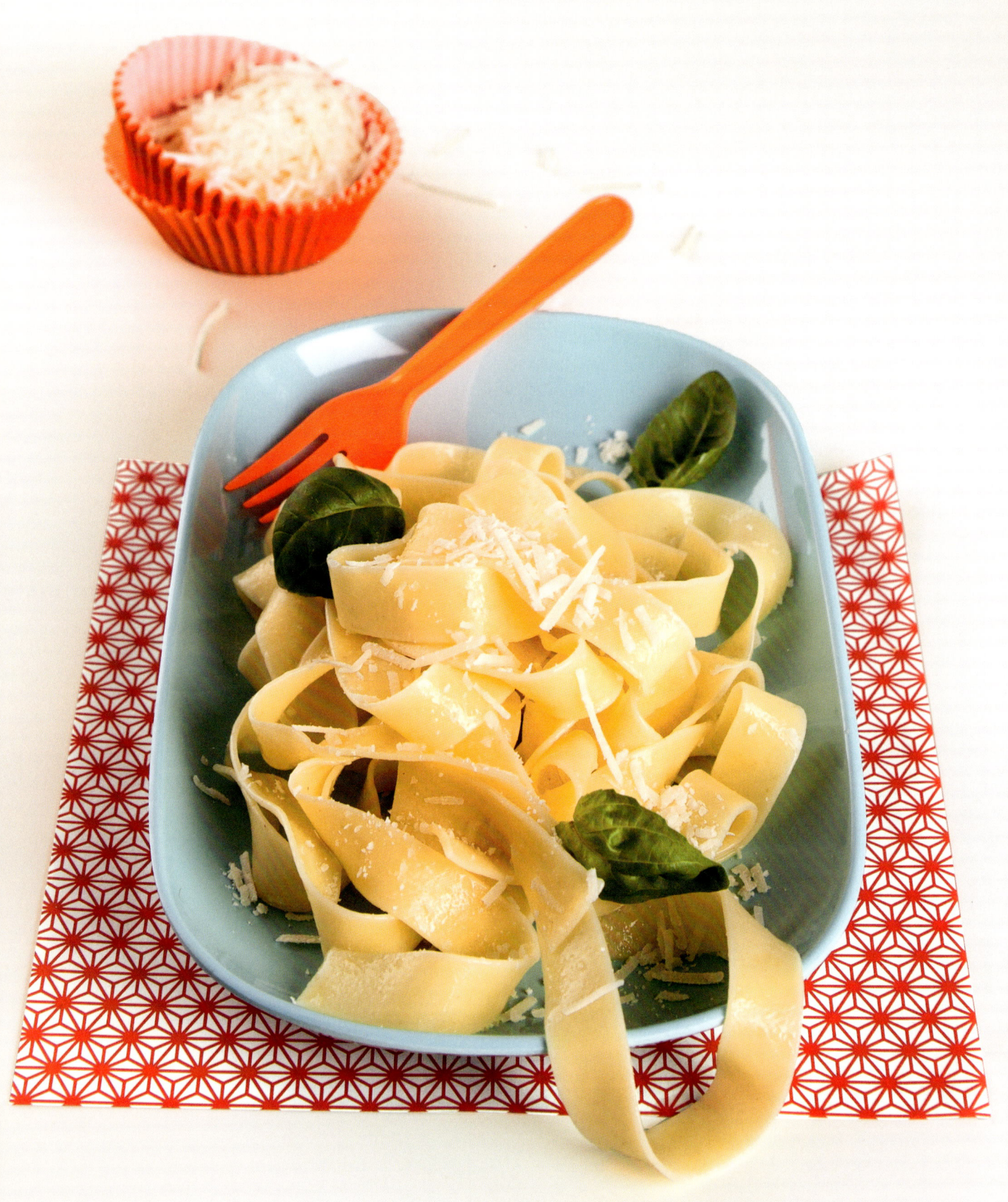

Tagliatelle mit Butter und Parmesan

Für 4–5 Portionen*

500 g frische Tagliatelle (oder andere Nudeln aus dem Kühlregal)...2 EL Butter...2 EL bestes Olivenöl...100 g Parmesan am Stück...frisch geriebene Muskatnuss...Salz...frisch gemahlener schwarzer Pfeffer...Basilikumblätter zum Servieren

Die Nudeln nach Packungsanweisung in Salzwasser bissfest garen und in ein Sieb gießen. Butter und Olivenöl in einer Pfanne erwärmen und die heißen Nudeln darin kurz schwenken. Mit Salz, Pfeffer und Muskat abschmecken und den Parmesan darüberreiben. Alles noch einmal mischen und servieren. Soweit es das Kind mag, mit Basilikumblättern garnieren.

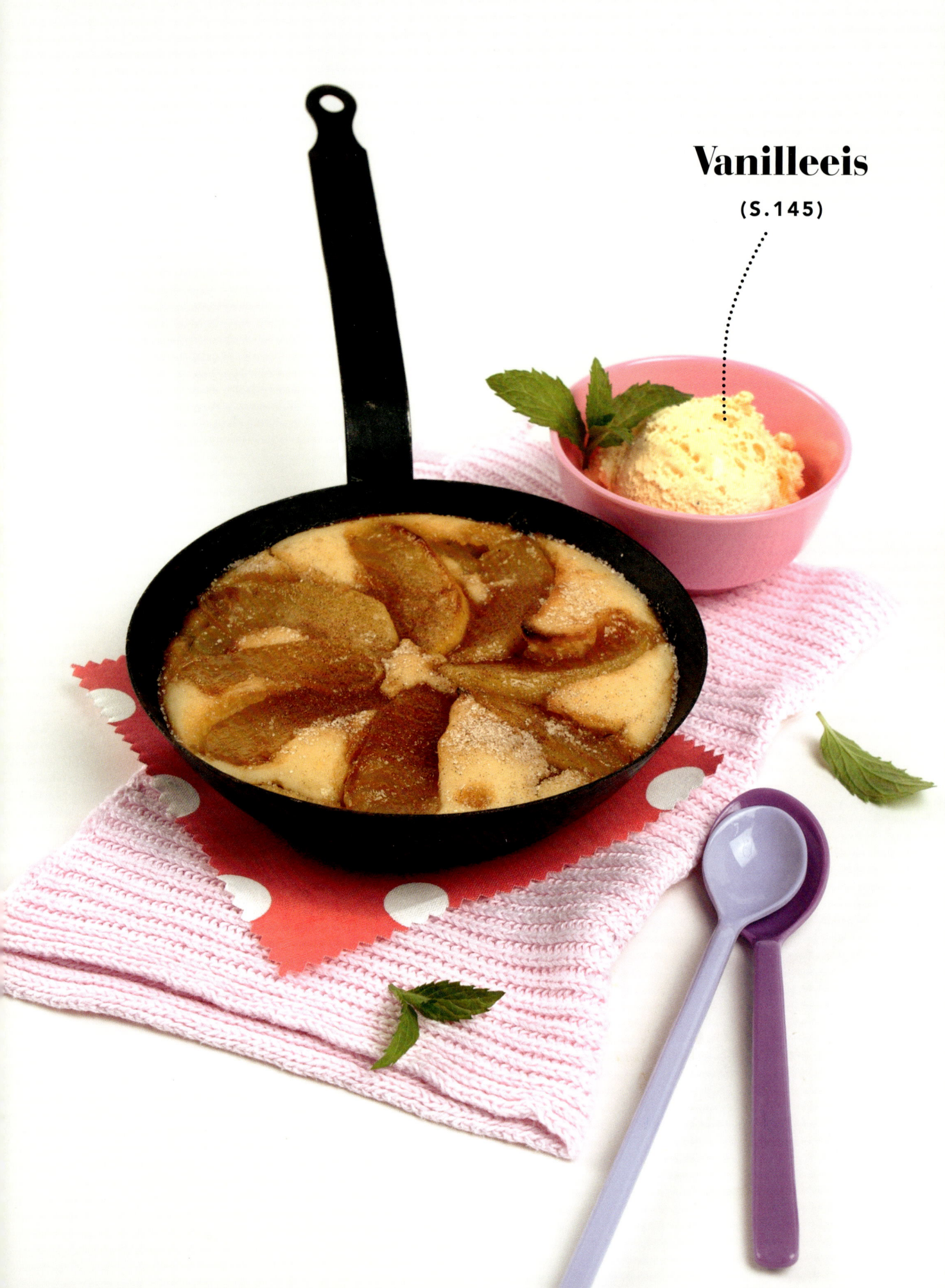
Vanilleeis (S.145)

Apfelpfannkuchen

Für 4 Portionen

2 Äpfel (z. B. „Golden Delicious")…2 EL Zucker…1 EL Butter…2 Eier…
40 g Zucker…1 TL Vanillezucker…80 g Mehl…125 ml Milch…1 TL Backpulver…
Salz…Zimtpulver und Zucker zum Bestreuen…Minze und Vanilleeis (S.145) zum Servieren

Den Backofen auf 180 °C Ober-/Unterhitze vorheizen.

Die Äpfel schälen, vom Kerngehäuse befreien und in Spalten schneiden. In einer ofenfesten Pfanne 2 EL Zucker karamellisieren lassen und die Apfelspalten darin schwenken. Die Butter in kleinen Würfeln dazugeben.

Die Eier trennen. Die Eiweiße mit einer Prise Salz steif schlagen. Die Eigelbe, Zucker, Vanillezucker, Milch, Mehl und Backpulver in einer Schüssel mit dem Handrührgerät zu einem glatten Teig verrühren. Den Eischnee unterheben.

Den Teig auf die karamellisierten Äpfel geben und im heißen Ofen 20–25 Minuten goldgelb backen. Den Pfannkuchen mit Zimt und Zucker, Vanilleeis und Minzeblättchen servieren.

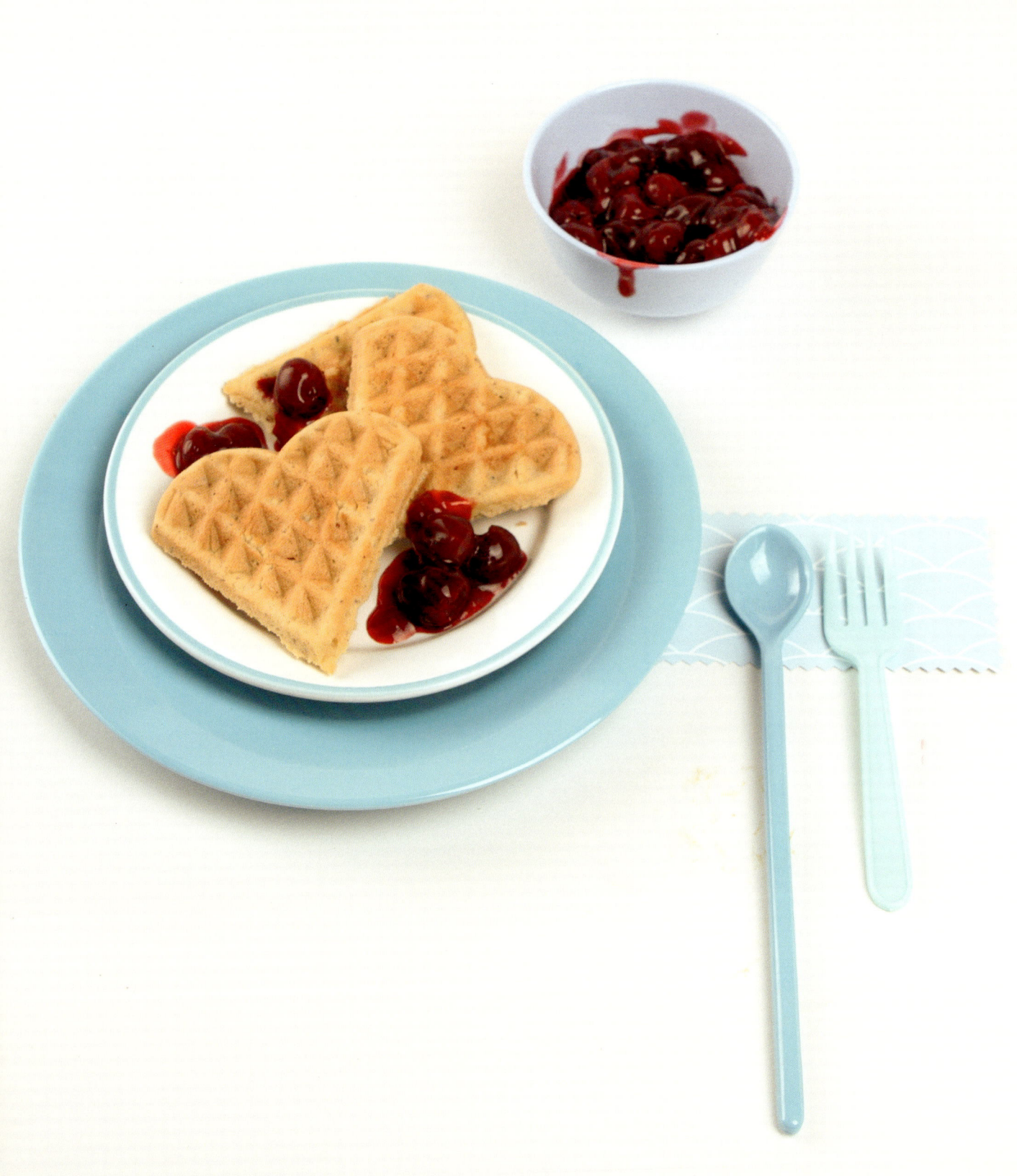

Waffeln mit Gewürzkirschen

Für 4–6 Portionen*

Waffeln

100 g Butter…4 Eier…3–4 Eigelb (100 g)…180 g Zucker…165 g Mehl (Type 550)…1 Msp. Backpulver…1 Msp. Zimtpulver…1 TL gemahlene Mandeln

Die Butter zerlassen und mit allen Zutaten nach und nach zu einem Teig verrühren und ca. 1 Stunde kalt stellen. Das Waffeleisen vorheizen und aus dem Teig goldgelbe Waffeln backen.

Kirschen

250 g Kirschen (mit Saft aus dem Glas)…2 EL Zucker…1 Zimtstange…
1 Gewürznelke…1 Sternanis…3 Pimentkörner…1 EL Speisestärke

Die Kirschen auf ein Sieb gießen und den Saft dabei auffangen. In einem kleinen Topf den Zucker schmelzen und mit dem Kirschsaft ablöschen.
Die Gewürze in ein Teesieb oder einen Papierteefilter geben, verschließen und in den Saft geben. Den Sud auf die Hälfte einkochen lassen. Anschließend die Gewürze wieder entfernen. Die Stärke mit 1 EL Wasser glatt rühren, in den Saft einrühren und nochmals kurz aufkochen lassen. Nun die Kirschen wieder in den Kirschsaft geben und zu den Waffeln servieren.

Crêpes mit Marmelade

Für 4 Portionen

100 g Mehl…200 ml Milch…2 Eier…2 EL flüssige Butter zzgl. flüssige Butter zum Braten…4 EL Erdbeermarmelade zum Bestreichen…Salz

Mehl und Milch glatt rühren. Eier, flüssige Butter und 1 Msp. Salz einrühren, kräftig schlagen und den Teig 10 Minuten im Kühlschrank ruhen lassen.
Flüssige Butter mit einem Pinsel in einer beschichteten Pfanne verteilen. Dann mithilfe einer Kelle den Teig hauchdünn in die Pfanne laufen lassen und nacheinander vier goldgelbe Crêpes backen. Jeden Crêpe mit 1 EL Marmelade bestreichen und einrollen, zusammenfalten oder daraus Säckchen machen.

Tipp: Wer es lieber schokoladig mag, kann die Crêpes auch mit Nussnougatcreme bestreichen und eine halbierte Banane einrollen.

Grießpudding mit buntem Beerensalat

Für 6 Portionen

Grießpudding

1 l Milch…90 g Zucker…100 g Grieß…20 g Butter…5 Eier…1 Bio-Zitrone…Salz

Die Milch mit dem Zucker aufkochen, den Grieß, 1 Prise Salz und Butter hinzugeben. Den Brei bei mäßiger Hitze ca. 10 Minuten quellen lassen. Die Eier trennen und die Eiweiße zu steifem Schnee schlagen. Die Zitrone heiß waschen, trocknen und die Schale abreiben. Die Eigelbe in die Grießmasse rühren, dann Eischnee und Zitronenschale unter den heißen Brei ziehen.

Eine Puddingform oder schöne Schüssel mit kaltem Wasser ausspülen, den Grießpudding einfüllen und mindestens 2 Stunden kalt stellen.

Zum Servieren aus der Form auf einen tiefen Teller stürzen und mit den Beeren anrichten.

Beerensalat

200 g Himbeeren…250 g Heidelbeeren…250 g Rote Johannisbeeren…
200 g Erdbeeren…½ Limette…4 EL Zucker…2 Blätter Zitronenmelisse

Himbeeren und Heidelbeeren verlesen. Die Johannisbeeren waschen und mit einer Gabel von den Rispen streifen. Die Erdbeeren ebenfalls waschen, die Stielansätze entfernen und die Früchte vierteln. Die Limette auspressen.

Alle Beeren in einer Schüssel vorsichtig mit Zucker und Limettensaft mischen und anrichten. Die Zitronenmelisse waschen, trocken schütteln, in feine Streifen schneiden und als Garnitur aufstreuen.

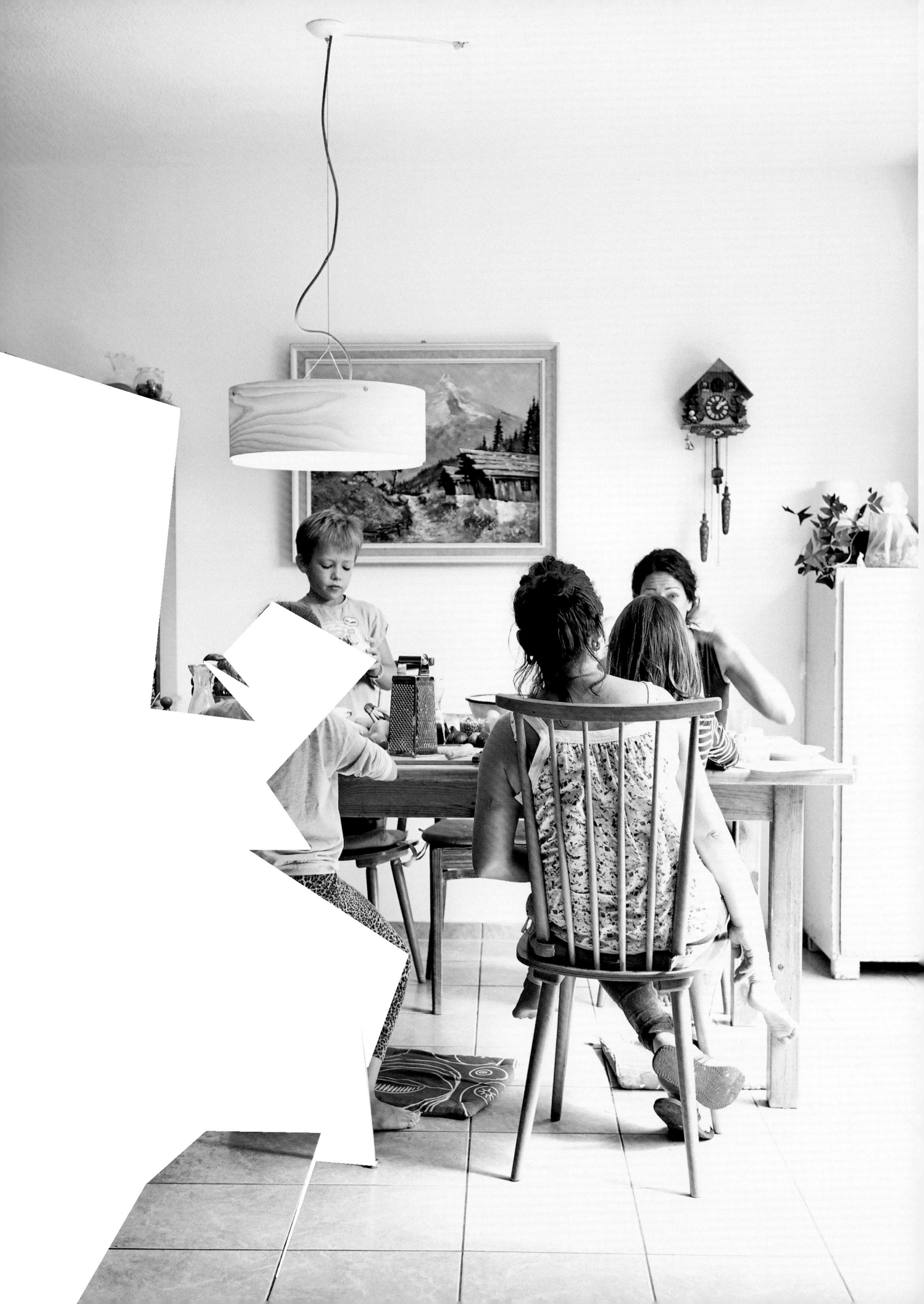

Richtig viel los

Gegessen wird, was auf den Tisch kommt – oder etwa nicht? Das klappt meistens dann gut, wenn das Lieblingsgericht aufgetischt wird, aber das gibt es nun einmal nicht jeden Tag. Hinzu kommt: Das Kind isst nicht mehr nur zu Hause, sondern häufig auch im Kindergarten und in der Schule. Noch dazu wird sein Geschmack immer feiner; immer besser kann es unterscheiden, was gut ist und was nicht. Die Voraussetzung dafür ist ein „kulinarisches Training", an dem es seinen Spaß hat. Und das vor allem dort, wo es immer noch am wichtigsten ist: in der Familie.

Essen – mehr als ein Grundbedürfnis

Was der Mensch gerne isst, warum er vom einen viel und vom anderen wenig zu sich nimmt: Diese Entwicklung des individuellen Essverhaltens wird durch soziale und kulturelle Rahmenbedingungen gesteuert.

VORLIEBEN, ABNEIGUNGEN UND MOTIVE FÜR DIE AUSWAHL VON NAHRUNGSMITTELN WERDEN VON DER GEBURT AN IN EINEM LEBENSLANGEN SOZIOKULTURELLEN LERNPROZESS AUSDIFFERENZIERT.

Mit zunehmendem Lebensalter geschieht dabei, was die Ernährungspsychologie die „Überformung von Hunger durch äußere Reize" nennt.

Wer Hunger hat, muss essen; wer durstig ist, muss trinken. Hunger, Durst und Sättigung sind sogenannte *körperliche Innenreize*. Sie sichern dem Neugeborenen das Überleben, weil sie die Aufnahme von Nahrung und Flüssigkeit steuern (wobei die Muttermilch beides gleichzeitig ist). Lebenslang bleiben diese Primärbedürfnisse gleich. Mit zunehmendem Lebensalter lässt aber ihre Bedeutung für die Auswahl der Speisen nach und es kommen immer mehr darüber hinausgehende, sekundäre Bedürfnisse hinzu. Die *Innenreize* Hunger und Sättigung als Regulatoren für den Verzehr werden zunehmend von *Außenreizen* abgelöst.

Das bedeutet: Das Neugeborene trinkt, bis es satt ist, und sein Organismus signalisiert ihm, wann genau das ist. Das Essverhalten des älter werdenden Kindes jedoch wird mehr und mehr von anderen Faktoren bestimmt. Den größten Einfluss hat hierbei zunächst die Uhr: Es wird nicht (nur) gegessen, wenn man hungrig ist, sondern dann, wenn Essenszeit ist. Und die Verzehrmenge wird nicht allein von den Innenreizen bestimmt, sondern von vorgegebenen Portionsgrößen, also beispielsweise davon, wie viel sich auf dem Teller befindet, der Größe eines Bechers oder einer Packung.

Im höheren Lebensalter werden dann auch Einstellungen und Erfahrungen zunehmend wichtig für die Essentscheidungen.

Kinder lernen vor allem durch Beobachtung, deshalb sind Vorbilder wichtig für sie; typische Vorbilder sind Eltern, Geschwister, Großeltern und Freunde. Aber auch Sportler oder Musiker, die sie aus den Medien kennen und die sie interessant finden, können solche Vorbilder sein: Wenn das Fußballidol des Fünfjährigen Werbung für Nussnugatcreme macht, wird sein junger Fan diese bestimmt probieren wollen.

Darüber hinaus lernen Kinder durch eine direkt erlebbare *positive Verhaltenskonsequenz*. Auf das Essverhalten bezogen heißt das: sie lernen durch angenehme Geschmackserlebnisse. Das hat seine guten Seiten (das Kind sitzt gerne am Abendbrottisch), kann aber auch Nachteile haben: Wer immer dann etwas zu essen bekommt, wenn er weint oder unruhig ist, wird mit der Zeit lernen, Trost und Essen miteinander gleichzusetzen und später im Leben vielleicht versuchen, Frustration mit Essen auszugleichen. Ratsamer ist es deshalb, ein Kind in solchen Situationen mit anderen Dingen zu beruhigen oder abzulenken, ihm beispielsweise etwas vorzusingen oder mit ihm zu spielen.

So wenig sinnvoll es ist, Kinder mit bestimmten Lebensmitteln beruhigen zu wollen, so sinnlos ist es andererseits, beim Essen Gebote oder Verbote auszusprechen. „Iss, das ist gesund!" – Diesen Satz können sich Eltern getrost sparen. Versuche haben gezeigt: Wenn Kinder zwischen Lebensmitteln, die als „gesund" gelten, und anderen frei auswählen dürfen, handeln sie zwar zunächst nach individuellen Vorlieben. Langfristig aber nehmen sie sich, was ihr Körper braucht, also was gesund ist. Das allerdings funktioniert nur, so lange sie von dem Begriff „gesund" nichts wissen. Lebensmittel, die ihnen explizit als gesund angepriesen werden, lehnen hingegen viele Kinder dann sogar ab, selbst wenn sie ihnen geschmeckt haben, bevor sie wussten, dass sie „gesund sind".

Wer also erreichen will, dass sein Sohn oder seine Tochter das „gesunde Gemüse" gerne isst, bereitet dieses am besten einfach zu, und das ohne den ausdrücklichen Hinweis darauf, wie gesund dieses eigentlich ist. Besonders wirksam ist es auch, selbst mit gutem Beispiel voranzugehen.

Gesund, ungesund – egal?

Schokolade ist köstlich. Sie ist, je nach Kakaogehalt, süß und enthält Inhaltsstoffe wie Kalzium, Magnesium und Kupfer. Aber eben auch richtig viele Kalorien. Es kommt also auf das richtige Maß an. Ein Riegel Schokolade nach dem Essen ist in Ordnung, eine ganze Tafel aber ist es nicht.

Außerdem kann ein Stück Obst die Lust auf Süßes theoretisch genauso stillen wie manche Süßigkeit und enthält sogar viel weniger Kalorien. In der Praxis aber spielen solche Überlegungen nur eine sehr geringe Rolle: bei Erwachsenen, und bei Kindern erst recht.

Was lasse ich liegen, wo greife ich zu? Viele Kinder werden in Kindergarten und Grundschule mit scheinbar wertvollem Wissen über Lebensmittel konfrontiert: Sie bekommen erzählt, dass die Zähne nicht fest werden, wenn sie keine Milch trinken. Sie hören, dass der Zucker in den Gummibärchen etwas Schlechtes ist und „ungesund". Vielleicht machen sie den Coca-Cola-Versuch, bei dem sie so viele Stückchen Würfelzucker stapeln, wie in einer Literflasche der braunen Brause enthalten sind.

Aber der kindliche Erfahrungshorizont ist sehr eng; angedrohte Konsequenzen können Kinder deshalb nicht beeindrucken, weil diese für sie schlicht unvorstellbar weit weg in der Zukunft liegen. Untersuchungen mit Schulkindern für den Ernährungsbericht haben gezeigt, dass sie sehr wohl zwischen guten und für sie vermeintlich schlechten Lebensmitteln unterscheiden können und diese auch entsprechend sortieren, wenn sie das sollen. Den Zuschreibungen aber glauben sie nicht, da sie selber andere Erfahrungen gemacht haben. („Schokolade macht dick, sagt meine Mutter. Ich habe aber schon oft welche gegessen, bin aber gar nicht dick geworden.")

Betrachtet man dann noch, was die Ernährungspsychologie über das Essverhalten Erwachsener weiß, erscheint es erst recht fragwürdig, Kinder mit Aussagen über die guten und schlechten Eigenschaften von Lebensmitteln zu füttern.

Jahrzehntelang wurde davon ausgegangen, dass das Ernährungsverhalten von Menschen ein primär von Informationen gesteuertes Verhalten ist. Das ist jedoch nur in eingeschränktem Maße so. In Überflussgesellschaften, in denen Nahrungsmittel ausreichend und in geprüfter Qualität vorhanden sind, dominieren als Motive für die Wahl von Speisen Genuss, Geschmack, Bequemlichkeit und Preis. Je nach individuellen Lebensverhältnissen wie Bildung und körperlicher Verfassung können diese Motive unterschiedlich gewichtet sein. Studien zum Ernährungsverhalten haben darüber hinaus gezeigt, dass die Motive nicht nur zueinander im Widerspruch stehen können, sondern sie haben die Existenz eines regelrechten Paradoxons des Essens bewiesen: Was gesund ist, tut dem Körper gut. Aber fast immer ist uns das egal. Wenn wir „das Gesunde" nicht mögen, erst recht. Viele erwarten sogar regelrecht, dass gesundes Essen weniger gut schmeckt als solches, dem das Attribut „ungesund" anhängt, und lehnen es kategorisch ab. Und wenn das schon bei Erwachsenen so ist, wieso sollte es bei Kindern und Jugendlichen anders sein? Bei jenen also, die nicht nur mit dem harmlosen Wort „gesund" verbinden, dass etwas weniger gut schmeckt, sondern die auch entwicklungsgemäß eine besonders starke Abneigung gegen Zwang und Bevormundung haben? Es ist ganz einfach: So wird es nicht funktionieren.

Sollte man sich um gesundes Essen für Kinder also nun keine Gedanken mehr machen? Doch, natürlich sollte man das. Aber man sollte eben nicht groß davon sprechen, sondern handeln: Lieber mit dem Kind gemeinsam etwas Leckeres kochen als über gutes Essen zu dozieren.

Einen schönen Gemüsesalat auf den Tisch stellen. Die Tomatensauce zwar aus frischen Tomaten zubereiten, aber dabei nicht über die optimale Nährstoffzusammensetzung einer Mahlzeit referieren. Einen Pflaumenkuchen backen und ihn mit der Familie zusammen verspeisen. Und das Kind die Sahne dazu schlagen lassen, ihm aber nicht erzählen, dass es gleich nur ein Stück Kuchen essen darf, während man selbst vorhat, mindestens zwei zu verzehren. Lieber erst einmal schauen, wie viel das Kind überhaupt essen *möchte* – denn oft neigen gerade Eltern, die selbst mit Gewichtsproblemen kämpfen, dazu, den kindlichen Appetit zu überschätzen. Das kann dann dazu führen, dass sie einerseits mahnen, das Kind solle nicht zu viel zu sich nehmen, sie ihm andererseits aber zu viel auf den Teller häufen.

Futter für draußen

Wenn sie in den Kindergarten und in die Schule gehen, brauchen Kinder Proviant. Der beste ist das klassische Pausenbrot: Vollkornbrot oder Mischbrot, belegt mit Käse, leichtem Schinken oder ein wenig Wurst (Rezeptvorschläge siehe S.104). Zusätzlich etwas rohes Gemüse und frisches Obst, dazu eine Flasche mit Wasser – das wird jede Ernährungsberatung als eine ideale Verpflegung beschreiben. Im Idealfall wird das Kind gespannt seine Brotbox öffnen und alles verzehren. Wieder zu Hause wird es davon erzählen, wie gut es ihm geschmeckt hat – oder auch nicht.
Manche Kinder lieben auch beim Essen wiederkehrende Rituale und sind zufrieden, wenn sie jeden Tag das gleiche Pausenbrot bekommen. Wenn aber das Kind seinen Proviant wiederholt nicht essen mag, heißt es umdenken. Manchmal fehlt ihm die Abwechslung, vielleicht waren die Eltern beim Befüllen der Dose auch zu dogmatisch: Nichts spricht dagegen, einem Kind ab und zu auch einmal etwas Süßes mitzugeben oder anstelle von klein geschnittenem Obst und Gemüse ein paar Trockenfrüchte. Auch ein Müsliriegel, ein paar Vollkornbutterkekse oder ein kleiner Becher Joghurt mitsamt einem Löffel kann für die nötige Abwechslung sorgen.

Viele Schulen haben Schulkioske oder von professionellen Caterern betriebene Kantinen. Eltern sorgen sich dann oft um deren Angebot und hoffen, ihre Sprösslinge vor dem Konsum von Süßigkeiten bewahren zu können, wenn es in der Schule keine gibt. Das ist meistens ein Trugschluss, schon weil Kinder auch auf dem Heimweg im Supermarkt, beim Bäcker oder an einer Bude Süßes kaufen können.

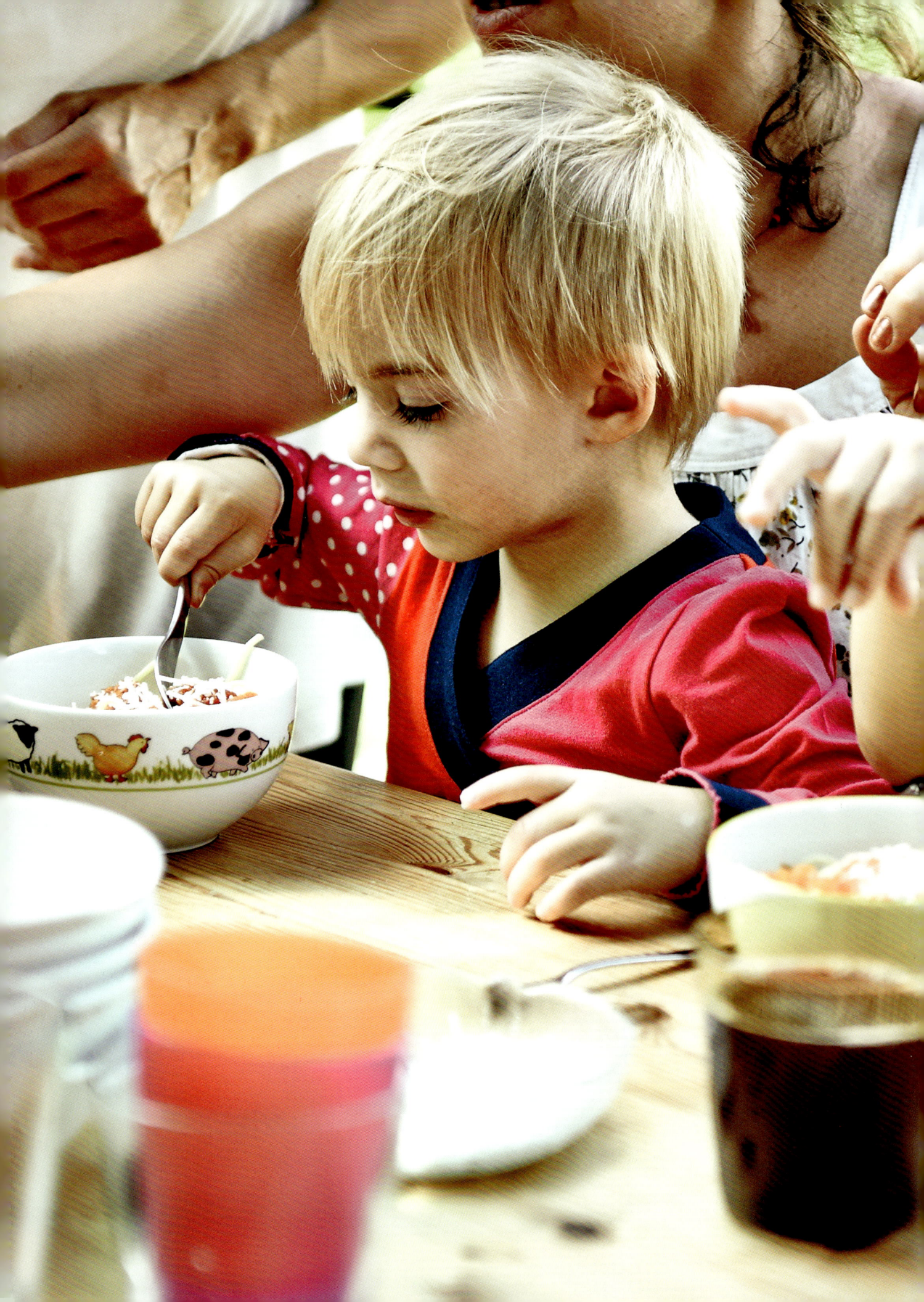

Verbote funktionieren in offenen Systemen nicht, sondern führen eher zu einem Mehrverzehr, sobald sich doch eine Gelegenheit ergibt, an die begehrten Sachen heranzukommen. ==Langfristig effektiver ist es, an dieser Stelle – wie beim Thema Essen insgesamt – der Regel zu folgen, dass vor allem eines nicht erlaubt ist: Verbote.==

Ohnehin machen Pausenbrote und -snacks nur einen Teil der kindlichen Ernährung aus. Wo zu Hause gekocht und vielfältig und genussreich gegessen wird, fällt es in der Regel nicht ins Gewicht, ob das Kind ab und zu auch noch einen Schokoriegel verzehrt. Erst wenn dieser dämonisiert wird, wird er unwiderstehlich.

Konflikte bei Tisch

So schön es ist, mit der Familie gemeinsam am Esstisch zu sitzen, so leicht wird aus dieser Situation eine mit Ärger und Verdruss beladene: Immer hat das Kind Gemüse gegessen, aber auf einmal lehnt es das ab. Manchmal scheint es regelrecht ausgehungert zu sein, ein anderes Mal pickt es gelangweilt auf dem Teller herum.
Für Eltern ist es wichtig, unterschiedliche Verhaltensformen unterschiedlich zu bewerten. Anders als die meisten Erwachsenen folgen Kinder mit ihrem Verhalten stärker den biochemischen Signalen ihres Körpers. Und die sagen ihnen vielleicht heute, dass ein Käsebrot genug ist. Morgen kann es anders sein. Die Neigung Erwachsener, täglich gleiche Essensmengen zu verzehren, ist ihnen noch fremd. Konflikte gibt es mitunter bereits um das Frühstück. Viele Kinder verweigern es, oft liegt das daran, dass sie zu spät aufstehen und ihnen die Hektik bis zum morgendlichen Aufbruch zu groß ist. Appetitlosigkeit als Stress-Symptom ist bei Kindern normal. Und sich die entsprechende Reaktion darauf („Wenn ich gestresst bin, esse ich nichts") zu bewahren ist besser, als gegen seinen inneren Kompass anzugehen und ihn damit auf lange Sicht vielleicht funktionsunfähig zu machen.
„Ich will kein Gemüse." Wenn sie das hören, gehen bei Eltern die Alarmlampen an und sie reden mit vielen guten Worten auf das Kind ein. Kommt es darüber zum Streit („Das ist aber gesund", „Das hat dir doch immer geschmeckt"), bekommt eine einfache Äußerung zu großes Gewicht, obwohl anfangs gar nicht klar ist, ob das kindliche Verhalten nur situationsbezogen („Ich will dieses Gemüse jetzt nicht") oder grundsätzlich ist.
Die beste Strategie ist es, sich selbst von dem Gemüse zu nehmen, unter Umständen auch vom Teller des Kindes (Verknappung fördert das Begehren). Manchmal kann es auch hilfreich sein, auf die Mäkeleien des Kindes nicht einzugehen – denn nicht immer hat die Essensverweigerung überhaupt mit dem jeweiligen Lebensmittel zu tun und eine elterliche Reaktion kann die Verweigerung verstärken.

Bleibt das Kind dennoch bei seiner ablehnenden Haltung, kann man versuchen, die Lieblingsspeisen des Kindes mit dem abgelehnten Gemüse „anzureichern": wenn es also gern Tomatensauce mag, kann man diese einfach mit Gemüse ergänzen. Und wenn es auf einem Kindergeburtstag von Würstchen mit Ketchup begeistert war, kann man ihm vielleicht erlauben, einen Klecks Ketchup auf das Gemüse zu geben – frei nach der Methode, die in der Ernährungswissenschaft *Flavour-Flavour-Learning* heißt. Diese hat schon bei der Herstellung der ersten, nach und nach um weitere Zutaten ergänzten Babybreie funktioniert: Ein akzeptierter Geschmack wird mit einem neuen zusammengebracht.

Essensverweigerung gehört zur Persönlichkeitsentwicklung eines Kindes dazu; etwas zurückzuweisen ist Ausdruck seines Strebens nach Autonomie. Auf einmal isst es nur noch Pommes oder Hähnchen-Nuggets, allerhöchstens Nudeln mit Sauce. Immer wieder hört man von Kindern, die solche extremen Vorlieben haben. Aber auch in diesen Fällen haben Eltern die Chance, aktiv gegenzusteuern. Zum einen sollten sie sich klarmachen, dass Verweigerungen auch ein Buhlen um Aufmerksamkeit sind. Und diese Aufmerksamkeit bekommt das Kind fast überall. Gemeinsame Restaurantbesuche werden dann genauso schwierig, wie Abendessen bei Verwandten oder Freunden. Immer steht das Kind mit seinen Essgewohnheiten im Mittelpunkt. Vielleicht isst es heute ein wenig vom gebratenen Fisch, vielleicht auch nicht. Vielleicht lässt es sich ein bisschen Gemüse in der Nudelsauce unterjubeln, vielleicht auch nicht. Immer werden die Erwachsenen darüber reden. Eine radikale elterliche Strategie könnte darin bestehen, dem Kind einmal so lange es möchte seine Lieblingsspeise zu geben und nichts anderes; zur Not mehrere Wochen lang. Mit sehr hoher Wahrscheinlichkeit wird es irgendwann nach anderem verlangen. Ein Experiment, das die amerikanische Kinderärztin Clara Davis gemacht hat, lässt darauf hoffen. Sie hat Kindern, die gerade abgestillt worden waren, Schalen mit unterschiedlichem Essen angeboten, von denen die Kinder frei auswählen durften. Tatsächlich aßen sie tagelang das Gleiche, wenn es ihnen geschmeckt hat. Über den Zeitraum eines Monats hinweg aber hatten sie ausgeglichen gewählt, denn die *spezifisch-sensorische Sättigung* führt nach einer gewissen Zeit dazu, dass die Kinder wieder zu anderen Speisen greifen.

Der schönste Platz

Der Esstisch. Das ist ein Ort, an dem die Familie zusammenkommt. Es wird gegessen und das Kind lernt auch, dass Essen mehr bedeutet, als seinen Hunger zu stillen. Der Esstisch, in welchem Raum auch immer, ist in einer Familie das wichtigste Möbelstück.
Und schon die ganz Kleinen helfen gerne dabei, den Tisch zu decken und die Servietten hinzulegen, im Kindergartenalter dekorieren sie auch gerne und mögen es, wenn vor Beginn des Essens ein kleiner Spruch aufgesagt wird.
Gemeinsame Mahlzeiten haben einen Wert, den man gar nicht hoch genug einschätzen kann: Sie sind die Gelegenheit, sich über das Leben auszutauschen. Sie schulen Geschmack und soziales Verhalten und damit die Lebenstüchtigkeit. Bei Tisch geht es um Kommunikation, Toleranz, Bindungen. Der nächste Urlaub wird besprochen, ein unglücklicher Tag in der Schule oder auch einer im Büro. Familienausflüge werden geplant und natürlich wird auch über das Essen gesprochen. Wie schmeckt das, was es heute gibt? Wo kommt das her? Gibt es eine Speise, die wir demnächst einmal essen möchten? Wer isst was gerne, und warum? Wie schmeckt das, was ich gerne esse?

Hat man sich alle Mühe gegeben, so abwechslungsreich wie möglich zu kochen, heißt das aber noch nicht, dass damit automatisch alles gut würde.
Wie bringt man ein Kind dazu, Neuem gegenüber offen zu sein? Hilfreich ist es, das Probierenmüssen zu einer festen Regel zu machen. Aber danach darf das Kind dann selbst entscheiden, ob es das jeweilige Lebensmittel weiteressen möchte oder nicht. Denn Probierzwang hat nichts mit Esszwang zu tun. Das Probieren senkt die Hürden für den nächsten Versuch und die *Neophobie* wird Schritt für Schritt abgebaut.
Manche Kinder brauchen bis zu zehn Probierportionen, bis sie etwas akzeptieren; aber wenn es einem wichtig ist, sollte man nicht so schnell aufgeben. Möchte man, dass das Kind etwas Bestimmtes isst, sollte man immer wieder am eigenen Beispiel zeigen, dass dieses Essen gut schmeckt. Kinder messen ihre Eltern an dem, was sie tun, nicht an dem, was sie sagen.

Jetzt wird gekocht

Ab einem Alter von vier Jahren geht es mit den Jobs in der Küche so richtig los. Ein- und Ausräumen von Schubladen ist längst nicht mehr so spannend, wie die scharfen Messer, mit denen die Eltern hantieren. Vierjährige können meistes gut mit einem Sparschäler umgehen und damit Karotten, Gurken und große Kartoffeln schälen. Manche sind sogar schon so geschickt, dass sie mit richtig scharfen Messern anfangen können zu arbeiten. Sie schneiden, wenn man es ihnen zeigt, Obst und Gemüse begeistert klein.

Mit fünf, sechs Jahren sind alle Kinder stolz, wenn sie ein Messer in der Hand halten und damit arbeiten dürfen. Das Grundschulalter ist dann auch die richtige Zeit, Kinder an das Kochen auf dem Herd heranzuführen. Ein klassisches Anfangsgericht sind Pfannkuchen. Kinder braten aber auch gerne Schnitzel oder stampfen Kartoffeln, formen Frikadellen oder stellen den Teig für einen Blechkuchen her, rollen ihn aus und belegen ihn mit Früchten. Sie können, wenn sie einmal dabei waren, Blätterteigtaschen machen, Fruchtspieße und vieles andere.

Wer ein kochbegeistertes Kind hat, das schon lesen kann, der kann nach einfachen Rezepten suchen und sie mit ihm zusammen durchgehen und zubereiten. Ein solches Gericht wird dann mit sehr hoher Wahrscheinlichkeit auch gerne gegessen werden.

So funktioniert Geschmack

Für das menschliche Überleben ist der Geschmackssinn unerlässlich, weil er einen Hinweis auf die Qualität und den Energiegehalt der Nahrung gibt. Schon in Urzeiten hing davon das Überleben ab: Schmeckte etwas süß, war es ungefährlich – und sättigend, weil Süße ein Hinweis auf lebensnotwendige Kohlenhydrate ist. Bitteres oder Saures war ungenießbar oder verdorben, Salziges wurde und wird in unterschiedlichem Maß als angenehm empfunden; heute weiß man, dass Salz nicht nur ein Geschmacksverstärker ist, sondern auch in der Lage, zum Beispiel bittere Aromen zu überlagern.

Süß und salzig, sauer und bitter: Zu diesen bekannten vier Geschmacksrichtungen ist Anfang des zwanzigsten Jahrhunderts der sogenannte fünfte Geschmack hinzugekommen, umami. Das Wort ist der japanische Begriff für herzhaft-würzig. Ein japanischer Wissenschaftler hat entdeckt, dass es eigene Sinneszellen für die Wahrnehmung dieser Geschmacksrichtung gibt. Auch einen sechsten Geschmackssinn haben Wissenschaftler inzwischen entdeckt: Es ist der Geschmack für Fett.

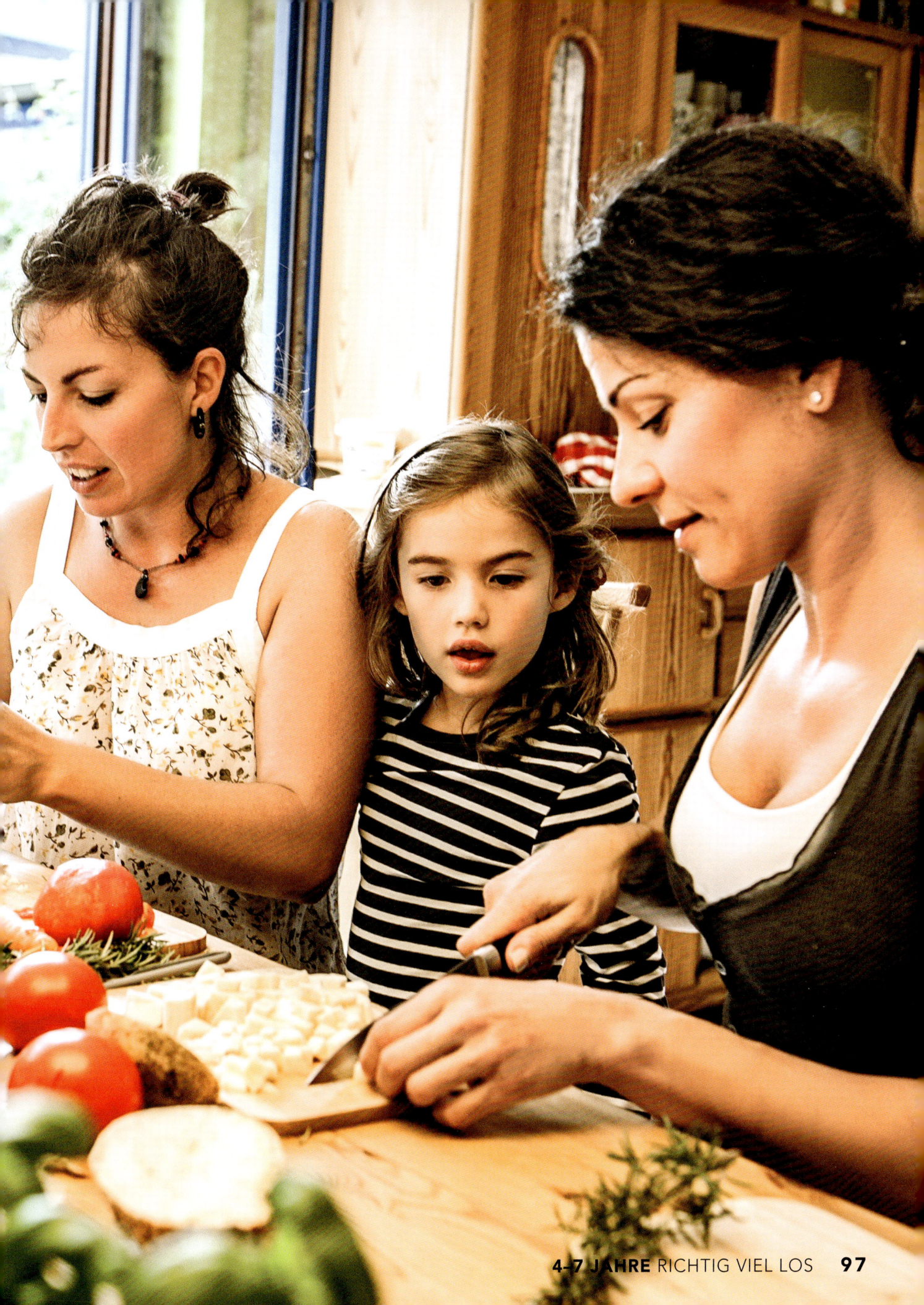

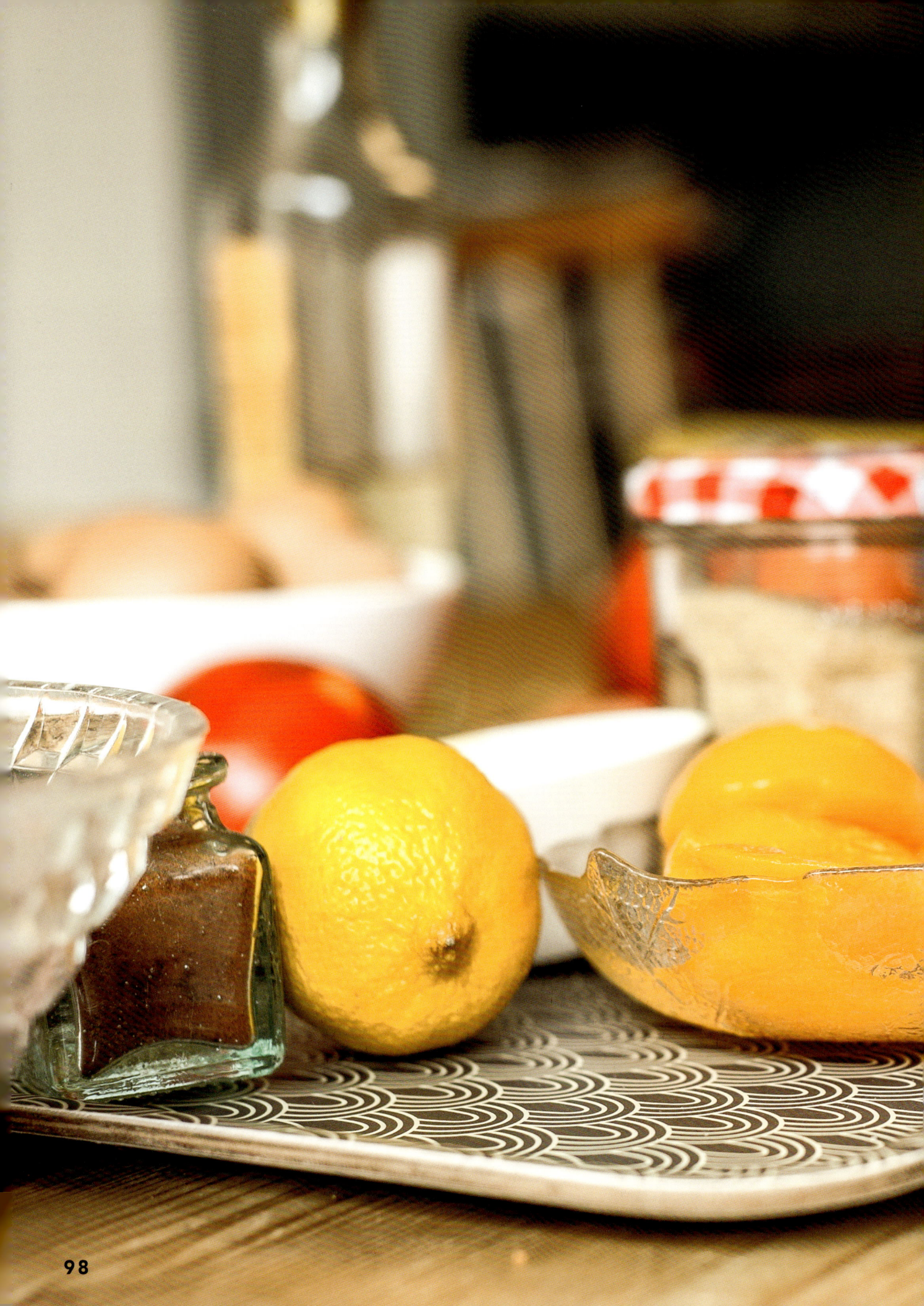

ERFAHREN WIRD GESCHMACK IN EINEM ZUSAMMENSPIEL VON ZUNGE, MUND, NASE UND GEHIRN.

Die Rezeptoren für die sechs Geschmacksrichtungen liegen in den sogenannten Geschmacksknospen, die sich auf der Zunge, am Gaumen und am Kehldeckel befinden. Die Zahl der Geschmacksknospen ist individuell unterschiedlich und nimmt mit dem Alter ab. Erwachsene haben zwischen 2000 und 5000, Säuglinge noch doppelt so viele.

WIE ENTSTEHT GESCHMACKSEMPFINDEN?

Vereinfacht gesagt, kann man sich die Rezeptoren als eine Art übersensible Magnete vorstellen, die darauf warten, Kontakt zu Molekülen aus der Nahrung zu bekommen. Ist der Kontakt erfolgt, wird die Information an das Gehirn weitergeleitet und in verschiedenen Regionen verarbeitet.
Im Alter lässt der Geschmackssinn nach, ebenso der Geruchssinn. Am schnellsten verliert der Mensch die Fähigkeit, Salziges zu schmecken. Die flüchtigen Geschmacksstoffe nehmen wir über die Nase wahr. Sie kann tausende verschiedene Geruchseindrücke differenzieren. Im Gehirn werden die Geschmackseindrücke von Zunge und Mund mit den Geruchseindrücken der Nase zusammengeschaltet. So entsteht ein komplexer sensorischer Gesamteindruck des Lebensmittels.

Rezepte

Bei mit * gekennzeichneten Rezepten verringern sich die Portionen, je mehr Erwachsene mitessen!

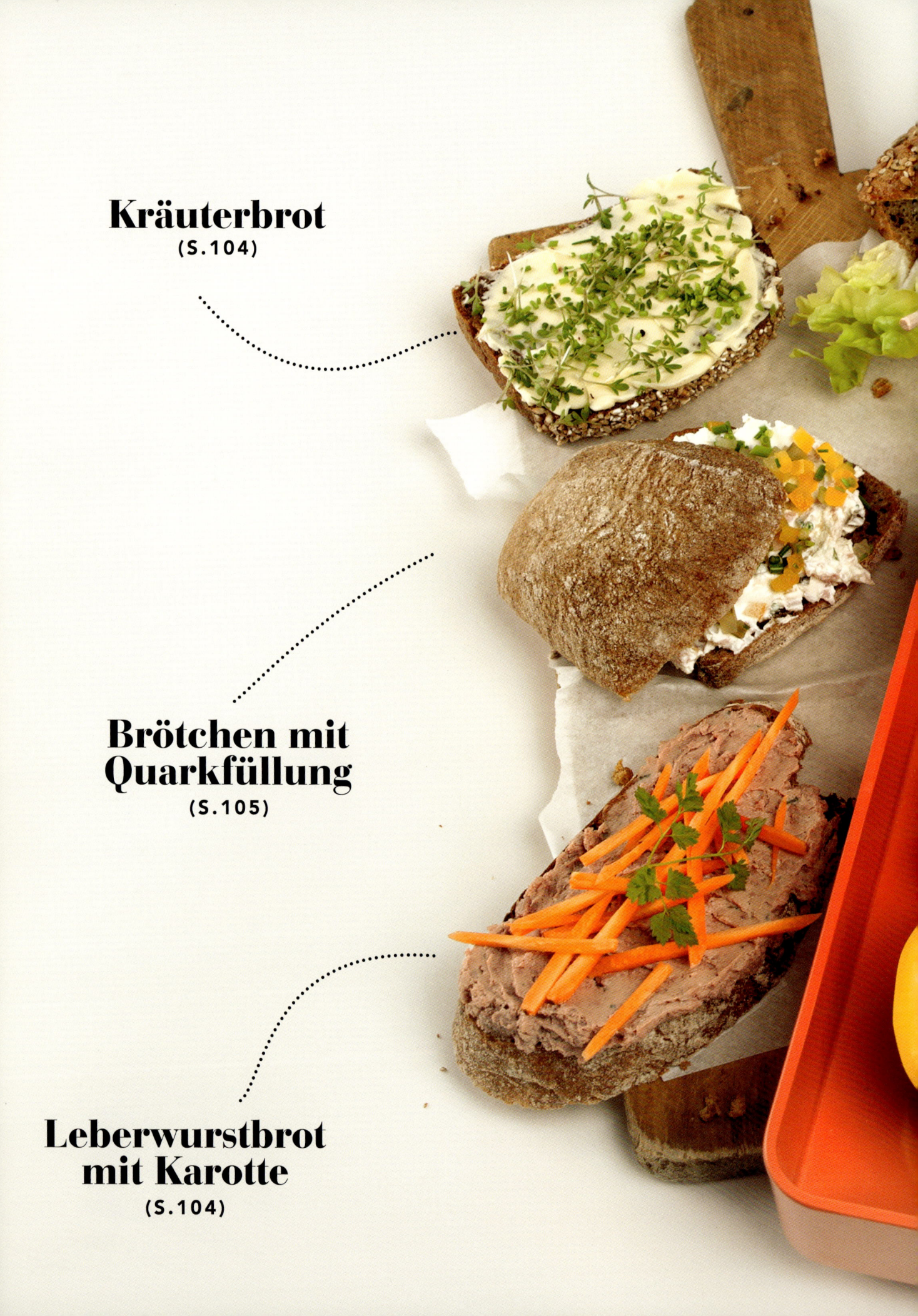

Kräuterbrot
(S. 104)

Brötchen mit Quarkfüllung
(S. 105)

Leberwurstbrot mit Karotte
(S. 104)

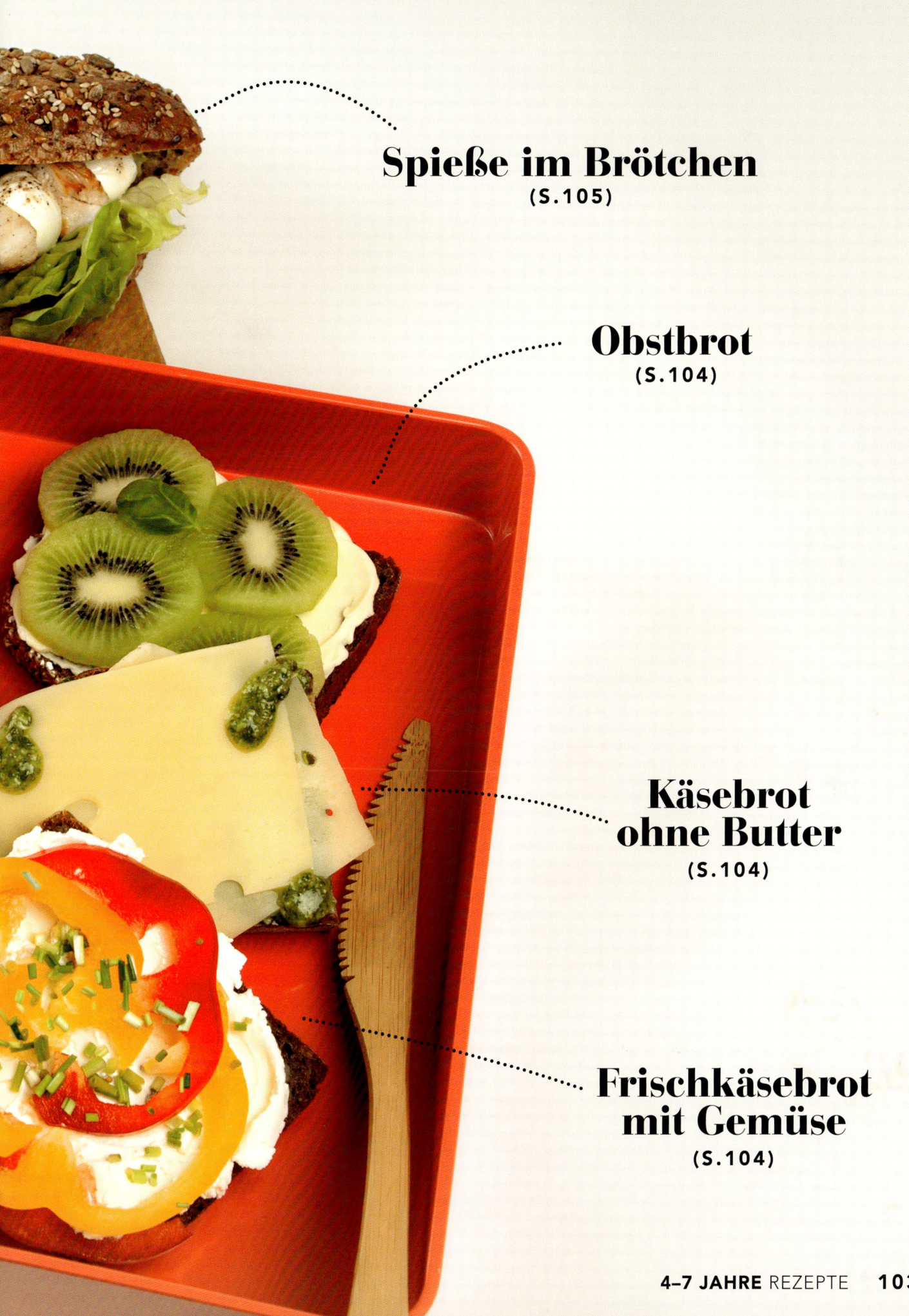

Pausenbrote

Für 2 Portionen

Frischkäsebrot mit Gemüse

2 Scheiben Vollkorn- oder Mehrkornbrot...2 EL Frischkäse...1 Paprika oder 4 Salatblätter oder 8 Radieschen...etwas Schnittlauch

Obstbrot

2 Scheiben Vollkorn- oder Mehrkornbrot...20 g Butter...2 Kiwis oder 1 Banane

Leberwurstbrot mit Karotte

2 Scheiben Vollkorn- oder Mehrkornbrot...20 g Leberwurst...2 Karotten oder 1 Kohlrabi

Käsebrot ohne Butter

2 Scheiben Vollkorn- oder Mehrkornbrot...Tomatenmark...Pesto oder Senf... 40 g Käse (z.B. Gouda oder Camembert)

Kräuterbrot

2 Scheiben Vollkorn- oder Mehrkornbrot...20 g Butter...Kräuter (z.B. Kresse, Schnittlauch oder Rucola)...Salz

Die Brote mit Butter, Tomatenmark, Pesto oder Senf bestreichen und belegen. Gemüse oder Obst klein schneiden und entweder auf die Brote legen oder separat mitgeben.

Brötchen mit Quarkfüllung

Für 1 Portion

1 Vollkornbrötchen…2 Scheiben Schinken (nach Wahl geräucherter Schinken oder Kochschinken)…2 Essiggurken…½ gelbe Paprika…1 EL gehackter Schnittlauch…2 EL Quark

Schinken, Gurke und Paprika fein würfeln und mit den Kräutern und dem Quark gut vermengen. Das Brötchen halbieren, ein wenig aushöhlen, den Quark hineingeben und die zweite Brötchenhälfte auflegen. In Alufolie einwickeln.

Spieße im Brötchen

Für 1 Portion

1 Vollkornbrötchen…2 Salatblätter…30 g fertig gegarte Hähnchenbrust…30 g Mozzarella…Holzspieße

Das Brötchen halbieren, ein Salatblatt auf die untere Börtchenhälfte legen. Hähnchenbrust und Mozzarella in jeweils 3–4 Würfel schneiden und abwechselnd auf die Holzspieße reihen. Den Spieß auf das Salatblatt legen, mit dem zweiten Salatblatt belegen und mit der oberen Brötchenhälfte bedecken. In der Schule das Brötchen fest zusammenhalten und den Holzspieß hinausziehen.

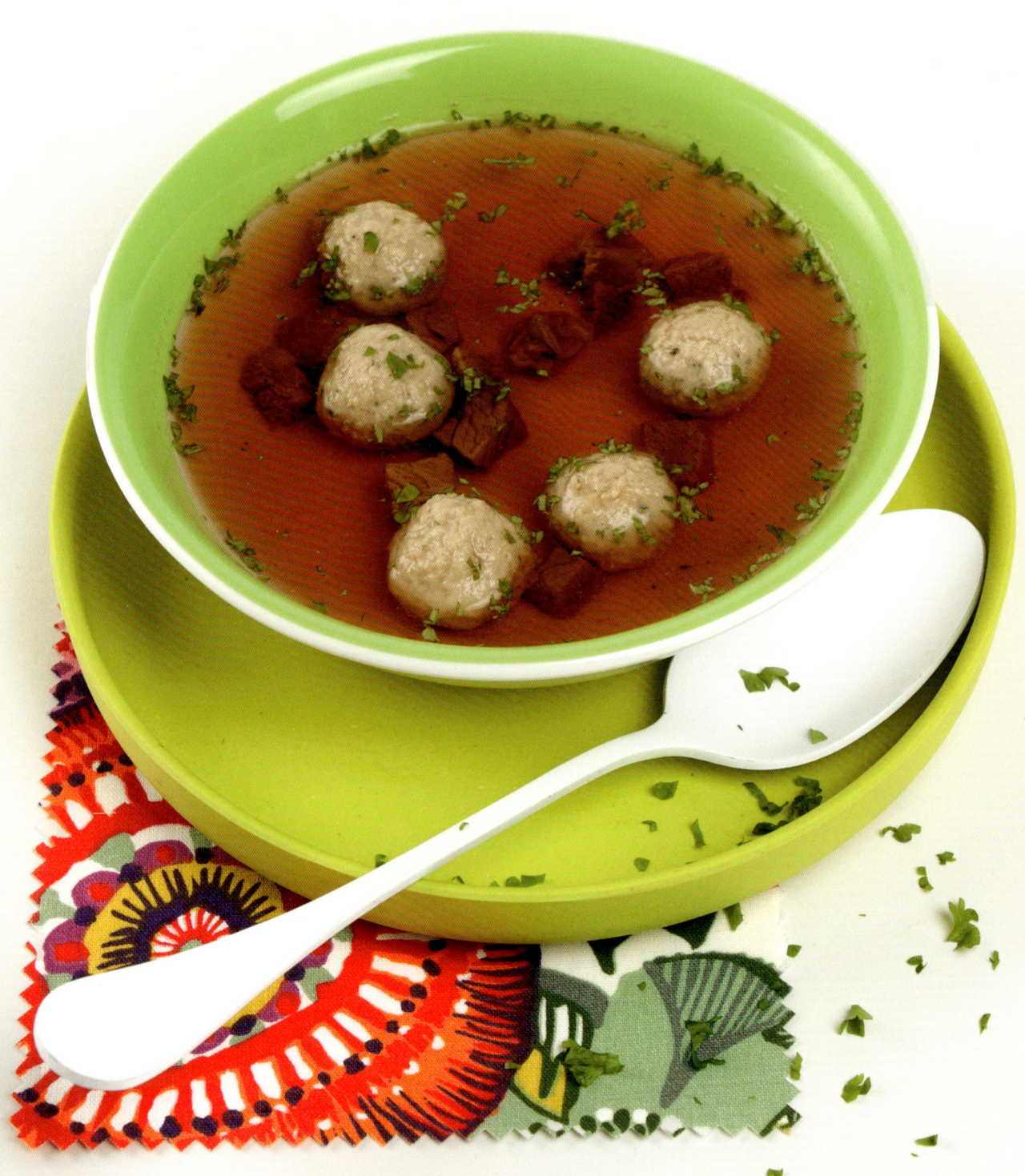

Tafelspitzbrühe mit Markklößchen

Für 4 Portionen

Tafelspitzbrühe

1 Bund Suppengrün…1 kleine Zwiebel…350 g Tafelspitz…1 Gewürznelke…
6 schwarze Pfefferkörner…1 Wacholderblatt…½ TL Senfsaat…frisch geriebene Muskatnuss…Salz

Das Suppengrün waschen und putzen, die Zwiebel abziehen und alles klein schneiden. In einem großen Topf 2 ½ l kaltes Wasser mit dem Fleisch langsam zum Kochen bringen. Das Gemüse und die Gewürze zum Fleisch geben und bei schwacher Hitze etwa 2 Stunden köcheln lassen. Mit einer Gabel prüfen, ob das Fleisch gar ist.
Das Fleisch aus der Brühe nehmen und in Würfel schneiden. Die Brühe durch ein feines Sieb gießen und mit Salz und Muskat abschmecken.

Markklößchen

½ helles Brötchen vom Vortag…50 g Rindermark…50 g Semmelbrösel…
2 EL gehackte Petersilie…1 Ei…frisch geriebene Muskatnuss…Salz…frisch gemahlener schwarzer Pfeffer

Das halbe Brötchen in etwas Wasser einweichen. Das Rindermark mit einer Gabel zerdrücken und in einer Pfanne bei schwacher Hitze auslassen. Das Mark durch ein Sieb gießen und kalt stellen.
Mit einem Handrührgerät das Mark schaumig rühren, Semmelbrösel, ausgedrücktes Brötchen, Petersilie und Ei zugeben und noch einmal gut durchrühren. Die Masse mit Salz, Pfeffer und Muskat abschmecken.
Kleine Klößchen formen und in die kochende Brühe geben. Die Hitze reduzieren und die Klößchen nur noch ziehen lassen, bis sie an der Oberfläche schwimmen.

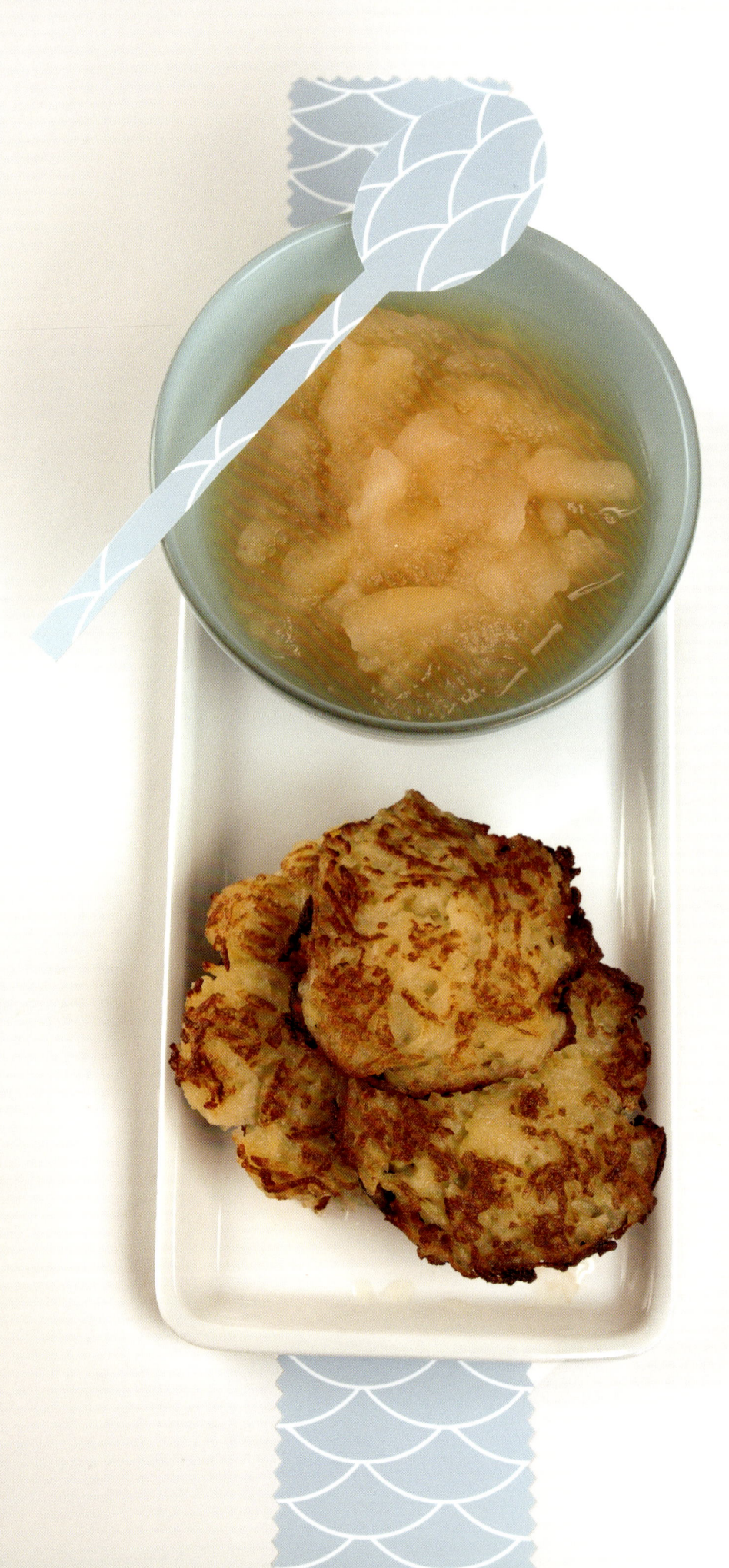

Kartoffelpuffer mit Apfelmus

Für 4 Portionen

Kartoffelpuffer

800 g mehligkochende Kartoffeln...2 Eigelb...30 g Schmand...frisch geriebene Muskatnuss...Salz...frisch gemahlener schwarzer Pfeffer...Rapsöl zum Braten

Die Kartoffeln schälen und auf einer Küchenreibe fein raspeln. In einem Sieb fest ausdrücken und dabei den Saft auffangen. Den Saft 5 Minuten stehen lassen, damit sich die Stärke absetzt. Den Saft vorsichtig abgießen und die Stärke mit Kartoffeln, Eigelb und Schmand verrühren und mit Salz, Pfeffer und wenig Muskat würzen. Alles gut vermischen. Kleine Fladen formen und in heißem Rapsöl knusprig ausbraten.

Apfelmus

500 g säuerliche Äpfel (z. B. „Boskop" oder „Cox Orange")...1 EL Zucker... 50 ml Apfelsaft

Die Äpfel schälen, das Kerngehäuse entfernen und die Äpfel klein schneiden. In einen Topf geben und mit Zucker bestreuen, dadurch ziehen die Äpfel etwas Saft und können ohne Wasser gegart werden.
Bei milder Hitze mit geschlossenem Deckel weich köcheln, gegebenenfalls etwas Apfelsaft angießen. Zum Schluss den Deckel entfernen und so lange köcheln, bis die Flüssigkeit komplett verdampft ist. Das Apfelkompott mit einem Pürierstab oder im Mixer zermusen.

➻ SCHNELLE KARTOFFELPUFFER

750 g mehligkochende Kartoffeln schälen und in grobe Stücke schneiden.
Mit 3 Eigelben, 30 g Crème fraîche und 60 g Speisestärke mit einem Pürierstab pürieren.
Mit Salz, Pfeffer und wenig Muskat würzen. Kleine Fladen formen und in Rapsöl braten.

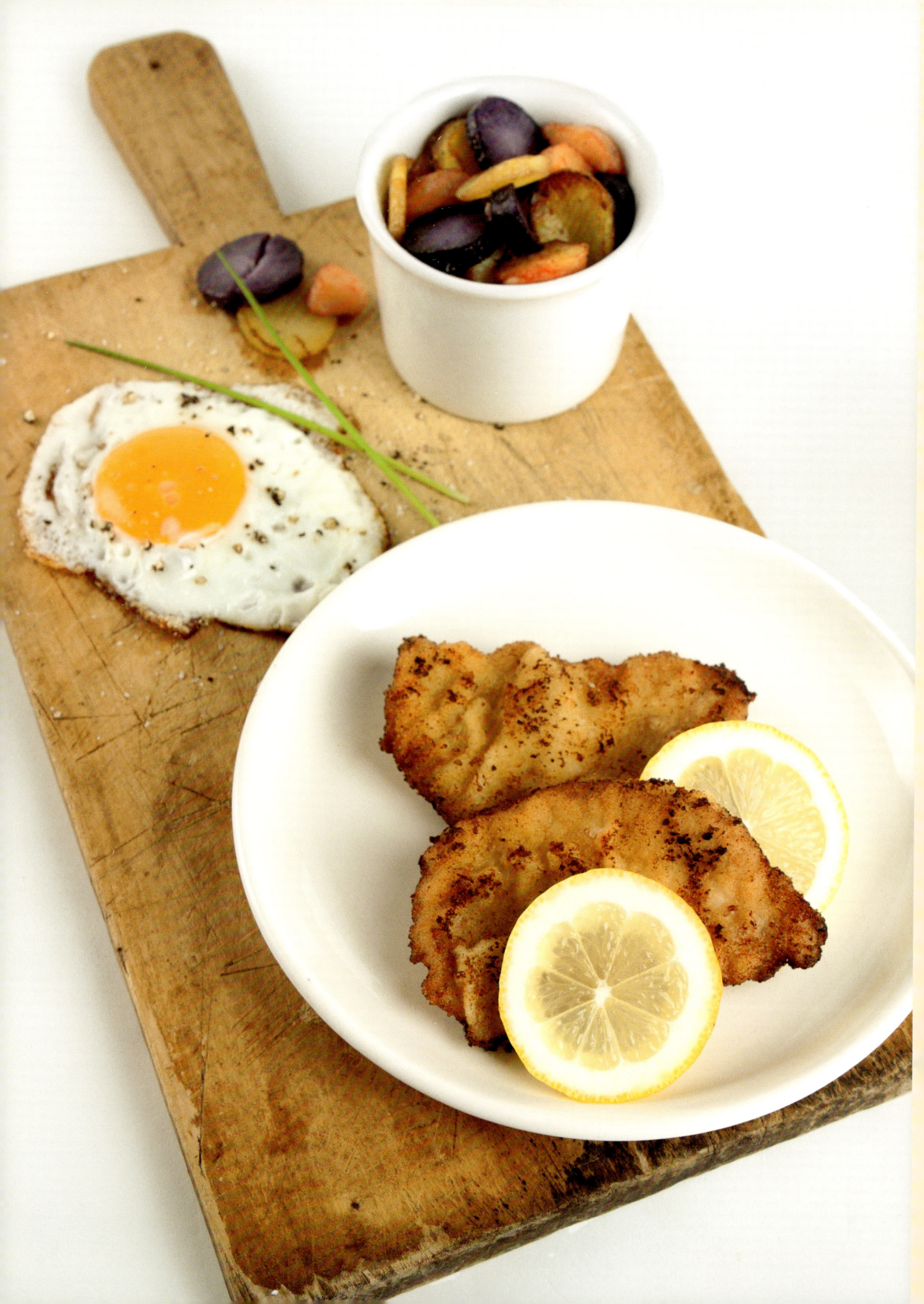

Wiener Schnitzel

Für 4 Portionen

2 Eier…2 EL kohlensäurehaltiges Mineralwasser…4 Kalbsschnitzel (á 125 g) aus der Oberschale…80 g Mehl…90 g Semmelbrösel (am besten aus altbackenem Weißbrot)…Salz…frisch gemahlener schwarzer Pfeffer…Rapsöl zum Braten

Die Eier mit dem Mineralwasser verquirlen und mit Salz und Pfeffer würzen. Das Fleisch zwischen zwei Lagen Frischhaltefolie leicht flachklopfen und zuerst im Mehl, dann in den verquirlten Eiern wenden und dann mit Semmelbröseln locker panieren. Das Rapsöl in einer Pfanne erhitzen und die Schnitzel darin goldbraun ausbacken.

Tipp: In die Semmelbrösel kann man zusätzlich Mandelsplitter oder gehackte Kürbiskerne geben.

Bunte Bratkartoffeln mit Spiegelei

Für 4 Portionen

300 g rote Kartoffeln (z. B. „Rote Emma")…300 g blaue Kartoffeln (z. B. „Blaue Elise")…300 g gelbe Kartoffeln (z. B. „Linda")…1 Zwiebel…2 EL Schweineschmalz (oder Öl)…2 EL Butter…4 Eier…Salz…frisch gemahlener schwarzer Pfeffer…je 1 EL Schnittlauchröllchen und gehackte Petersilie zum Servieren

Die Kartoffelsorten jeweils separat waschen, in Salzwasser bissfest kochen, abgießen und etwas abkühlen lassen. Die Zwiebel abziehen und in feine Würfel schneiden. Die Kartoffeln pellen und in dünne Scheiben hobeln.
Das Schmalz oder Öl in einer Pfanne erhitzen, die Kartoffeln darin kräftig anbraten, Zwiebel und ½ EL Butter zugeben und knusprig fertig braten. Mit Salz und Pfeffer würzen.
Die restliche Butter in einer zweiten Pfanne erhitzen und die Spiegeleier darin braten. Die Bratkartoffeln auf vier Teller verteilen, jeweils mit einem Ei anrichten und mit gehackten Kräutern bestreut servieren.

Tipp: Die Klöße schmecken auch zum Lammragout von S. 177. Zum Geschnetzelten passen auch die Spätzle von S. 119.

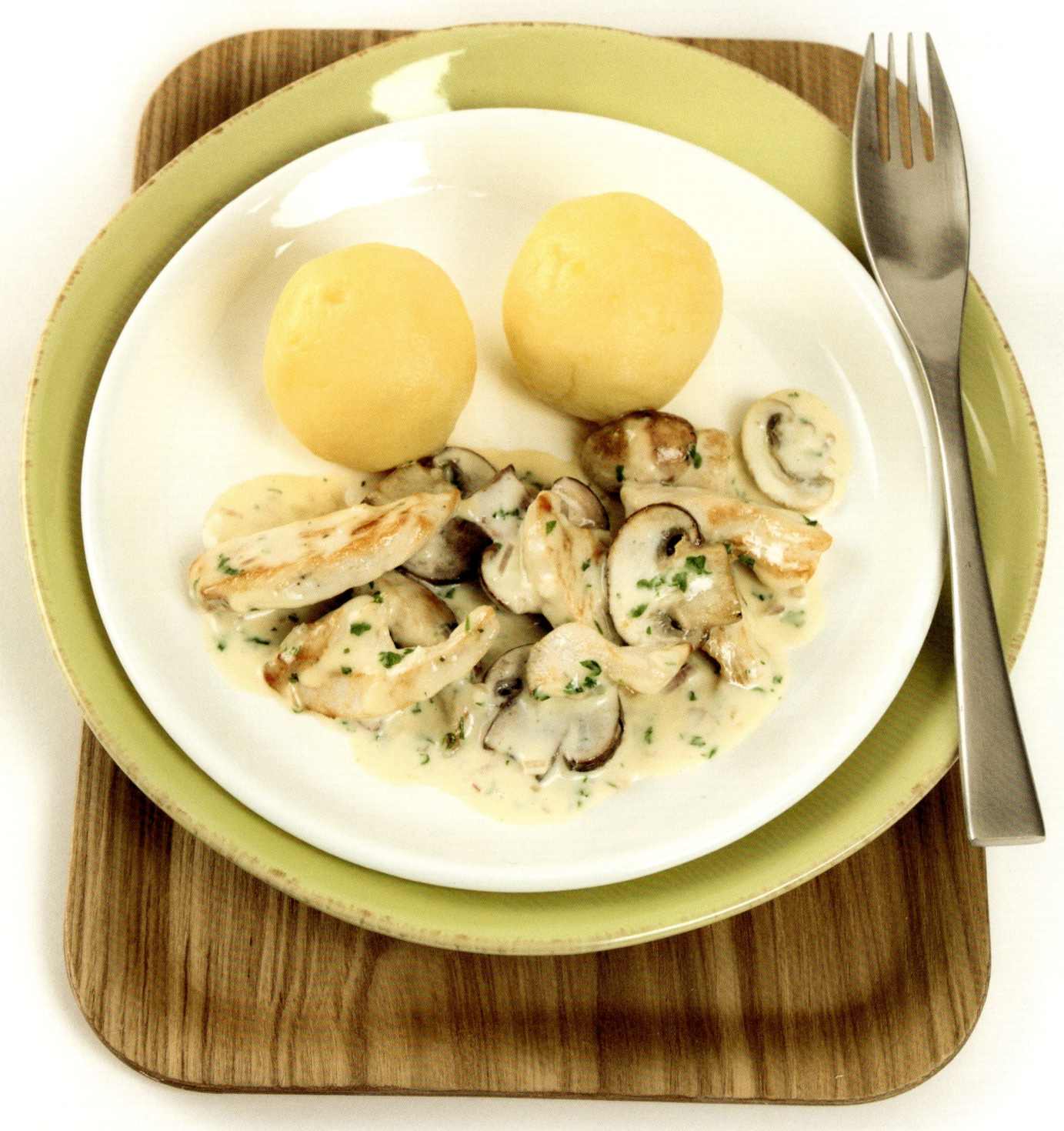

Geschnetzeltes mit Pilzrahmsauce und Klößen

Für 4–6 Portionen*

Geschnetzeltes

500 g Kalbsschnitzel (oder Putenschnitzel oder Hähnchenbrustfilet)…
20 g Butterschmalz…150 g Champignons…1 Schalotte…175 ml Kalbsfond (oder Geflügelfond)…100 g Sahne…½ Bund Petersilie…Salz…frisch gemahlener schwarzer Pfeffer

Das Fleisch in feine Scheiben schneiden und mit Salz und Pfeffer würzen. Die Hälfte des Butterschmalzes in einer Pfanne erhitzen, das Fleisch anbraten, herausnehmen und warm stellen.
Die Champignons abreiben und in Scheiben schneiden. Die Schalotte abziehen, fein würfeln und mit den Champignons im restlichen Butterschmalz anschwitzen. Mit Fond ablöschen, etwas einkochen lassen und dann die Sahne dazugeben. Weiter auf die gewünschte Konsistenz einkochen. Die Petersilie waschen, trocken schütteln und fein hacken.
Fleisch und Petersilie in die Sauce geben, durchschwenken, aber nicht mehr kochen. Mit Salz und Pfeffer abschmecken.

Klöße

1¼ kg mehligkochende Kartoffeln…100 g Mehl…2 Eier…2–3 EL Speisestärke…frisch geriebene Muskatnuss…Salz

Die Kartoffeln in der Schale je nach Größe 25–35 Minuten gar kochen, pellen und über Nacht kalt stellen. Am nächsten Tag die Kartoffeln durch die feinste Scheibe des Fleischwolfs drehen (oder auf einer Gemüseraspel fein raspeln). Mehl und Eier zugeben, kurz durchkneten und mit Salz und Muskat abschmecken.
In einem großen Topf Wasser zum Kochen bringen und Salz zugeben. Inzwischen mithilfe eines Eisportionierers die Klöße formen und in etwas Speisestärke rollen. 1 TL Speisestärke mit kaltem Wasser glatt rühren und in das Wasser einrühren. Die Klöße in das kochende Wasser geben, die Hitze reduzieren und die Klöße 10–15 Minuten je nach Größe gar ziehen lassen.

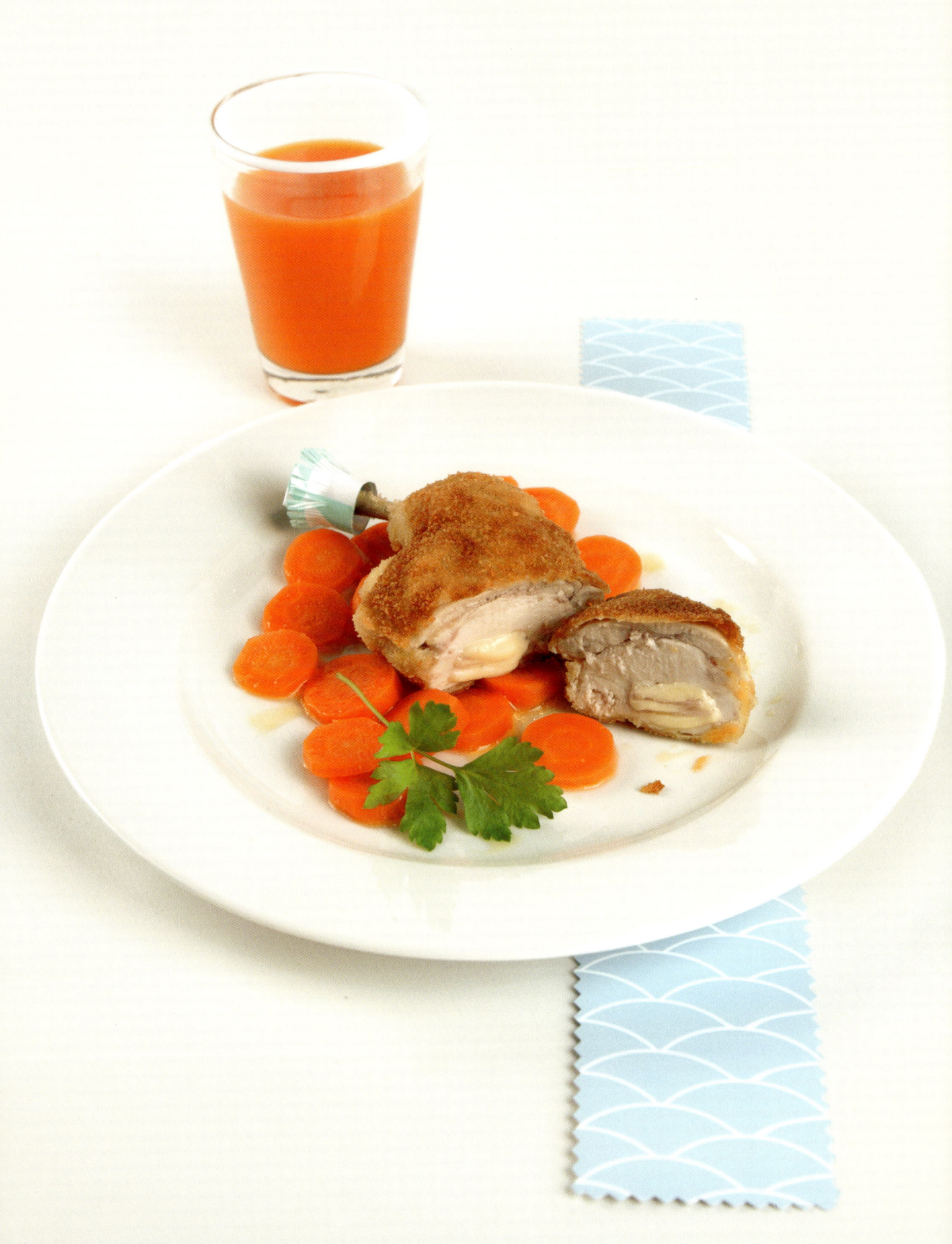

Cordon bleu vom Stubenküken mit Karotten

Für 4–6 Portionen*

Cordon bleu

2 Stubenküken (à ca. 400 g)…70 g Greyerzer…4 Scheiben gekochter Schinken…80 g Mehl…1 Ei…1–2 EL Sahne…100 g Semmelbrösel…Salz…frisch gemahlener schwarzer Pfeffer…Butterschmalz zum Braten

Den Backofen auf 80 °C Ober-/Unterhitze vorheizen.
Die Stubenküken auslösen, d.h. Brüste und Keulen mit einem Messer von den Knochen lösen. Den unteren Knochen der Keule herausschneiden und in die Brust eine Tasche schneiden.
Den Käse reiben. Jeweils eine halbe Scheibe Schinken in eine Tasche legen und etwas Käse darauf verteilen. Auf diese Art acht Cordon bleus herstellen und die Keulen oben fest andrücken.

Die Cordon bleus mit Salz und Pfeffer würzen und mit Mehl bestäuben. Ei und Sahne mit einem Schneebesen verquirlen, das Fleisch darin wenden und mit den Semmelbröseln panieren. Das Butterschmalz in einer beschichteten Pfanne bei mittlerer Hitze erwärmen und die Geflügelstücke darin von beiden Seiten goldbraun braten. Im vorgeheizten Backofen warm halten.

Karotten

4 mittelgroße Karotten…20 g Butter…1 EL Zucker…Salz

Die Karotten putzen und in Scheiben oder Stifte schneiden. Die Butter in einer Pfanne erwärmen, die Karotten darin kurz anschwitzen, dann mit Wasser knapp bedecken, Salz und Zucker zugeben und ca. 10 Minuten bissfest garen.

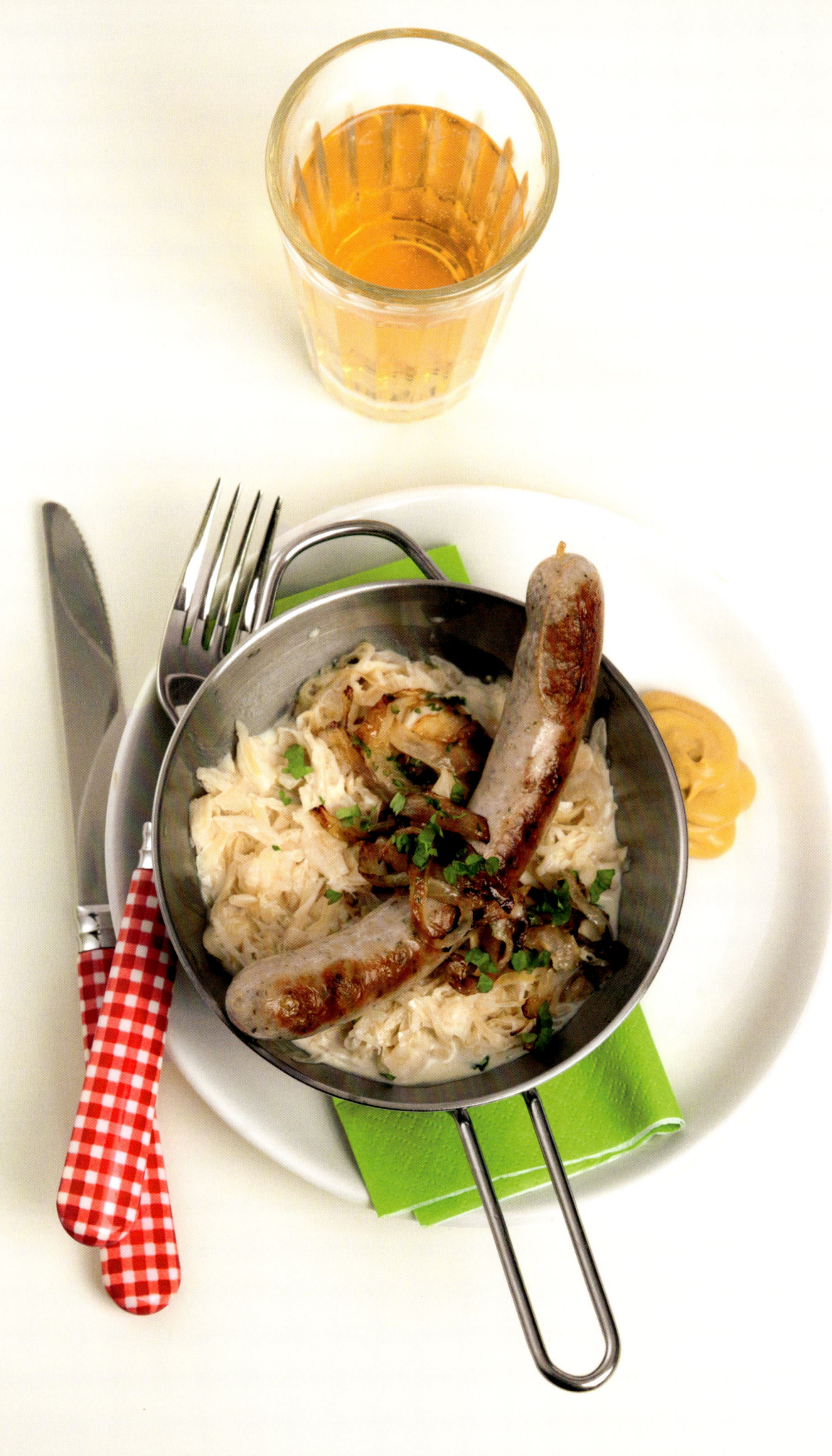

Bratwurst mit Zwiebeln und Rahmsauerkraut

Für 4 Portionen

1 Dose Sauerkraut (400 g)...50 ml Geflügelbrühe...2 Wacholderbeeren...
1 Lorbeerblatt...150 g Sahne...200 g Zwiebeln...40 g Butter...1 EL gehackte Petersilie...4 gebrühte Bratwürste...Salz...frisch gemahlener schwarzer Pfeffer...Öl zum Braten...mittelscharfer Senf

Das Sauerkraut ohne Saft in einen Topf geben und leicht anschwitzen. Mit der Brühe ablöschen, Wacholderbeeren und Lorbeerblatt zugeben. Das Kraut erhitzen, die Sahne angießen und etwas einkochen lassen. Vor dem Servieren die Gewürze entfernen und das Sauerkraut mit Salz und Pfeffer abschmecken.
Die Zwiebeln abziehen und in feine Streifen schneiden. Die Butter in einer Pfanne zerlassen und die Zwiebeln darin bei mittlerer Hitze goldbraun braten. Die Petersilie zugeben und mit Salz und Pfeffer abschmecken. Die Zwiebeln aus der Pfanne nehmen und warm halten. Die Bratwürste an beiden Enden kreuzförmig einritzen und im Öl rundum knusprig braten. Sauerkraut, Bratwürste und Zwiebeln auf vier Teller verteilen und dazu Bauernbrot oder Kartoffelpüree (S.67) reichen. Mit einem Klecks Senf servieren.

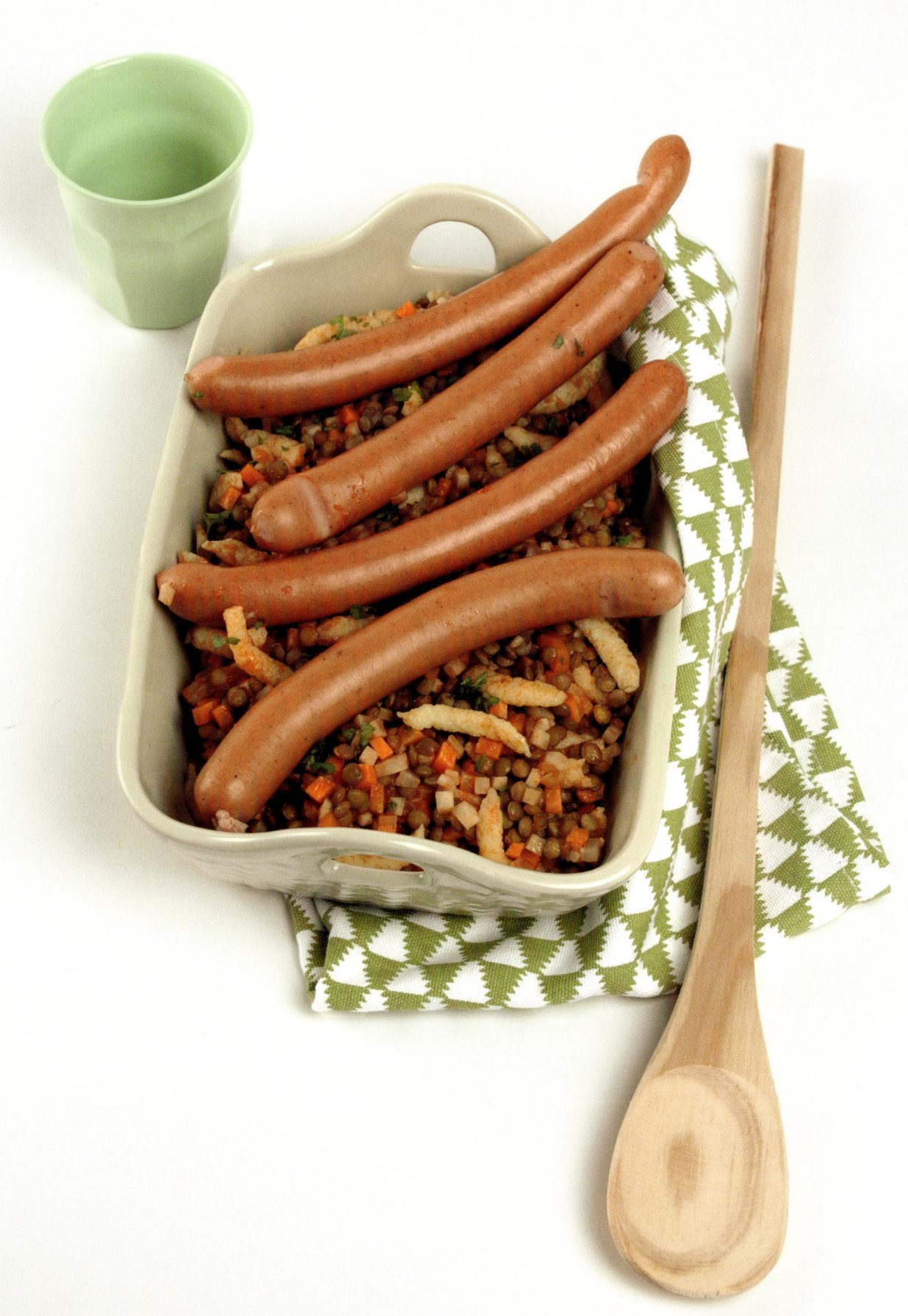

Linsen mit Spätzle und Würstchen

Für 4–6 Portionen*

Linsen und Würstchen

20 g Schalotten…80 g Karotten…80 g Knollensellerie…80 g Petersilienwurzeln…30 g Speck…2 EL Rapsöl…160 g Linsen…600 ml Gemüse- oder Hühnerbrühe…160 g passierte Tomaten… je 1 Majoran-, Thymian- und Rosmarinzweig…1 EL gehackte Petersilie…2–3 TL Balsamicoessig…4 Wiener Würstchen…Salz…frisch gemahlener schwarzer Pfeffer

Die Schalotte abziehen und fein würfeln. Karotte, Sellerie und Petersilienwurzel putzen und ebenfalls in kleine Würfel schneiden. Den Speck klein schneiden.
Das Rapsöl in einem Topf erhitzen, Schalotten und Speck darin anbraten. Linsen und Gemüsewürfel zugeben und kurz anschwitzen. Brühe und passierte Tomaten angießen.
Die Kräuter waschen, trocken schütteln, von den Stängeln zupfen, klein hacken und zu den Linsen geben und alles ca. 20 Minuten weich kochen lassen. Erst danach salzen. Mit Balsamicoessig abschmecken und mit frischer Petersilie bestreuen. Die Würstchen im Linsengemüse erhitzen, aber nicht mehr kochen.

Spätzle

250 ml Milch…4 Eier…500 g Mehl…Salz…Öl zum Anbraten

Milch, Eier und Salz vermischen, das Mehl zugeben, verrühren und mit einem Kochlöffel gut durchschlagen. Den Teig 15 Minuten quellen lassen.
In einem großen Topf Wasser zum Kochen bringen, salzen und den Teig portionsweise von einem Brett (oder einem Spätzlehobel) ins kochende Wasser schaben. Wenn die Spätzle oben schwimmen, sind sie fertig. Mit einem Seihlöffel aus dem Wasser heben und nach Belieben mit ein wenig Öl kurz in der Pfanne anbraten. Mit den Linsen servieren.

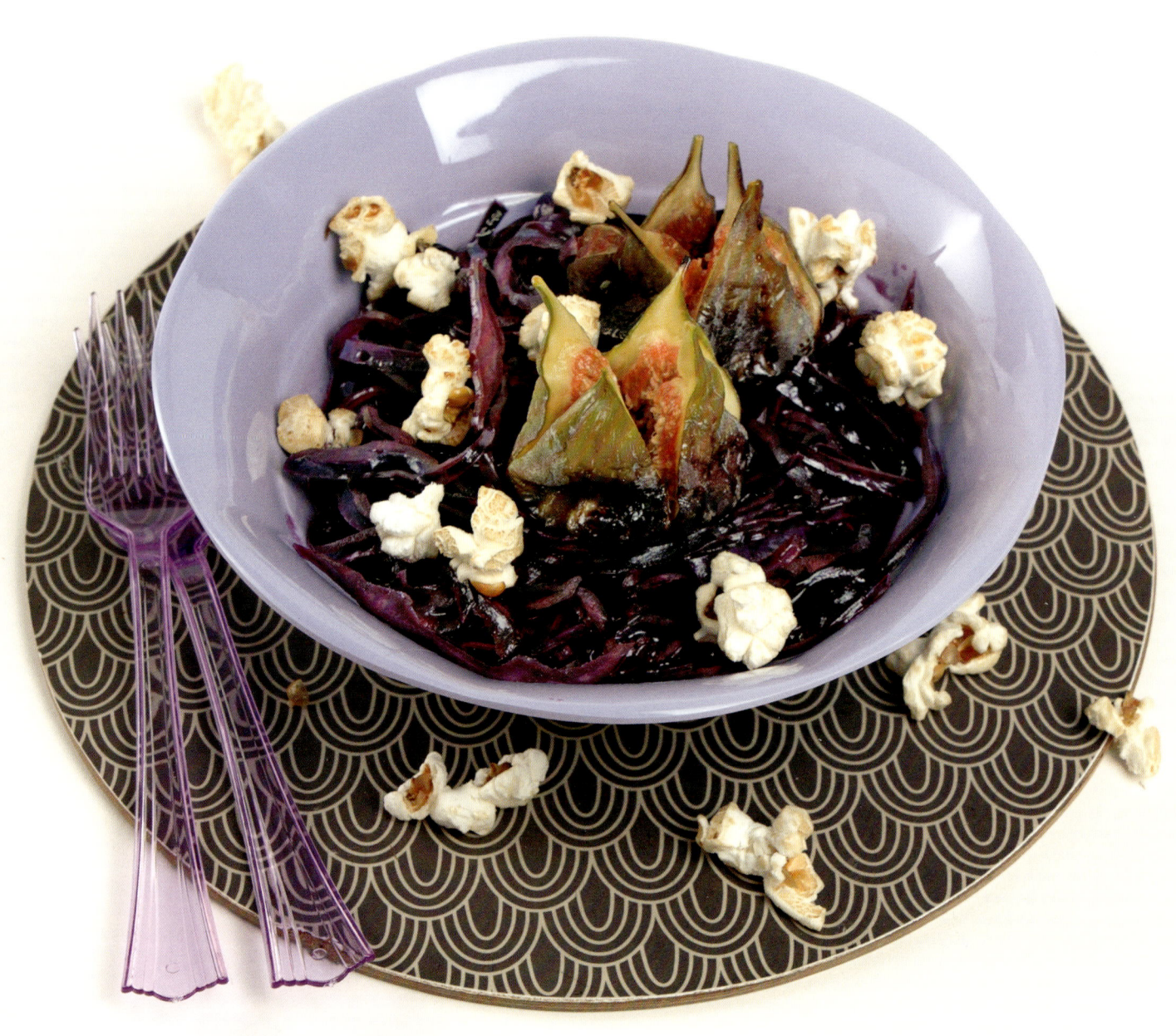

Rotkohl mit Feigen und Popcorn

Für 5 Portionen

Rotkohl

1 kleiner Rotkohl (500 g)…500 ml roter Traubensaft…500 ml schwarzer Johannisbeersaft…500 ml weißer Balsamicoessig…1 Zwiebel…je 3 Wacholderbeeren, Koriandersamen und Nelken…½ Zimtstange…1 Sternanis…
3–5 cm frischer Ingwer…1 Apfel…80 g getrocknete Feigen…3 EL Sonnenblumenöl…8 frische Feigen…Zucker…Salz…frisch gemahlener schwarzer Pfeffer…
Honig zum Beträufeln

Außerdem: 1 Eier- oder Dessertring von 10 cm ø

Am Vortag vom Kohl die äußeren Blätter entfernen, den Kopf vierteln, den Strunk entfernen und den Kohl in feine Streifen schneiden. Mit Salz, Pfeffer, 1–2 EL Zucker, Fruchtsaft und Balsamico mischen und zugedeckt über Nacht ziehen lassen.
Am nächsten Tag die Zwiebel abziehen und in Streifen schneiden. Das Kraut in ein Sieb abgießen, dabei die Marinade auffangen. Wacholder, Koriander, Nelken und Zimt in ein Stoffsäckchen (oder einen Papierteefilter) geben und gut verschließen. Ingwer schälen und fein würfeln, den Apfel schälen und fein hobeln, die getrockneten Feigen klein würfeln.
In einem großen Topf das Öl erhitzen und die Zwiebel darin anbraten. Das abgetropfte Kraut zugeben und mit andünsten. Die Marinade angießen und das Gewürzsäckchen, Ingwer, Apfel und getrocknete Feigen zugeben. Den Rotkohl bei schwacher Hitze unter gelegentlichem Rühren ca. 2 Stunden köcheln lassen. Falls die Flüssigkeit zu stark einkocht, etwas Wasser zugeben.
Für die Feigen 30 Minuten vor Ende der Garzeit des Rotkohls den Backofen auf 180 °C Ober-/Unterhitze vorheizen. Die frischen Feigen kreuzförmig einschneiden, auf ein Blech setzen und mit etwas Honig beträufeln. Feigen ca. 8 Minuten im heißen Ofen braten. Den Rotkohl mit Hilfe eines Eier- oder Dessertrings anrichten, jeweils zwei Feigen obenauf setzen und mit Popcorn bestreut servieren.

Popcorn

2 EL Sonnenblumenöl…100 g Popcornmais…Puderzucker oder Salz und Pfeffer

Für das Popcorn das Öl in einem Topf erhitzen, die Maiskörner hineingeben, Deckel auflegen und warten, bis der Mais anfängt zu knallen. Während die Körner platzen, den Topf rütteln. Das Popcorn abkühlen lassen und entweder mit Puderzucker oder mit Salz und Pfeffer würzen.

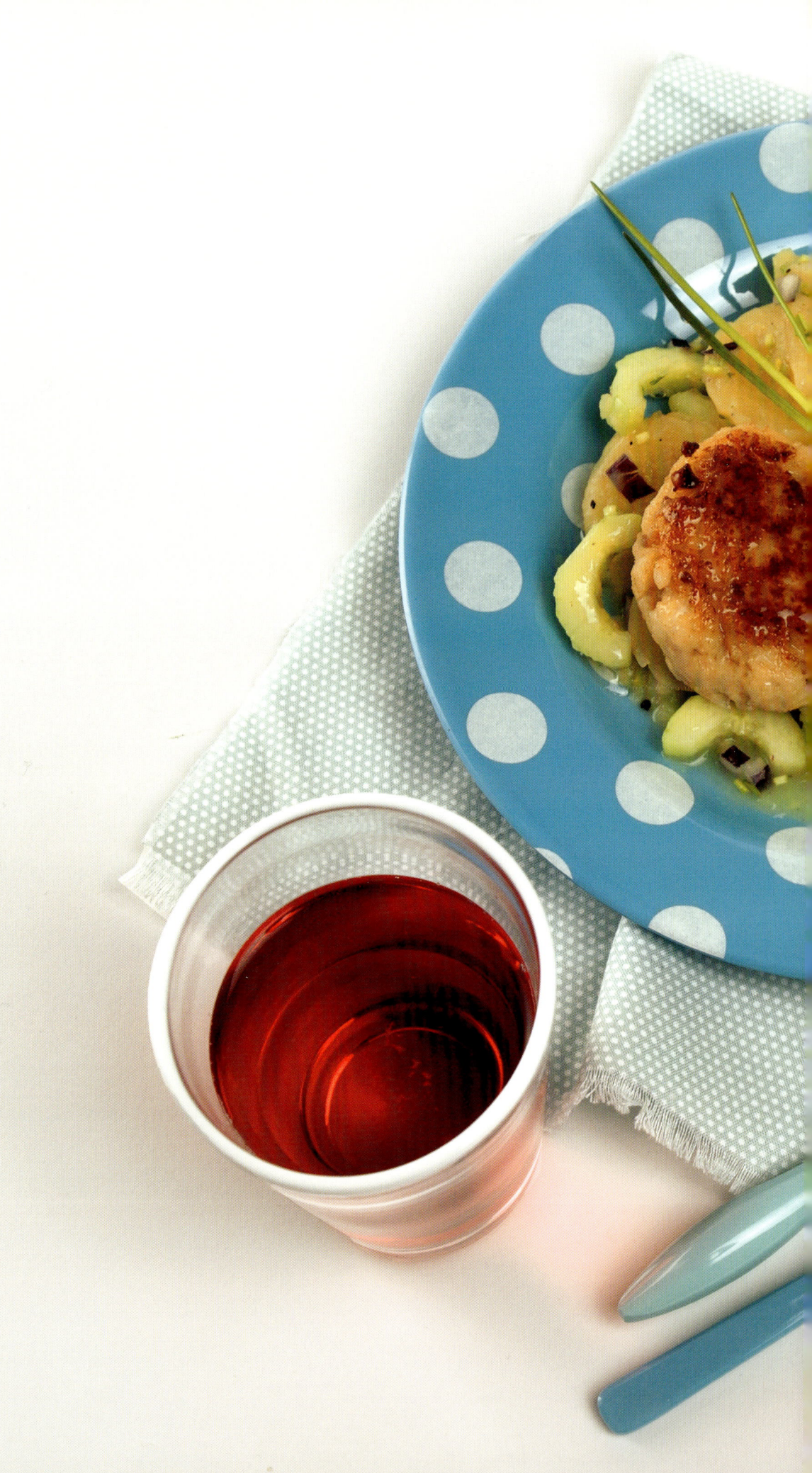

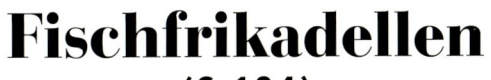

Fischfrikadellen
(S.124)

Gurken-Kartoffel-Salat
(S.125)

Fischfrikadellen mit Kartoffel-Gurken-Salat

Für 4 Portionen

Fischfrikadellen

500 g Kabeljaufilet…2 Eier…80 g Sahne…ca. 2 EL Semmelbrösel (möglichst von altbackenen Brötchen)…Salz…frisch gemahlener schwarzer Pfeffer… Olivenöl zum Braten

Das Fischfilet zweimal durch die feinste Scheibe des Fleischwolfs drehen.
Eier und Sahne mit dem Pürierstab gut aufmixen und die Semmelbrösel langsam einrühren, bis eine cremige Masse entsteht. Diese wird dann durch das Aufquellen der Brösel noch etwas fester.
Nun die Fischmasse gut untermischen und mit Salz und Pfeffer abschmecken. Die Hände etwas anfeuchten und aus der Masse kleine flache Fischfrikadellen formen. Das Olivenöl in einer Pfanne erhitzen und die Frikadellen von beiden Seiten knusprig braten.
Um die Konsistenz und den Geschmack der Frikadellen vorab zu prüfen, kann man zuerst eine Bratprobe mit einer Mini-Frikadelle machen. Das Fischbrät kann gegebenenfalls mit Semmelbröseln noch fester oder mit Sahne geschmeidiger gemacht und noch einmal abgeschmeckt werden.

Tipp: Statt des Kabeljaufilets kann auch Lachs, Zander oder ein anderer Fisch verwenden werden. Auch sehr fein gewürfeltes Gemüse, Knoblauch oder Kräuter können dem Fischbrät beigemengt werden. Natürlich kann man die Masse auch zu Klößchen rollen und in Fischfond garen.

Kartoffel-Gurken-Salat

500 g festkochende Kartoffeln…1 Salatgurke…3 EL Weißweinessig…
6 EL Geflügelbrühe…1 TL Zucker…1 TL mittelscharfer Senf…2 rote Zwiebeln…
2 EL Schnittlauchröllchen…Salz…frisch gemahlener schwarzer Pfeffer

Die Kartoffeln in wenig Wasser je nach Größe 25–30 Minuten bissfest garen, pellen, in Scheiben schneiden und in eine Schüssel geben. Die Gurke schälen, der Länge nach halbieren und die Kerne mit einem Teelöffel herauskratzen. Die Gurke in Scheiben schneiden und zu den Kartoffeln geben.
Aus Essig, Brühe, Zucker, Senf, Salz und Pfeffer eine Marinade anrühren und über Kartoffeln und Gurken gießen. Die Zwiebeln abziehen, in kleine Würfel schneiden, mit dem Schnittlauch untermischen und den Salat 2 Stunden ziehen lassen.

Tipp: Statt des Kartoffelsalats schmecken auch Gurkennudeln zu den Fischfrikadellen.

Gurkennudeln

4 Salatgurken…½ Zitrone (oder weißer Balsamicoessig)…100 g Crème fraîche…Salz…frisch gemahlener schwarzer Pfeffer

Die Gurken schälen und mit dem Sparschäler weiter von allen vier Seiten der Länge nach dünne nudelartige Streifen herunterschälen, bis nur noch das Kerngehäuse übrig bleibt. Die Zitrone auspressen. Die Gurkennudeln mit Salz, Pfeffer, etwas Zitronensaft (oder weißem Balsamicoessig) abschmecken. Die Crème fraîche unterheben und die Gurkennudeln in einer Pfanne leicht erwärmen.

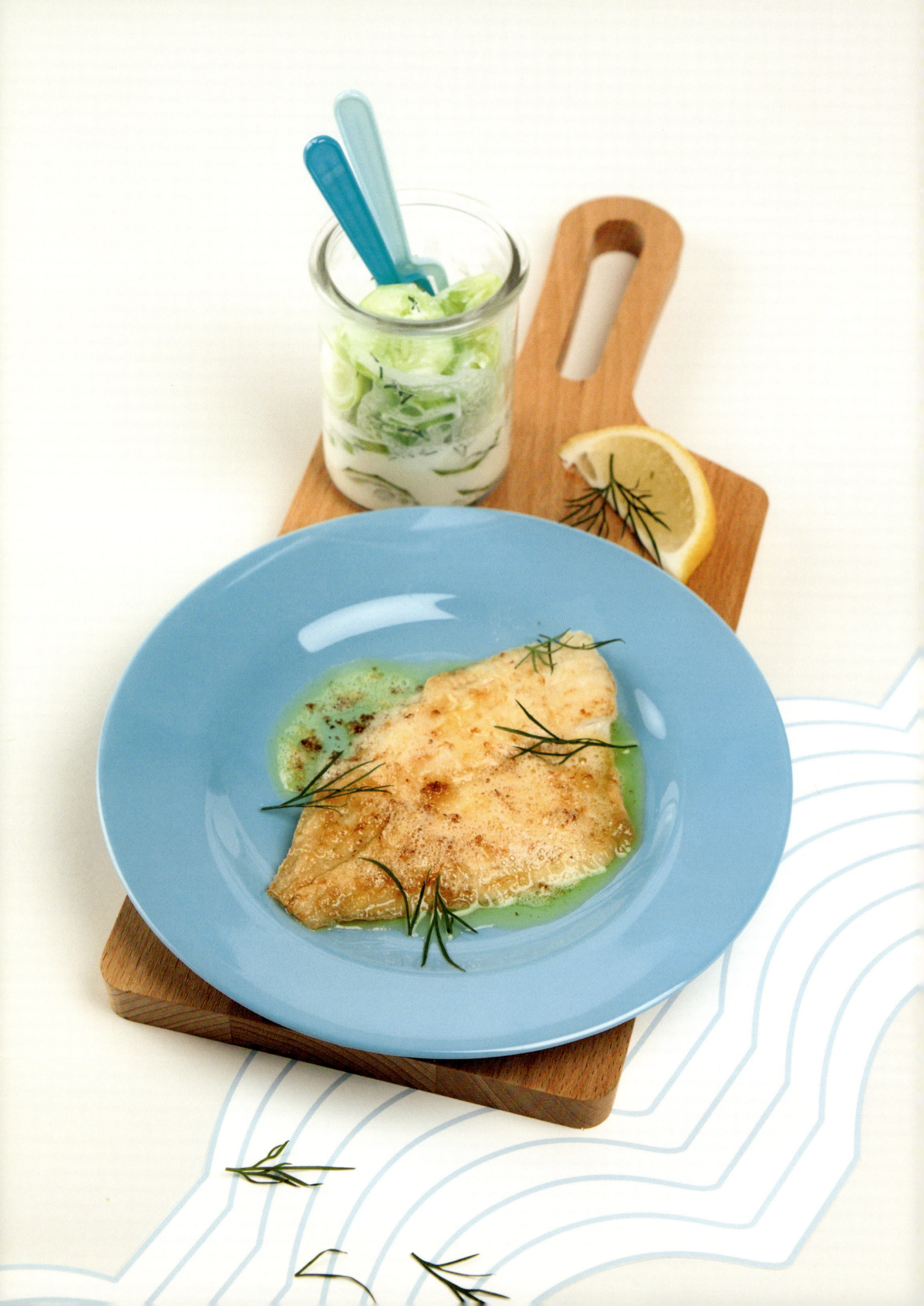

Schollenfilet mit Nussbutter und Gurkensalat

Für 4–6 Portionen*

Schollenfilet

150 g Butter…4 Schollenfilets (à 100 g)…4 EL Mehl…1 EL Zitronensaft…Salz…
1 Dillstängel zum Garnieren

Die Butter in einem Topf aufschäumen und das Butterschmalz großzügig von der Molke trennen. Beides aber aufbewahren! Die Molke weiter im Topf goldgelb bräunen, sodass Nussbutter entsteht.
Die Schollenfilets leicht mit Salz würzen, im Mehl wenden und leicht abklopfen. Das Butterschmalz in einer Pfanne erhitzen und die Filets beidseitig goldgelb braten. Aus der Pfanne nehmen und auf Küchenpapier abtropfen lassen, dann warm stellen. Die Nussbutter mit dem Zitronensaft mischen, aufkochen und bis zum Servieren warm stellen.

Gurkensalat

1 Salatgurke…1 EL Zucker…2 EL milder Apfelessig (oder weißer Balsamicoessig)…2 EL saure Sahne…2 EL fein gehackter Dill…1 EL Sonnenblumenöl…
Salz…frisch gemahlener schwarzer Pfeffer

Die Salatgurke schälen und in dünne Scheiben hobeln. Mit Zucker, 1 TL Salz und 1 Prise Pfeffer würzen und die Gurkenscheiben kurz durchkneten. Essig, saure Sahne, Dill und Sonnenblumenöl zugeben und gut vermengen. Den Salat ca. 20 Minuten in den Kühlschrank stellen, damit alles gut durchziehen kann. Vor dem Servieren noch einmal durchmengen und abschmecken.

Tipp: Dazu passt Kartoffelpüree (S. 67)

Mit zwei Esslöffeln das Kartoffelpüree zu jeweils drei kleinen Nocken formen und sternförmig auf vorgewärmte Teller setzen. Jeweils ein gebratenes Schollenfilet mittig auf die Kartoffelnocken geben, mit Nussbutter übergießen und mit Dill garnieren.

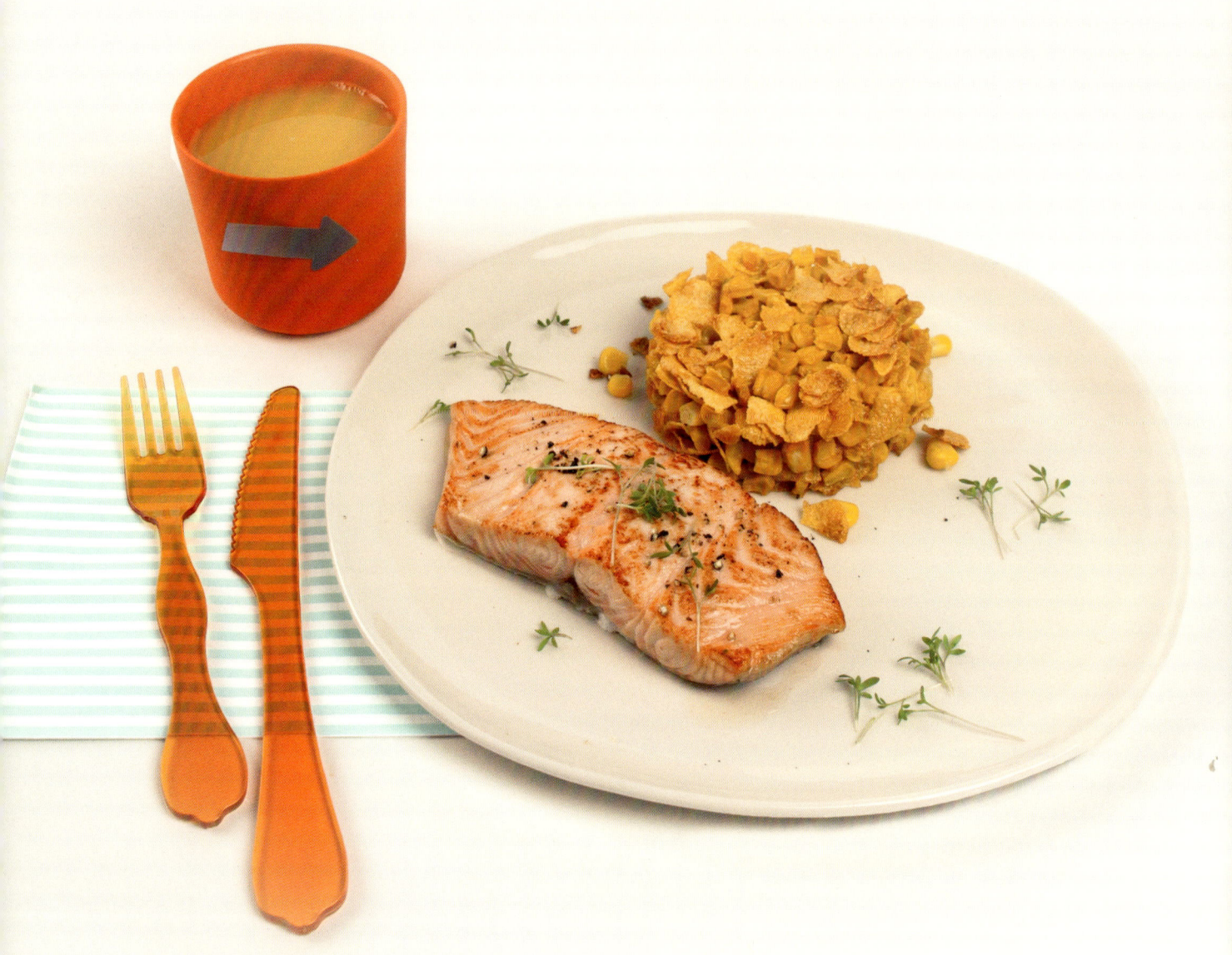

Lachsfilet mit Maisküchlein

Für 4–5 Portionen*

Lachsfilet

4 Lachsfilets ohne Haut (à 120 g)…1 EL Öl…Salz…frisch gemahlener schwarzer Pfeffer…Kresse zum Garnieren

Die Lachsfilets mit Salz und Pfeffer würzen. Das Öl in einer Pfanne erhitzen und den Fisch auf beiden Seiten 3–4 Minuten noch glasig braten. Die fertigen Maisküchlein mit dem Lachs auf Tellern anrichten und mit Kresse garnieren.

Maisküchlein

1 Dose Mais (340 g)…2 Eier…80 g Cornflakes…Salz…frisch gemahlener schwarzer Pfeffer…Butter zum Fetten

Außerdem: 4 Eier- oder Dessertringe von 10 cm ø

Den Backofen auf 160 °C Ober-/Unterhitze vorheizen.
Den Mais in ein Sieb schütten und abtropfen lassen. Die Eier mit den Cornflakes in einer Schüssel kräftig verrühren und mit Salz und Pfeffer abschmecken. Die Maiskörner zugeben und alles vermischen.
Die Ringe innen gut ausbuttern und ein Backblech ebenfalls mit etwas Butter ausstreichen. Die Ringe auf das Blech stellen und die Maismasse gleichmäßig auf die Ringe verteilen. Die Küchlein im heißen Ofen ca. 10 Minuten stocken lassen.

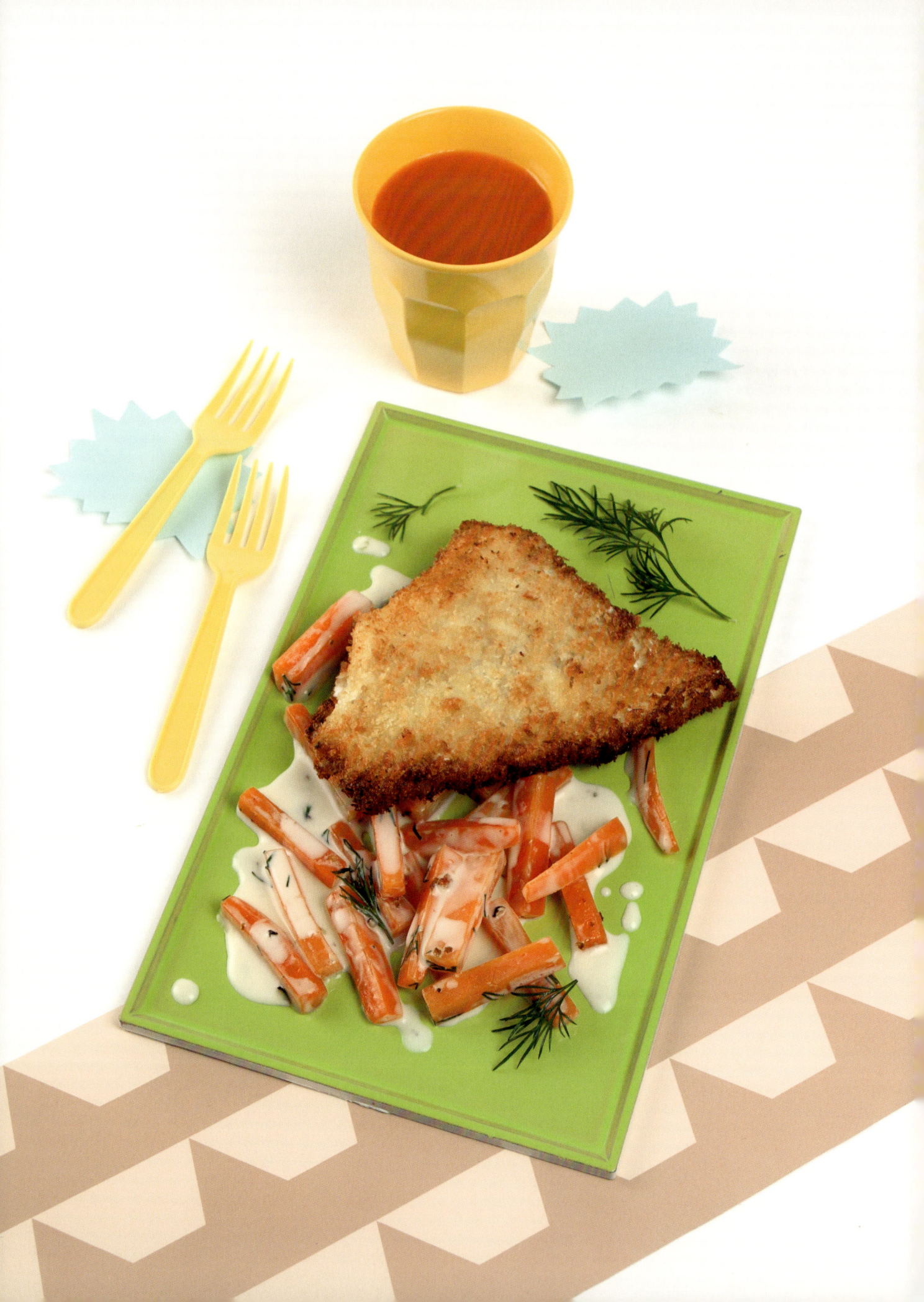

Backfisch mit Rahmkarotten

Für 4 Portionen

Backfisch

400 g Kabeljaufilet…2 Eier…50 ml Milch…3 EL Mehl…200 g Panko-Mehl (aus dem Asialaden, ersatzweise Semmelbrösel, siehe auch unten)…½ Zitrone…Salz…Rapsöl und Butter zum Braten

Die Fischfilets salzen und die Eier mit der Milch leicht verquirlen. Den Fisch nacheinander in Mehl, Ei und Panko-Mehl wenden. Das Rapsöl in einer Pfanne erhitzen und die Fische darin goldbraun ausbacken. Aus der Pfanne nehmen, das Öl abgießen. Die Zitrone auspressen. Butter mit Zitronensaft in der Pfanne bei mäßiger Hitze zerlassen. Darin den Fisch kurz vor dem Anrichten noch einmal nachbraten.

Rahmkarotten

4 mittelgroße Karotten…½ TL Zucker…1 TL Butter…100 g Sahne…
1 EL gehackter Dill (nach Belieben)…Salz

Die Karotten putzen und in kleine Stifte schneiden, mit 1 Prise Salz und dem Zucker 20 Minuten im Topf ohne Hitze stehen lassen; dadurch bildet sich ein Gemüsesaft, in dem das Gemüse anschließend ohne zusätzliches Wasser gegart werden kann. Dafür den Saft erhitzen und die Karotten bei mäßiger Hitze bissfest garen. Die Butter zugeben. Wenn die Flüssigkeit im Topf aufgebraucht ist, die Sahne dazugießen und das Gemüse weich kochen. Zum Schluss nach Belieben mit Dill würzen.

WAS IST PANKO-MEHL?

Panko-Mehl stammt aus der japanischen Küche und wird aus krustenlosem Weißbrot hergestellt. Dadurch ist es heller als herkömmliche Semmelbrösel. Auch die Panade, die daraus entsteht, ist lockerer und luftiger als die europäische Version. Da Panko-Mehl sich besonders zum Panieren von Fisch, Meeresfrüchten, Gemüse, Hühner- und Schweinefleisch eignet, wird es auch hierzulande immer beliebter – und das auch bei nicht-asiatischen Gerichten.

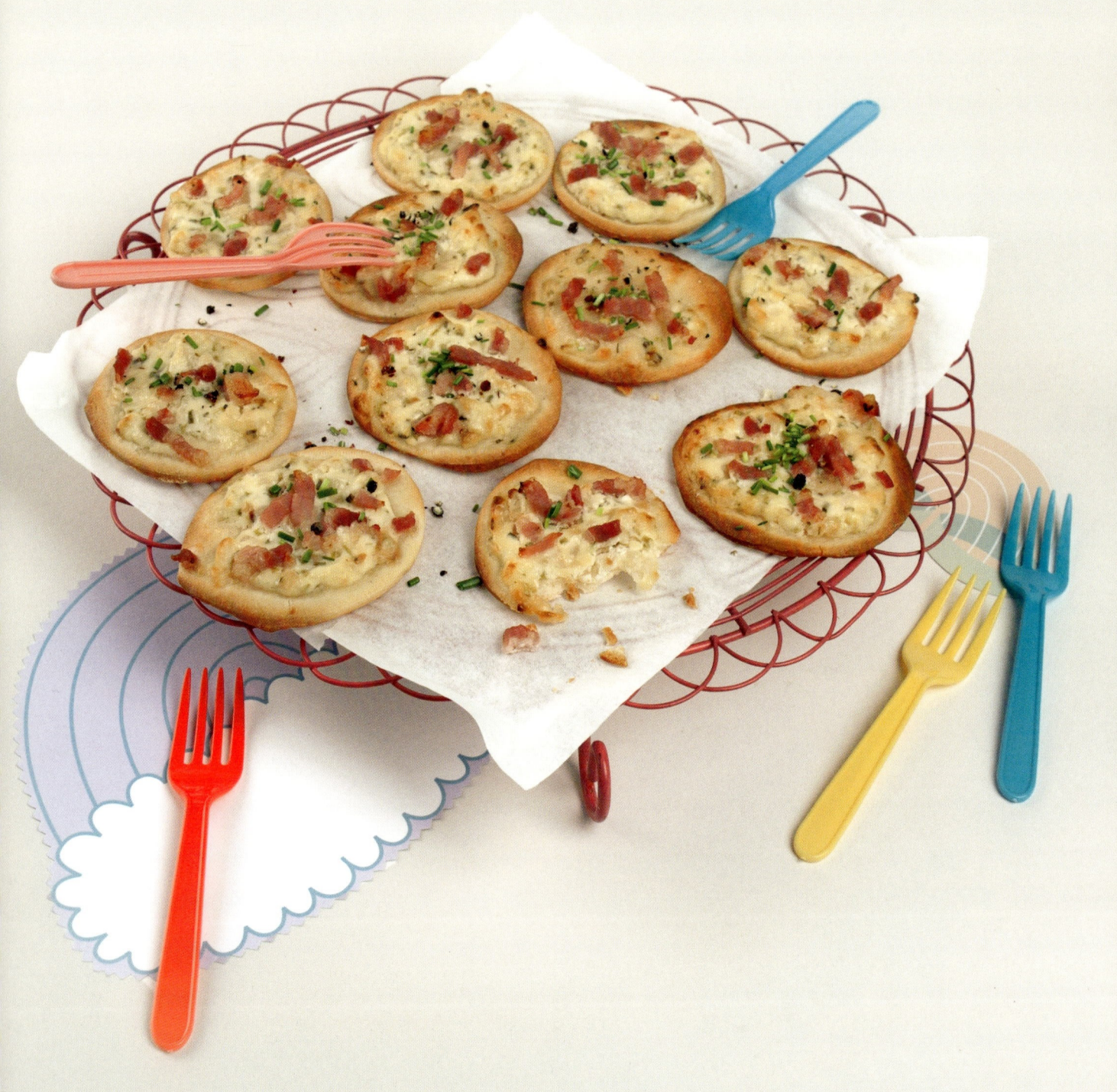

Kleine Flammkuchen

Für 4 Portionen

Teig

½ Würfel Hefe…1 Prise Zucker…80 g Sauerteig (selbst gemacht oder aus dem Reformhaus)…225 g Mehl…Salz

Belag

1 Zwiebel…1 EL Butter…150 g Crème fraîche…30 g Sahne…100 g Speck…
½ Bund Schnittlauch…frisch geriebene Muskatnuss…Salz…frisch gemahlener schwarzer Pfeffer

Außerdem: Kreisausstecher von 10 cm ø

Den Backofen auf 250 °C Ober-/Unterhitze vorheizen.
Die Hefe zerbröseln und mit Zucker in 220 ml lauwarmem Wasser auflösen. Mit Sauerteig, Mehl und 1 Prise Salz zu einem weichen Teig verarbeiten. Den Teig zugedeckt an einem warmen Ort 1 Stunde gehen lassen.
In der Zwischenzeit den Belag vorbereiten. Die Zwiebel abziehen, in feine Würfel schneiden und in der Butter glasig andünsten und auskühlen lassen. Danach Crème fraîche und Sahne zugeben und mit Salz, Pfeffer und Muskat abschmecken. Den Speck in feine Streifen schneiden. Den Schnittlauch waschen, trocken schütteln und in feine Röllchen schneiden.
Den Teig dünn ausrollen und mit einem Kreisausstecher kleine, runde Fladen ausstechen. Ein Blech mit Backpapier auslegen. Die Fladen darauf verteilen und mit dem Belag bestreichen. Die Küchlein mit Speck belegen und im heißen Backofen ca. 10 Minuten backen. Mit Schnittlauch bestreut servieren.

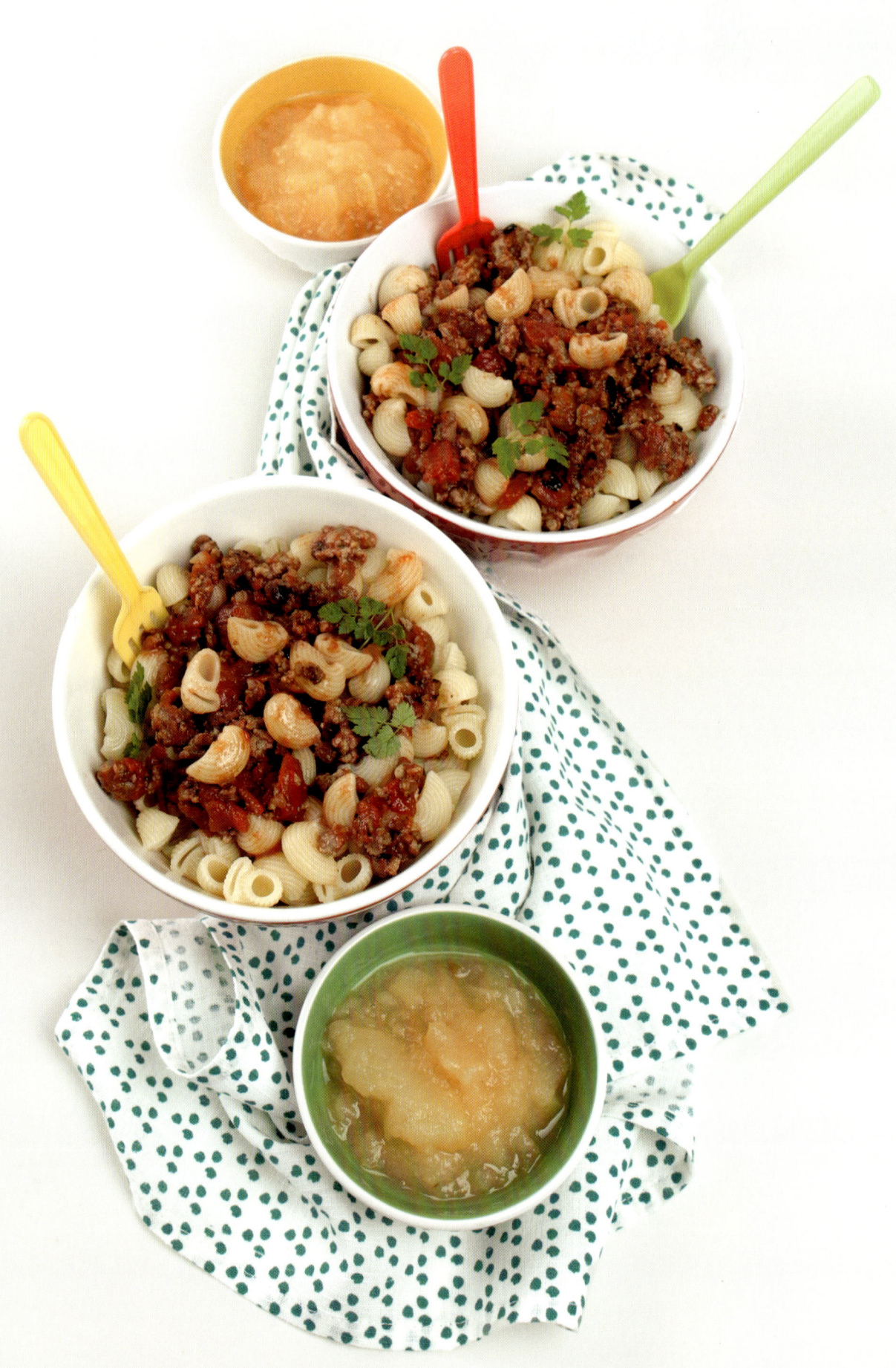

Nudeln mit Hackfleisch und Apfelmus

Für 4 Portionen

Hackfleisch

2 Zwiebeln…2–3 Knoblauchzehen…3 EL Olivenöl…300 g gemischtes Hackfleisch…1½ Dosen geschälte Tomaten (600 g)…360 g Hörnchennudeln…Salz…frisch gemahlener schwarzer Pfeffer

Zwiebeln und Knoblauchzehen abziehen, die Zwiebeln fein schneiden, die Knoblauchzehen mit dem Messerrücken andrücken. Das Hackfleisch kräftig mit Salz und Pfeffer würzen.
Das Olivenöl in einem Topf erhitzen, die Zwiebeln darin 2 Minuten glasig dünsten, den Knoblauch dazugeben, kurz mitschwitzen und dann das Hackfleisch hinzugeben und anbraten. Die geschälten Tomaten dazugeben und alles ca. 1 Stunde bei milder Hitze köcheln lassen. Mit Salz und Pfeffer abschmecken und die Knoblauchzehen wieder herausfischen.
Die Nudeln nach Packungsanleitung in Salzwasser bissfest garen, in der Mitte des Tellers anrichten, das Hackfleisch über die Nudeln geben und das Apfelmus nach Belieben obenauf setzen.

Apfelmus

3 säuerliche Äpfel (z. B. „Boskop")…150 ml Apfelsaft

Die Äpfel schälen, vom Kernhaus befreien und in grobe Stücke schneiden. Zusammen mit dem Apfelsaft in einen Topf geben. Zugedeckt bei niedriger Hitze weich schmoren, bis der Saft eingekocht ist, dann mit der Gabel zerdrücken.

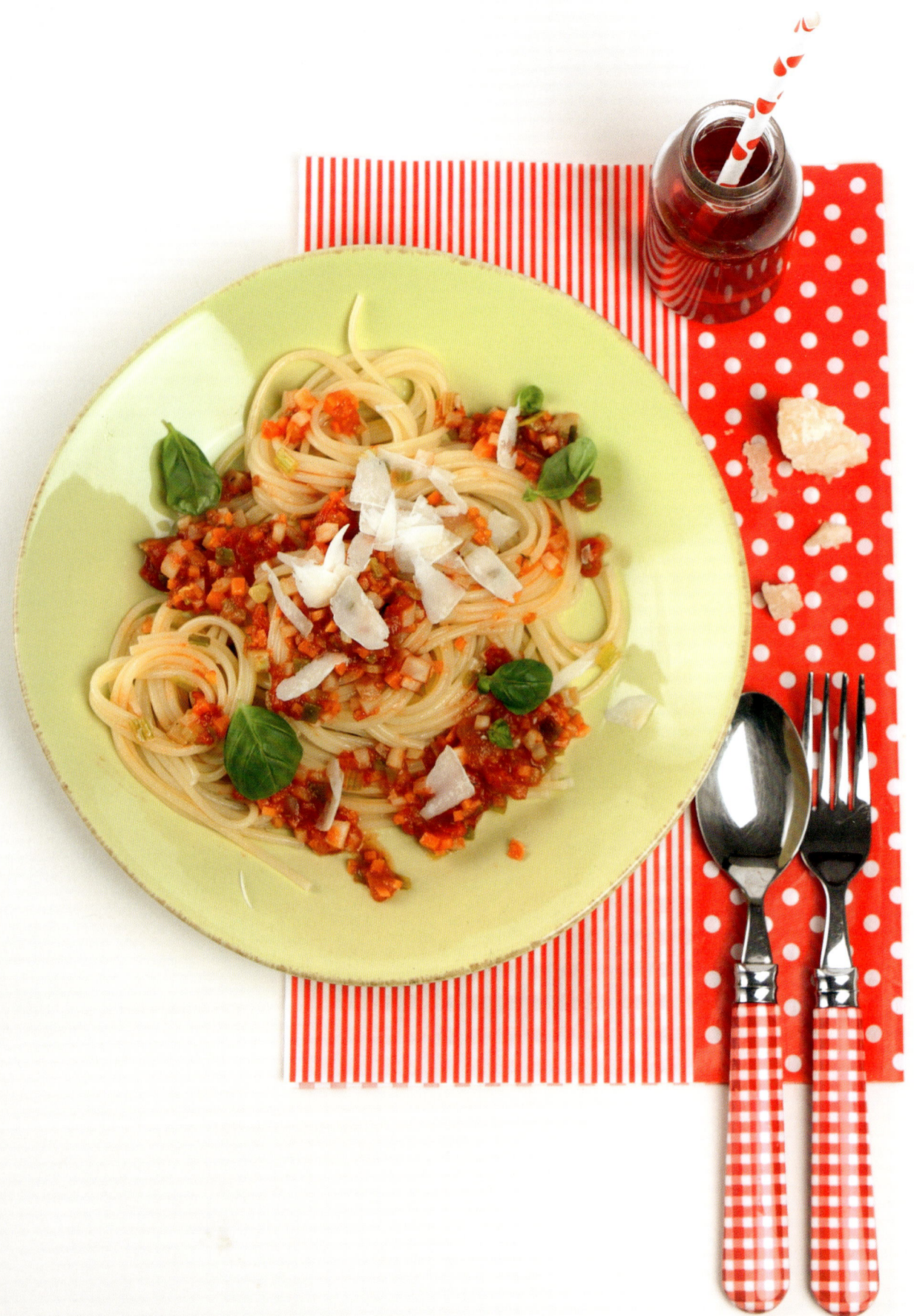

Spaghetti mit Gemüsebolognese

Für 4 Portionen

1 Zwiebel…3 Knoblauchzehen…500 g Fleischtomaten…2 mittelgroße Karotten…½ Sellerieknolle…½ Lauchstange…½ Fenchelknolle…1 Rosmarinzweig…je 2 Thymian- und Oreganozweige…3 EL Olivenöl…1 EL Tomatenmark…400 g Spaghetti…Salz…frisch gemahlener schwarzer Pfeffer…Parmesan am Stück…12 Basilikumblätter zum Servieren

Zwiebel und Knoblauchzehen abziehen. Die Tomaten kurz überbrühen, häuten, die Stielansätze entfernen und die Tomaten vierteln. Das restliche Gemüse putzen, schälen und in grobe Stücke schneiden. Die Kräuter waschen, trocken schütteln, von den Stielen zupfen und fein hacken.

Zwiebel und Knoblauch durch die grobe Scheibe des Fleischwolfs drehen und zur Seite stellen. Anschließend die Tomatenstücke durch den Wolf lassen und separat das restliche Gemüse im Wolf zerkleinern. Wer keinen Fleischwolf hat, kann auch einen Multizerkleinerer nehmen.

Das Olivenöl in einem großen Topf erhitzen, Zwiebel und Knoblauch darin 2 Minuten anschwitzen. Das Gemüse zugeben und weitere 2–3 Minuten mitschwitzen. Das Tomatenmark kurz mitrösten. Zum Schluss die zerkleinerten Tomaten zugießen und alles 10 Minuten offen köcheln lassen. Mit den gehackten Kräutern, Salz und Pfeffer abschmecken.

Die Spaghetti nach Packungsanweisung bissfest kochen und mit der Gemüsesauce mischen. Frischen Parmesan darüber hobeln und mit Basilikumblättern bestreuen.

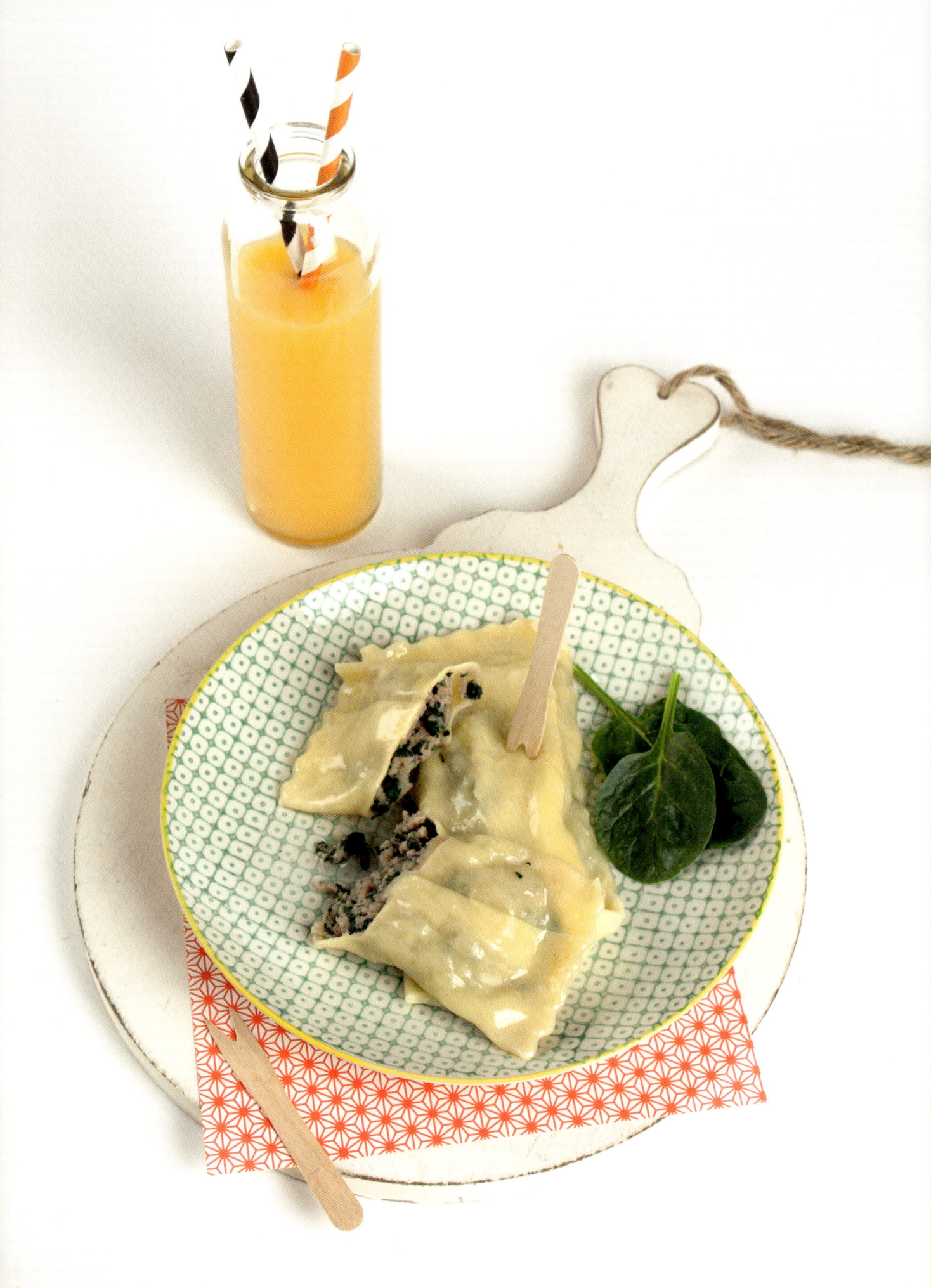

Schwäbische Maultaschen

Für 4 Portionen

Teig

400 g Mehl…4 Eier…1 TL Öl…½ TL Salz

Füllung

2 trockene Brötchen…250 g Spinat…2 Zwiebeln…75 g magerer Speck…1 Bund Petersilie…4 Eier…250 g Schweinehackfleisch (z. B. vom Schwäbisch Hällischen Schwein)…2 ½ l Rinderbrühe…Salz…frisch gemahlener schwarzer Pfeffer

Außerdem: ein Nudelbrett

Das Mehl auf ein Nudelbrett sieben, eine Vertiefung machen, die übrigen Zutaten sowie 6 EL kaltes Wasser hineingeben und alles kräftig verkneten, bis ein geschmeidiger, fester Teig entsteht. Falls notwendig, mit kleinsten Mengen Wasser oder Mehl dem Teig die richtige Konsistenz geben. Er darf nicht an den Händen kleben. Den Teig in Frischhaltefolie wickeln und mindestens 20 Minuten im Kühlschrank ruhen lassen.

Für die Füllung die Brötchen klein schneiden und in Wasser einweichen. Spinat verlesen und sorgfältig waschen. Tropfnass in einen Topf geben und bei mittlerer Hitze zusammenfallen lassen. In einem Sieb abtropfen lassen und gut ausdrücken. Die Zwiebeln abziehen und fein würfeln. Den Speck ebenfalls würfeln und in der Pfanne etwas auslassen, dann die Zwiebeln darin leicht anschwitzen. Die Petersilie waschen, trocken schütteln und mit dem Spinat fein hacken. In einer Schüssel drei Eier verquirlen, Hackfleisch, ausgedrückte Brötchen, Petersilie und Spinat sowie Speckzwiebeln zugeben und gut mischen. Mit Salz und Pfeffer abschmecken.

Den Teig mit dem Nudelholz ganz dünn ausrollen oder, falls vorhanden, durch die Nudelmaschine drehen und mit verquirltem Ei bestreichen. Mit einem Teigrädchen oder mit dem Messer Rechtecke von 6 x 12 cm ausschneiden. Auf die eine Hälfte der Teigstücke jeweils 1 EL der Füllung geben. Die Teigstücke zusammenklappen und an den Rändern festdrücken. In einem großen Topf die Brühe zum Kochen bringen und die Maultaschen darin bei schwacher Hitze 12–15 Minuten ziehen lassen.

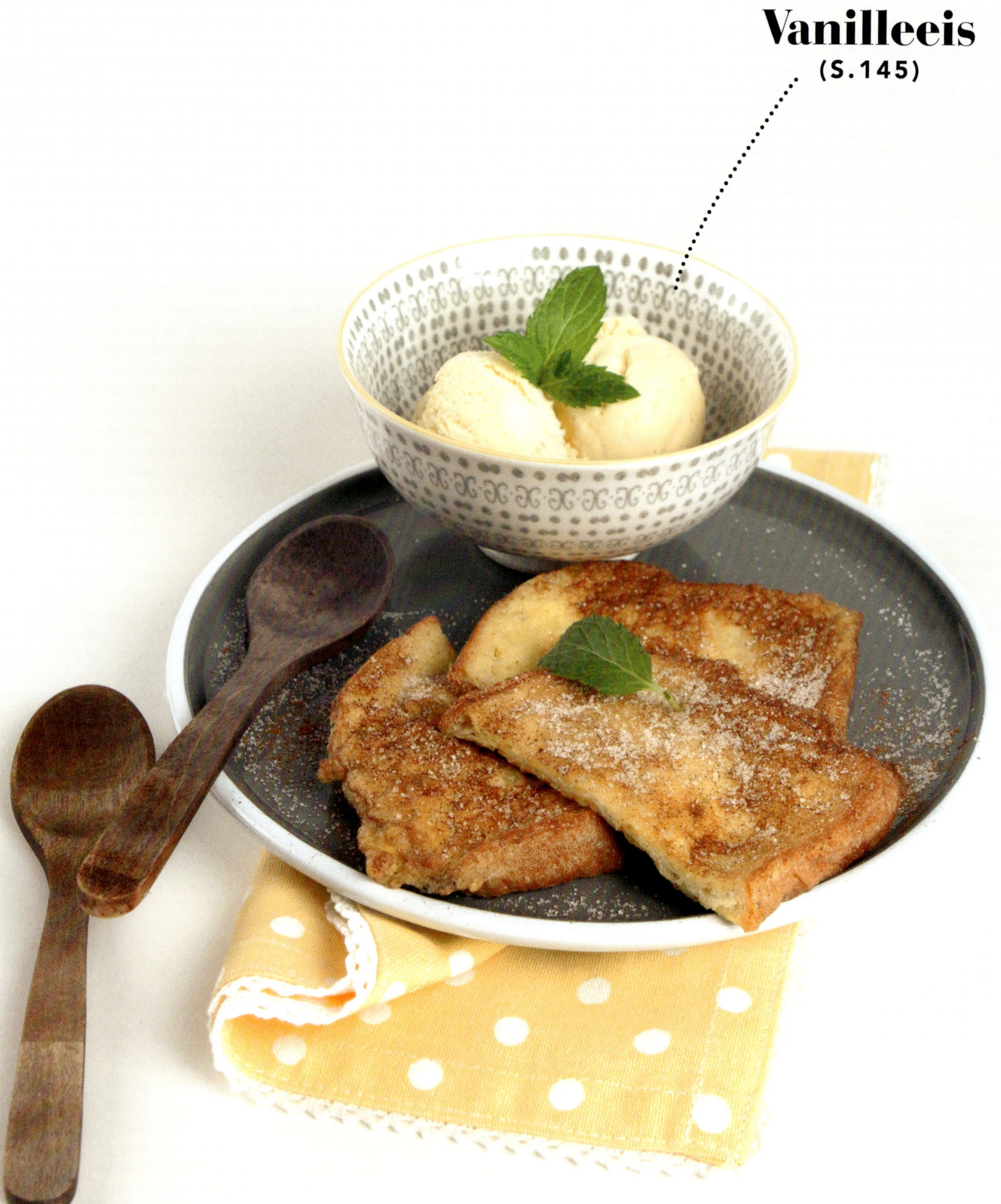

Vanilleeis
(S. 145)

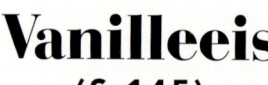

Tipp: Die Brioche kann bereits ein oder zwei Tage zuvor gebacken werden, denn wenn sie etwas trocken ist, saugt sie die Eiermilch am besten auf. Wer es eilig hat, kann auch trockene Toastbrotscheiben für die armen Ritter verwenden.

Arme Ritter aus selbst gemachter Brioche

Für 4 Portionen

Brioche

25 ml Milch…10 g Hefe…10 g Zucker…120 g Mehl…1 Ei…45 g Butter (Raumtemperatur)…1 Prise Salz

Eiermilch (Royal)

½ Vanilleschote…250 ml Milch…5 Eier (250 g)…Butter zum Braten und für die Form…Zimtpulver und Zucker zum Bestreuen

Außerdem: 4 Briocheförmchen (ca. 10 cm ø) oder 4 Mulden eines Muffinblechs

Den Backofen auf 220 °C Ober-/Unterhitze vorheizen.
Die Milch lauwarm erwärmen, die Hefe zerbröseln und mit Zucker in der Milch auflösen. Ein Drittel des Mehls vorsichtig in die Hefemilch rühren und zugedeckt an einem warmen Ort ca. 15 Minuten gehen lassen.

Die gegangene Hefe mit den restlichen Zutaten zu einem Teig verkneten und an einem warmen Ort ca. 1 Stunde gehen lassen, bis das Volumen sich verdoppelt hat. Anschließend den Teig sehr kräftig schlagen, damit die Luft herausgedrückt wird. Die Förmchen mit Butter ausstreichen und mit Mehl ausstreuen. Den Teig hineingeben und weitere 15 Minuten gehen lassen. Dabei entstehen nur noch kleine Luftblasen, die dem Teig später die Luftigkeit geben.
Die Brioche ca. 5 Minuten im heißen Ofen backen. Die Temperatur auf 180 °C reduzieren und weitere 7–10 Minuten backen. Die Brioche ist fertig, wenn man einen Holzspieß hineinsteckt und kein Teig daran hängen bleibt. Die Brioche aus den Förmchen lösen und auf einem Kuchengitter auskühlen lassen.
Für die Eiermilch die halbe Vanilleschote der Länge nach aufschneiden, das Mark herauskratzen und mit Milch und Eiern verquirlen. Die Brioche in Stücke von etwa 5 x 5 cm schneiden und in die Eiermilch legen, damit sie sich vollsaugen. In einer Pfanne etwas Butter erhitzen und die Briochestücke darin rundum goldgelb anbraten. Mit Zimt und Zucker bestreuen und mit einer Kugel Vanilleeis (S.145) servieren.

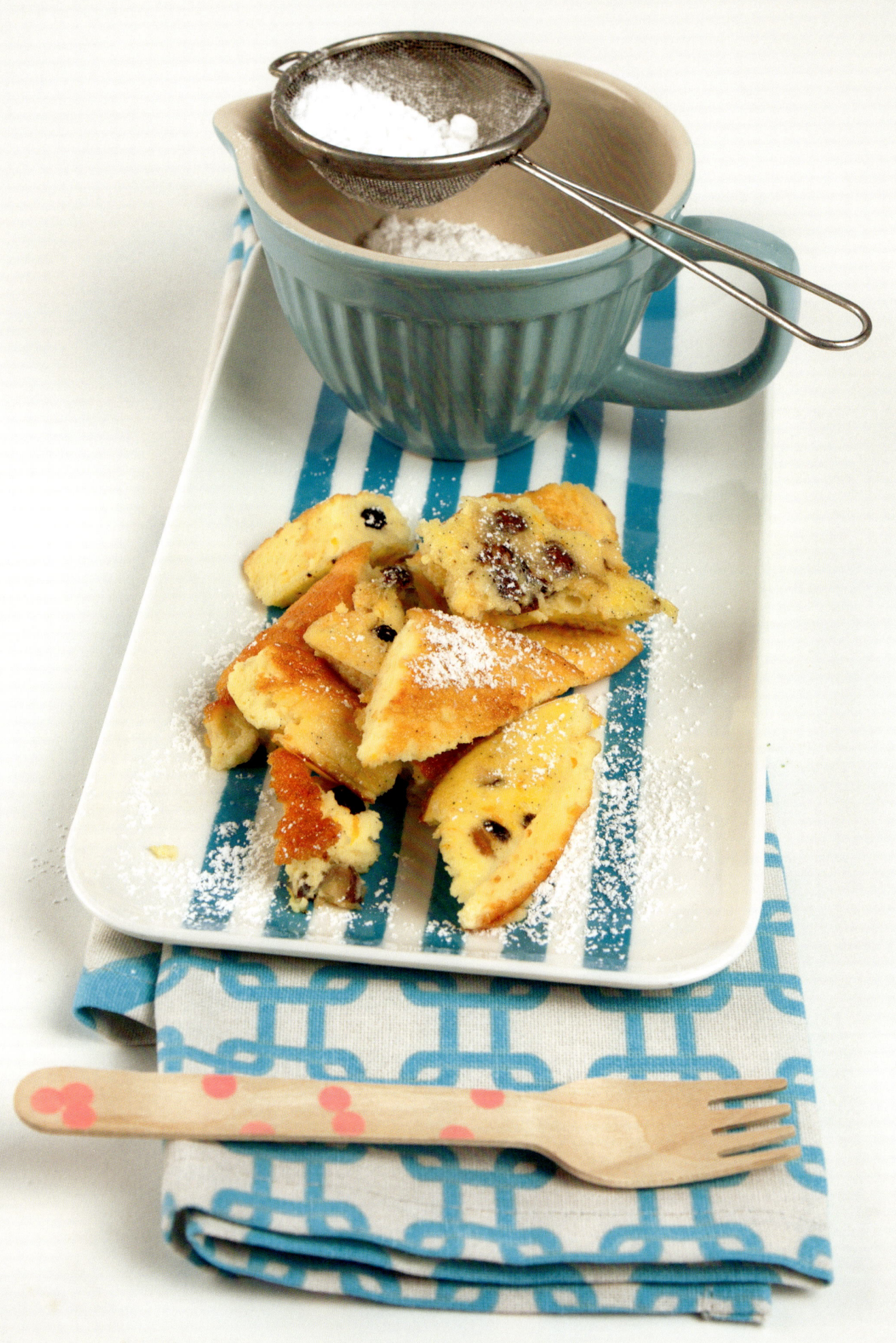

Karamellisierter Topfenschmarrn

Für 4 Portionen

4 Eier…125 g Topfen (bzw. Quark, halbfett)…75 g Mehl…200 ml Milch…
1 EL Zucker…½ Vanilleschote…2 EL Sultaninen…1 EL gehackte Nüsse…
50 g Zucker…2 EL Butter…abgeriebene Schale von ½ Bio-Zitrone…
abgeriebene Schale von ½ Bio-Orange

Den Backofen auf 175 °C Ober-/Unterhitze vorheizen.
Die Eier trennen. Topfen, Eigelbe, Mehl, Milch und Zucker mit dem Handrührgerät zu einem dickflüssigen Teig verrühren. Die halbe Vanilleschote aufschlitzen und das Mark herauskratzen. Zusammen mit dem Zitronen- und dem Orangenschalenabrieb sowie den Sultaninen zum Teig geben. Die Eiweiße steif schlagen und mit den gehackten Nüssen vorsichtig unter den Teig heben.

Den Zucker in einer großen ofenfesten Pfanne karamellisieren lassen, 1 EL Butter zufügen und die Masse hineingeben. Die Pfanne auf den Boden des Ofens schieben. Wenn der Teig an der Oberfläche trocken wird (nach ca. 7 Minuten), restliche Butter zugeben und die Teigplatte wenden. Wieder in den Ofen schieben. Wenn der Teig eine schöne Farbe bekommen hat (nach ca. 8 Minuten), die Pfanne aus dem Ofen nehmen, mit einem Löffel Nocken herausstechen und mit Puderzucker bestäubt servieren.

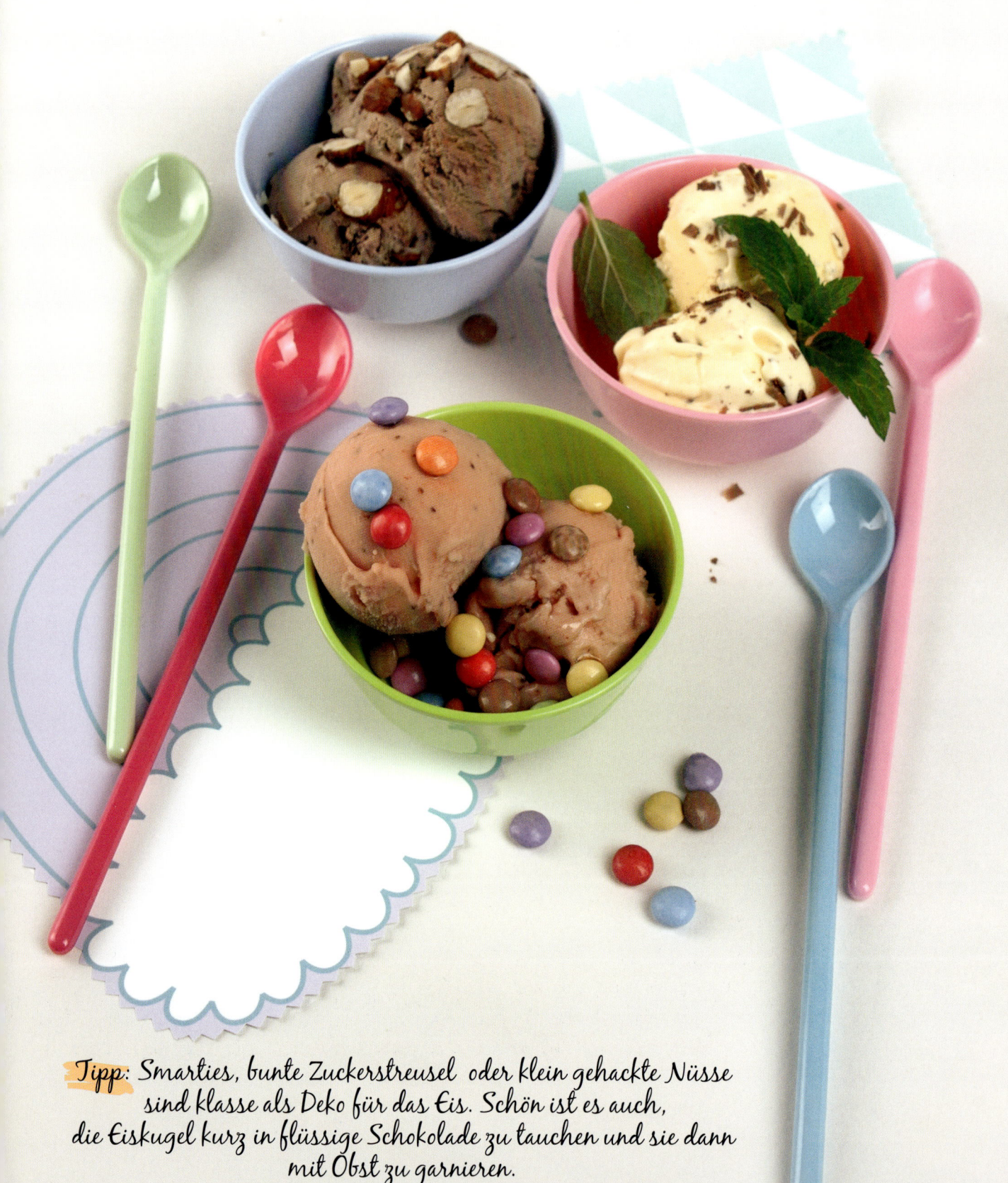

Tipp: Smarties, bunte Zuckerstreusel oder klein gehackte Nüsse sind klasse als Deko für das Eis. Schön ist es auch, die Eiskugel kurz in flüssige Schokolade zu tauchen und sie dann mit Obst zu garnieren.

Selbst gemachtes Eis

Für eine große Eisparty

Vanilleeis

8 Eigelb…200 g Zucker…2 Vanilleschoten…300 g Milch…700 g Sahne

Eigelbe und Zucker in einer Rührschüssel aus Metall mit dem Schneebesen glatt rühren. Die Vanilleschoten der Länge nach aufschneiden und das Mark herauskratzen. Eine Schüssel mit Eiswasser vorbereiten. Milch, Sahne und Vanillemark aufkochen. Die noch heiße Masse zügig unter schnellem Rühren zu den Eigelben geben.

Nun die Schüssel auf ein heißes Wasserbad setzen und unter ständigem Rühren die Masse auf ca. 75 °C erhitzen, bis sie dicklich wird. Danach die Masse in Eiswasser kalt rühren und anschließend in der Eismaschine gefrieren. Das Eis sofort servieren oder in eine Gefrierdose mit Deckel füllen und tiefkühlen.

Schokoladeneis

80 g Vollmilchkuvertüre…100 g Zartbitterkuvertüre…6 Eigelb…100 g Zucker…300 g Milch…700 g Sahne

Die Kuvertüren in grobe Stücke hacken und zusammen über dem Wasserbad schmelzen. Das Schokoladeneis wie das Vanilleeis zubereiten, jedoch kurz vor dem Abkühlen in Eiswasser die flüssigen Kuvertüren hinzugeben und dann erst kalt rühren und gefrieren. Das Eis sofort servieren oder in eine Gefrierdose mit Deckel füllen und tiefkühlen.

Erdbeereis

300 g Erdbeeren…2 EL Grenadine…5 Eigelb…140 g Zucker…300 g Milch…400 g Sahne

Die Erdbeeren waschen, die grünen Stielansätze entfernen, die Früchte halbieren und mit Grenadine fein pürieren. Das Erdbeereis zunächst wie das Vanilleeis zubereiten. Die Masse nach dem Abkühlen in Eiswasser mit dem Erdbeerpüree mischen und in der Eismaschine gefrieren. Das Eis sofort servieren oder in eine Gefrierdose mit Deckel füllen und tiefkühlen.

Tipp: Anstelle der Heidelbeeren kann man auch eingelegte Zwetschgen, tiefgekühlte Kirschen, frische Erdbeeren oder frisch geriebenen Apfel verwenden.

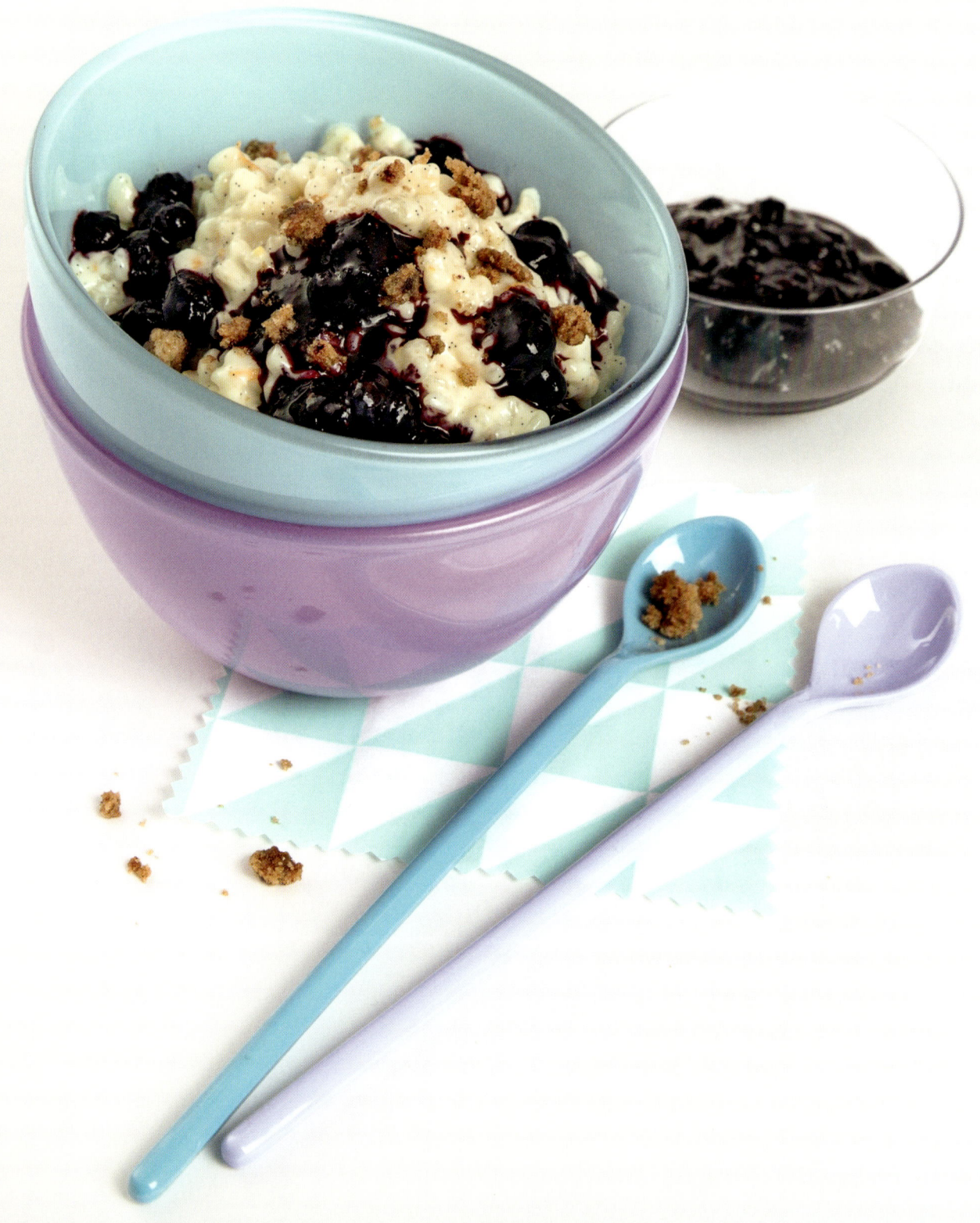

Milchreis mit Zimtstreuseln und Heidelbeeren

Für 4–6 Portionen*

Milchreis

1 TL Butter…1 Vanilleschote…1 Bio-Orange…600 ml Milch…2 EL brauner Zucker…150 g Milchreis…Salz

Am besten einen Topf mit Beschichtung benutzen und den Topfrand mit Butter einreiben, das verhindert, dass die Milch überkocht.
Die Vanilleschote längs aufschlitzen und das Mark herauskratzen. Die Orange heiß waschen, abtrocknen und die Schale abreiben.
Restliche Butter in den Topf geben, Milch, Zucker, Vanillemark, Orangenschale und 1 Prise Salz hinzufügen. Alles erhitzen, den Milchreis einstreuen, einmal aufkochen und bei geringer Hitze ca. 35 Minuten köcheln lassen. Ab und zu umrühren, damit der Reis nicht am Topf kleben bleibt. Entweder einfach mit Zimt und Zucker bestreuen oder mit Heidelbeerkompott und Zimtstreuseln servieren.

Tipp: Mit Veilchenzucker bekommt der Milchreis eine tolle lila Farbe. Dazu kandierte Veilchen mit Zucker in einer Küchenmaschine fein mixen.

Heidelbeerkompott

250 g tiefgekühlte Heidelbeeren…2 EL brauner Zucker…1 EL Speisestärke

Die Heidelbeeren auftauen lassen, dabei den Saft auffangen. Den Zucker in einem Topf karamellisieren. Mit dem aufgefangenen Saft ablöschen und stark einkochen. Den Saft gegebenenfalls mit etwas Speisestärke abbinden und etwas abkühlen lassen. Die aufgetauten Heidelbeeren hinzufügen.

Zimtstreusel

75 g Butter…100 g Zucker…100 g Mehl…½–1 TL Zimtpulver

Den Backofen auf 200 °C Ober-/Unterhitze vorheizen. Aus allen Zutaten Streusel kneten und auf einem mit Backpapier belegten Blech 10–15 Minuten im heißen Ofen knusprig backen.

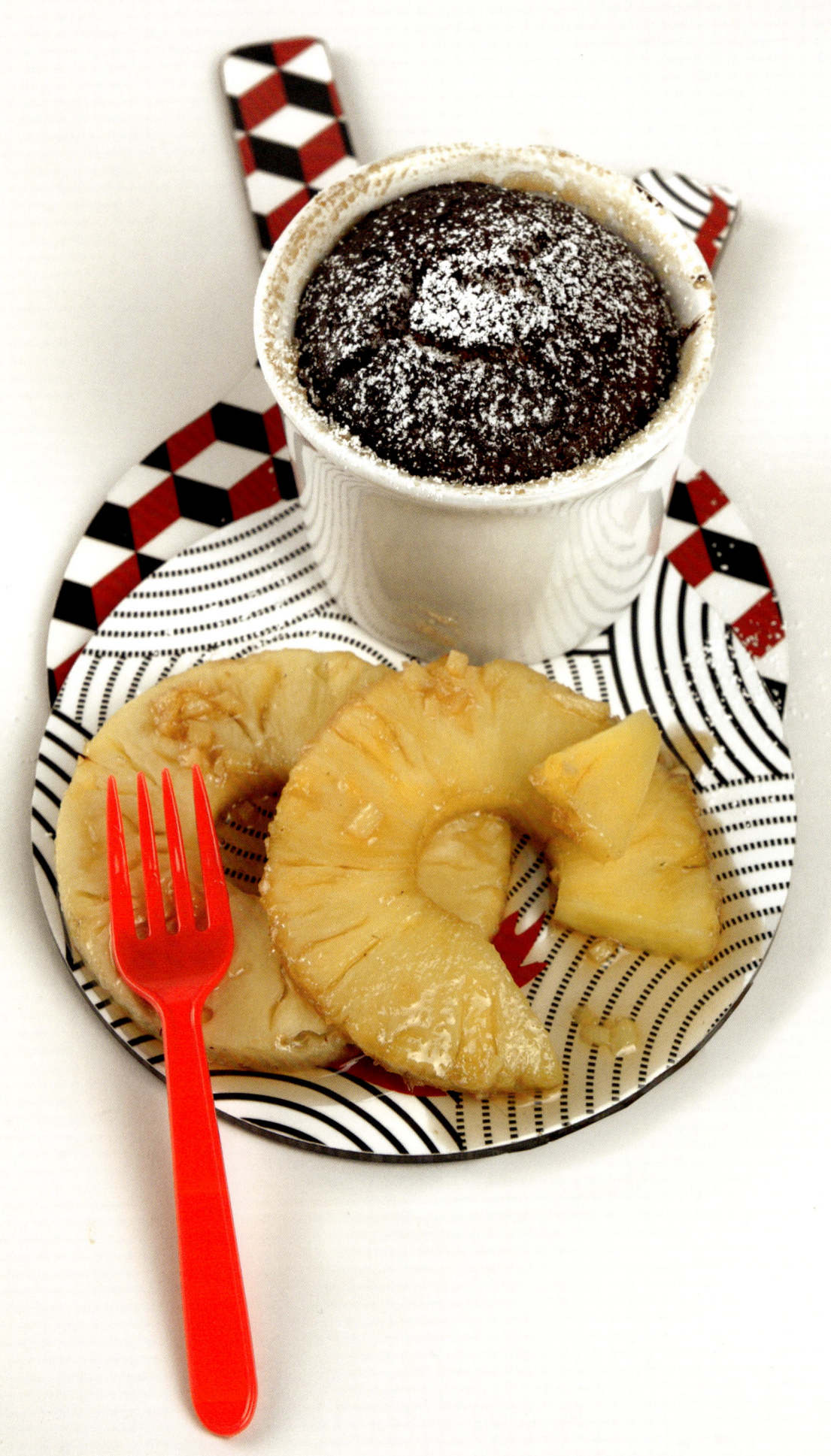

Flüssiger Schokoladenkuchen mit karamellisierter Ananas

Für 4 Portionen

Schokoladenkuchen

180 g dunkle Kuvertüre (70 % Kakaoanteil, z. B. „Guanaja" von Valrhona)…
160 ml säurearmes Olivenöl…60 g Mehl…60 g heller Rohrzucker…3 Eier…
Butter und Zucker für die Formen…Puderzucker zum Bestäuben

Außerdem: 4 ofenfeste Formen von 8 cm ø

Den Backofen auf 230 °C Ober-/Unterhitze vorheizen.
Die Kuvertüre und das Olivenöl in einem Topf bei geringer Hitze schmelzen. Mehl und Zucker miteinander vermischen und die geschmolzene Kuvertüre zugeben. Die Masse vorsichtig mischen, ohne dass sie schaumig wird. Die Eier nacheinander unter die Masse heben.
Die Förmchen sorgfältig und dick mit Butter ausstreichen und mit etwas Zucker ausstreuen. Die Masse gleichmäßig auf die Formen verteilen und im heißen Backofen ca. 6 Minuten backen. Danach die Kuchen mindestens 1 Minute abkühlen lassen. Nach Belieben auf Teller stürzen und mit Puderzucker bestäuben.

Karamellisierte Ananas

20 g Ingwer…2 EL Zucker…50 g Butter…50 g Blütenhonig…4 Scheiben Ananas

Den Ingwer schälen und fein hacken. Den Zucker karamellisieren, die Butter und den gehackten Ingwer zugeben und mit dem Honig ablöschen. Die Ananasscheiben in den Karamell legen und kurz durchschwenken.

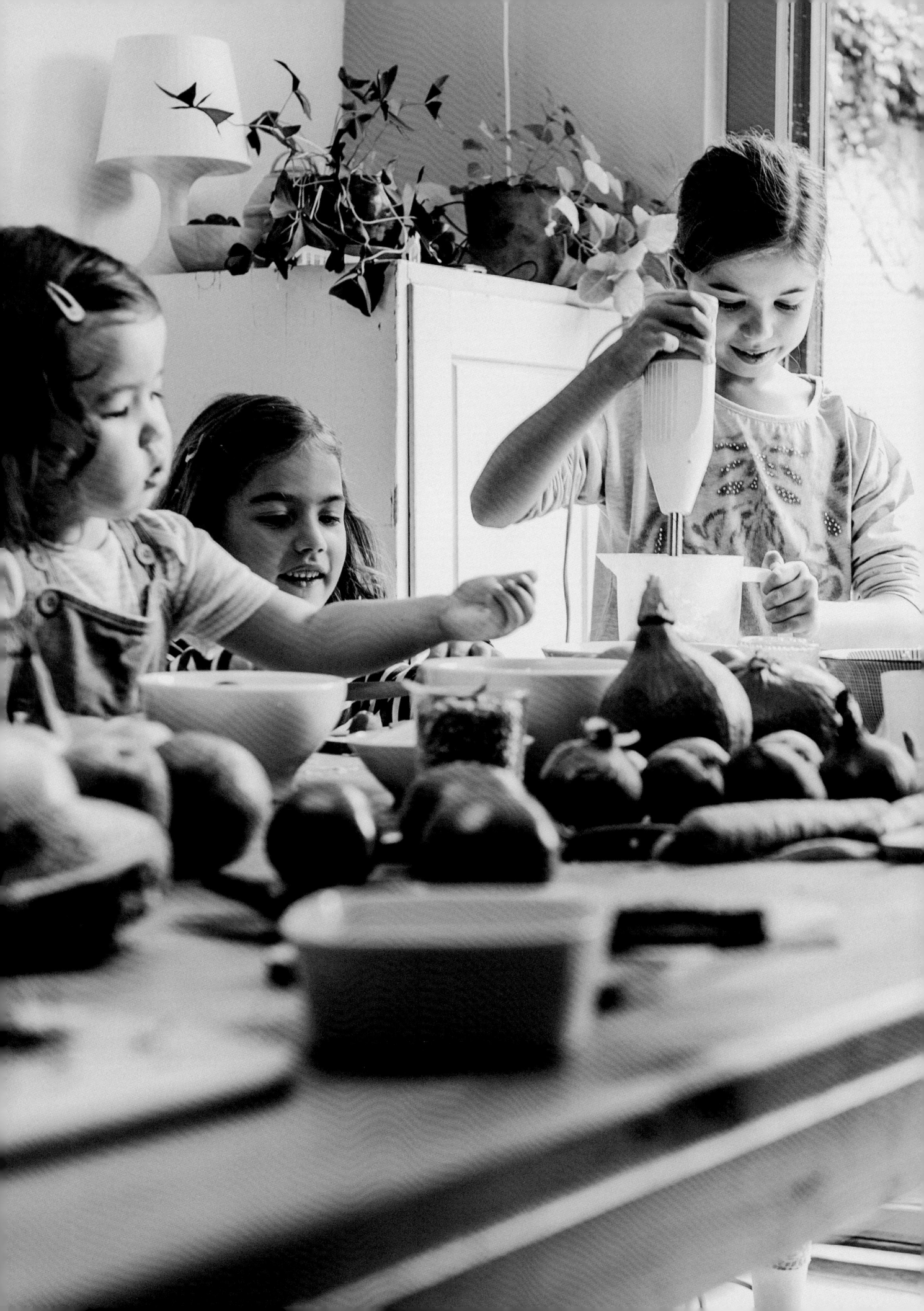

Ganz schön groß

Wer älter wird, wird größer. Und wer noch wächst, braucht dafür Kraft. Und er braucht gutes Essen. Gute Ratschläge und gut gemeinte Tipps von den Eltern braucht er selten, eher ein köstliches Gericht, am besten selbst gemacht. Mit frischen Waren vom Markt, mit allem, was schmeckt, und ohne, dass die Industrie ihren Senf dazugegeben hat. Das beste Rezept: Lieber selbst gekocht als fertig gekauft. Lieber zusammen im Topf gerührt, als alleine eine Fertigpizza in den Ofen geschoben.

Eine neue Phase

Die Entwicklung des Kindes verläuft in Phasen. Der neugeborene Säugling kann noch nicht zwischen sich und der Mutter unterscheiden, erst das älter werdende Kleinkind denkt von sich als Person. Psychologen haben dafür den sogenannten *Rouge-Test* (rouge = französisch für rot) entwickelt, um festzustellen, ob ein Kind schon ein Selbstbild hat: Es bekommt einen roten Punkt auf die Stirn getupft und dann einen Spiegel vorgehalten. Erst wenn es etwa 18 Monate alt ist, wird das Kind, das in den Spiegel sieht, sich darin erkennen. Es wird dann nämlich versuchen, sich die rote Farbe abzuwischen.

Kinder von zwei bis fünf Jahren können sich selbst und ihre Fähigkeiten in einfachen Zusammenfassungen beschreiben, Sieben- und Achtjährige fangen mit dem an, was als soziales Vergleichen bezeichnet wird: Sie freuen sich nicht mehr nur, wenn sie beim Wettrennen als erste im Ziel sind, sie setzen das in Beziehung zu anderen („Ich bin schneller als mein Freund"). Gleichzeitig wird die Wahrnehmung des Kindes in diesem Alter zunehmend von Denkprozessen geleitet. Dabei wird das, was das Kind wahrnimmt, über alle Sinne erfahren und verarbeitet.

Bezogen auf das Essverhalten kann man vereinfachend sagen, dass in den ersten Lebensdekaden eine sukzessive Ablösung des Einflusses von physiologischen Faktoren (die Innenreize Hunger und Sättigung) hin zu einem von psychologischen und sozialen Faktoren (Außenreize, Einstellungen) beeinflussten Essverhalten stattfindet.

Mit Beginn der Schulzeit haben Klassenkameraden und Freunde in Bezug auf die eigenen Vorlieben und Abneigungen beim Essen eine immer größere Bedeutung. Kinder nehmen auch begierig auf, was Lehrer und Sporttrainer ihnen sagen; der bei weitem wichtigste Bezugsrahmen aber bleiben die Familie und die familiären Rituale. Und eines der schönsten ist die gemeinsame Mahlzeit.

Auch wenn in erster Linie die Eltern vorgeben, was eingekauft und gekocht wird, so sollte das Kind so häufig wie möglich mit einbezogen werden und selbst bestimmen dürfen, was und wie viel es davon isst.
Je mehr sich individuelle Vorlieben und Abneigungen zu verfestigen beginnen und je mehr das Kind die Erfahrungen am heimischen Esstisch mit denen in der Schulmensa oder bei anderen Familien vergleicht, desto mehr wird es mitreden wollen, was auf den Tisch kommt: Zu Hause soll es auch einmal Kartoffelsalat mit Würstchen geben oder süße Pfannkuchen. Das Gulasch, das der Vater kocht, ist anders und besser als das aus der Schulküche, bitte öfter machen!

Dass Acht- bis Zehnjährige zunehmend in der Lage sind, die Welt mit dem Intellekt zu erfassen, heißt aber nicht, dass sie nun per se empfänglicher würden für Informationen über gesunde Ernährung. Kinder und Jugendliche wollen essen, was ihnen schmeckt und nicht, was ihnen als gesund vorgesetzt wird, da unterscheiden sie sich nicht von Erwachsenen.

WISSEN SPIELT BEIM THEMA ESSEN UND TRINKEN EINE ROLLE, ABER NICHT FÜR DIE KINDER, SONDERN FÜR DIE ELTERN.

Wenn ihnen klar ist, dass sich Geschmack über permanentes Ausprobieren bildet, werden sie abwechslungsreich und gemeinsam mit ihren Kindern kochen und essen. Wenn sie selbst genussfreudig sind und diese Genussfreude ihrem Kind vorleben, ist die Chance groß, dass ihre Kinder zu einem vollkommen unproblematischen Essverhalten finden. Weiterhin hüten sollte man sich auch beim Älterwerden der Kinder vor Verboten und einer zu starken Beschränkung mancher Lebensmittel. Nicht nur, weil sonst die Vorliebe für das Verbotene besonders groß wird, sondern auch, weil diese rigide Art des Überflussmanagements durch Auslösung von „Deichbruchphänomenen" („Ich durfte das nicht essen, habe es aber dennoch getan; jetzt ist sowieso alles egal!") erhebliche Essprobleme auslösen kann. Gerade an der Schwelle zur Pubertät ist die Gefahr dafür besonders groß. Besser, man lässt von vornherein einen fairen Spielraum für diese Lebensmittel.

In der Schule essen

Ein Kind kann spätestens, wenn es in der Schule ist, Einfluss auf einen Teil seines Speiseplans nehmen. Außerhalb der heimischen vier Wände befindet es sich auch außerhalb der elterlichen Kontrollzone. Es kann versuchen, ein ungeliebtes Pausenbrot gegen das eines Mitschülers einzutauschen oder sich von seinem Taschengeld Süßigkeiten kaufen.
Nimmt das Kind seine Hauptmahlzeiten bei den Eltern ein, haben diese naturgemäß weiterhin den größten Einfluss darauf, was es insgesamt isst. Zigtausende Jungen und Mädchen bekommen aber zum Beispiel ihr Mittagessen in Kindertagesstätten und Schulen serviert. Für die Qualität dieses Essens gibt es im Allgemeinen keine gesetzlich definierten Richtlinien, die über die üblichen lebensmittelrechtlichen Bestimmungen hinausgehen: Es ist nur geregelt, dass keine gesundheitsgefährdenden Speisen in Umlauf gebracht werden dürfen und die Hygienebestimmungen eingehalten werden müssen.

DIE DEUTSCHE GESELLSCHAFT FÜR ERNÄHRUNG (DGE) HAT STANDARDS FÜR EINE GUTE SCHULVERPFLEGUNG DEFINIERT, DIE AUCH GESUNDHEITLICHE ASPEKTE BEI DER AUSWAHL UND ZUBEREITUNG DER SPEISEN EINSCHLIESST.

In Deutschland sind bereits einige Hundert Mensen danach zertifiziert. Wünschenswert ist laut diesen Standards zum Beispiel, dass innerhalb von 20 Tagen folgende Lebensmittel auf den Tisch kommen:

- Kartoffeln, Reis, Teigwaren und andere Getreideprodukte sollen abwechselnd angeboten werden

- viermal sollten es Vollkornprodukte sein, viermal Kartoffeln als Pellkartoffeln, Salzkartoffeln, Folienkartoffeln, Kartoffelpüree oder Kartoffelsalat

- Gemüse, Hülsenfrüchte oder Salat sollen täglich angeboten werden, Salat oder Rohkost mindestens achtmal

- Milch und Milchprodukte sollen mindestens achtmal Bestandteil der Mahlzeit sein

- mindestens achtmal soll mageres Fleisch serviert werden, davon höchstens viermal als Fleischerzeugnisse und Wurstwaren; viermal soll es Fisch geben

- höchstens zweimal ein süßes Hauptgericht und höchstens viermal Frittiertes oder Paniertes

Diese Empfehlungen für die Schulverpflegung der DGE kann jeder, der das möchte, auch als Orientierung für zu Hause nehmen (DGE 2014).

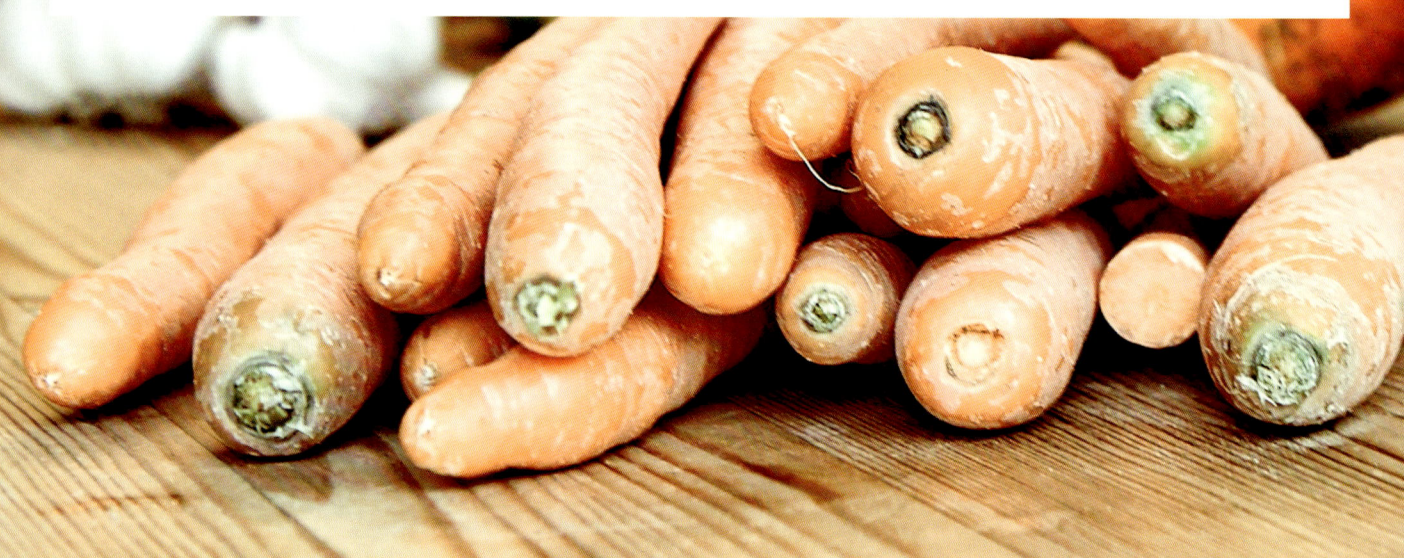

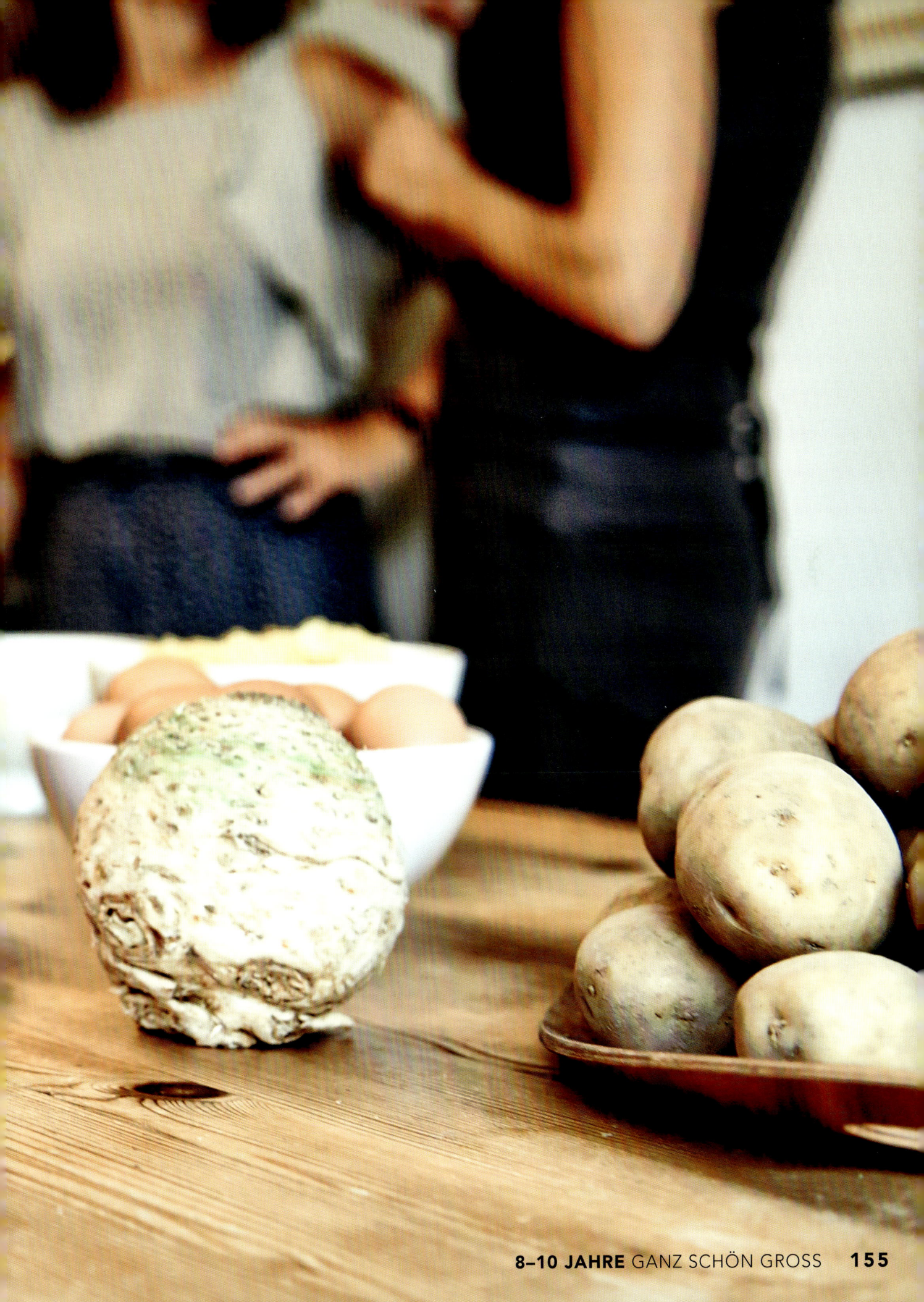

Was die Industrie so auftischt

Wer nicht kochen will, kann trotzdem essen. Das Angebot an fertigen und halbfertigen Produkten, für die man den Finger nicht weiter zu krümmen braucht, als es für das Bedienen der Mikrowelle nötig ist, ist groß.

Was in Ländern mit schlechter Infrastruktur und einem hohen Anteil unzureichend ernährter Bevölkerung ein Segen sein kann, kann in Ländern des Überflusses ein Problem werden. Im einen Fall ist es wünschenswert, dass Techniken der Konservierung und Haltbarmachung zur Steigerung der Lebensmittelsicherheit eingesetzt werden. Im anderen ist die Lebensmittelindustrie zu einem riesigen Wirtschaftszweig gewachsen, der seine eigenen Gesetzmäßigkeiten und Interessen hat. Mit denen der Verbraucher müssen diese nicht übereinstimmen. Erbseneintopf aus der Dose, Nudelsuppenpulver zum Aufgießen. Frikadellen im Plastikbecher. Geschälte Kartoffeln im Glas. Pfannkuchenteig aus der Flasche. Hähnchengeschnetzeltes mit Sauce aus der Aluverpackung. Fruchtquark, der gar kein Obst enthält. Schokopudding, der wochenlang haltbar ist.

Die Lebensmittelindustrie kann eine lange Tafel decken mit vorgefertigten Gerichten. Die Kunden greifen gerne zu: Mehr als 270000 Tonnen Tiefkühlpizzen werden jedes Jahr in Deutschland verkauft. Fertiggerichte, aber auch Knabberartikel und Süßigkeiten enthalten sogenannte Zusatzstoffe, um Aussehen, Haltbarkeit und Konsistenz zu verbessern.

In der Europäischen Union sind rund 300 Zusatzstoffe zugelassen. Die europäischen Zulassungsbehörden bewerten diese Zusatzstoffe als sicher, Verbraucherschützer bewerten die meisten von ihnen jedoch kritisch.

ES IST IN JEDEM FALL EINE GUTE IDEE, KINDERN MÖGLICHST WENIG LEBENSMITTEL MIT ZUSATZSTOFFEN ZU SERVIEREN.

Unter anderem können sie so die Lebensmittel kennenlernen, wie sie natürlicherweise aussehen und schmecken.

Wer wissen will, was er kauft, muss Verpackungen lesen. Auf jeder ist eine Zutatenliste aufgedruckt, die auch die verwendeten Zusatzstoffe nennt. Zusatzstoffe sind zum Beispiel Konservierungsmittel, Emulgatoren, Antioxidantien, Süßstoffe und Aromen. Zu erkennen sind sie, wenn sie nicht ausgeschrieben werden, an Buchstaben-Ziffern-Kombinationen (E-Nummern).

- **Konservierungsstoffe,** die eingesetzt werden, um die Haltbarkeit von Lebensmitteln zu verlängern, sind besonders umstritten. Einigen wird zugeschrieben, Allergien, Asthma und Kopfschmerzen auslösen zu können. Als harmlos gelten Sorbinsäure (E 200 bis E 203) und Ameisensäure (E 236 bis E 238).

- **Aromen** werden eingesetzt, um eigentlich geschmacklosen Substanzen Geschmack zu geben oder auch ganz einfach, um bei der Herstellung Geld zu sparen (Aroma statt echter Früchte im Erdbeerjoghurt). Wer von klein auf solchen Joghurt isst, wird damit den Geschmack von Erdbeeren verbinden und echte Früchte unter Umständen gar nicht mehr mögen.

- **Phosphate** (E 338 bis E 341, E 450 bis E 452) sind in vielem enthalten, was Kinder mögen: Gebäck und Wurstwaren, Schmelzkäse, Coca-Cola, süße industrielle Milchprodukte. Zwar ist Phosphat ein wichtiger Mineralstoff, ohne den der Körper nicht auskommt, er ist aber in natürlichen Lebensmitteln ausreichend vorhanden. Nimmt das Kind deutlich zu viel auf, kann das den Kalziumhaushalt stören, was sich wiederum negativ auf die Beschaffenheit der Knochen auswirken kann.

- **Säuerungsmittel** werden ebenfalls oft verwendet. Sie können bei regelmäßigem Verzehr (z. B. ständigem Nuckeln an einer Trinkflasche mit entsprechendem Getränk) den Zahnschmelz angreifen. Das bekannteste Säuerungsmittel ist Zitronensäure (E 330), es kommt natürlich in Zitronen vor.

- **Süßstoffe,** auch **Zuckeraustauschstoffe** genannt, reduzieren den Kaloriengehalt von Lebensmitteln oder Getränken. Für Süßstoffe gelten die sogenannten **ADI-Werte,** sie beschreiben die Menge, die ein Mensch lebenslang täglich aufnehmen kann, ohne dass gesundheitliche Folgen auftreten würden. Bei Kindern können diese Werte kurzzeitig überschritten werden, wenn sie zum Beispiel viel mit Süßstoffen gesüßte Limonade trinken. Klar helfen Süßstoffe, Kalorien in Limonade zu sparen. Allerdings hat der kindliche Organismus gelernt: immer wenn es süß schmeckt, dann liefert die Speise oder das Getränk auch Kalorien. Ist das Lebensmittel aber mit Süßstoffen gesüßt, passiert genau das nicht. Unter Umständen kann dies die Regulation des Essverhaltens stören. Bei Kindern mit normalem Gewicht spricht daher vieles dafür, Süßstoffe nur in Ausnahmefällen zu verwenden. Ist das Kind allerdings stark übergewichtig, sieht die Rechnung anders aus.

Quelle: www.aid.de (2015)

Wachsen kostet Kraft

Wie viel genau ein Kind jeden Tag essen soll, lässt sich schwer sagen. Ist es gesund und konnte es sich den inneren Mechanismus bewahren, der Hunger und Sättigung regelt, bewegt es sich viel und isst abwechslungsreich und trinkt nicht zu viele kalorienhaltige Getränke (Säfte, Nektare, Limonaden u. a.), dann wird es keine Gewichtsprobleme haben. Diese sind zudem umso unwahrscheinlicher, je jünger das Kind ist. Kinder nehmen oft während der Anfangszeit in der Grundschule zu, wahrscheinlich deshalb, weil ihr Bewegungspensum plötzlich erheblich eingeschränkt ist.

Vor der Pubertät haben Jungen und Mädchen einen anderen Stoffwechsel als später. Und ein gar nicht seltenes Phänomen ist dieses: Ein Kind, immer pummelig, nimmt als Jugendlicher stark ab. Doch auch der umgekehrte Fall tritt auf. Dafür sind meistens weniger die hormonellen Umstellungen im Körper und die Heißhungeranfälle, die sie auslösen können, der Grund. Sondern es passen, gerade wenn Kinder insgesamt nicht ausgewogen essen und nicht ihrem natürlichen Regulationsvermögen entsprechend, ihre Gewohnheiten nicht mehr zu ihrem Alter. Kleine Kinder verbrauchen von Natur aus eine im Verhältnis zu Größe und Gewicht hohe Menge Kalorien und noch mehr, wenn sie sehr aktiv sind. Wer mit dem Fahrrad umherflitzt, spielt und rennt, trainiert sich die Kalorien regelrecht vom Leib. Wer älter wird, braucht im Verhältnis zum Gewicht weniger Energie. Wenn er sich dann noch weniger bewegt, etwa, weil er viel für die Schule lernt und sich dabei wenig oder nicht bewegt, senkt er den Verbrauch zusätzlich. Grob zusammengefasst kann man das so ausdrücken: Dem jungen Fußballer, der viermal in der Woche auf dem Platz steht, setzt sich ein täglicher Schokoriegel nicht so schnell auf die Hüften wie dem älteren, der seltener trainiert.

Wachstumsschübe und genetisch festgelegte Unterschiede machen es darüber hinaus schwer, generalisierende Aussagen zum Bedarf von Kindern zu formulieren. Dennoch gibt es von den Fachgesellschaften ermittelte Anhaltswerte für den Energiebedarf von Kindern. Laut dieser Referenzwerte für die Nährstoffzufuhr (DGE et al. 2015) sollen Mädchen im Alter von sieben bis zehn Jahren etwa 1700 Kalorien, Jungen im Alter von sieben bis zehn Jahren etwa 1900 Kalorien täglich zu sich nehmen.
Bedenkt man den Kaloriengehalt etwa von Schokolade (eine 100-Gramm-Tafel hat im Schnitt 500 Kalorien), so wird schnell klar, worin die Dreierregel der Ernährungswissenschaft begründet ist.
Sie lautet so: Der Mensch sollte reichlich pflanzliche Lebensmittel, tierische mäßig und fettreiche und zuckerreiche Lebensmittel sparsam essen (aid 2013). Daran kann man sich auch halten, ohne dass im Kopf eine Rechenmaschine mitläuft.

Mahlzeitenbausteine
PRO TAG:

3 HAUPTMAHLZEITEN

Lebensmittel sollen aus 3 verschiedenen Gruppen ausgewählt werden

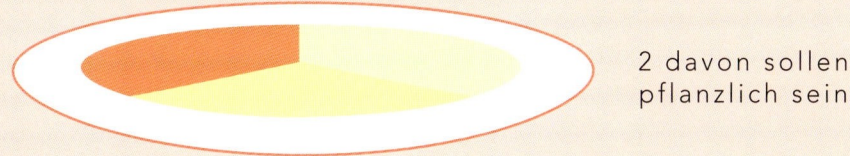

2 davon sollen pflanzlich sein

BIS ZU 2 ZWISCHENMAHLZEITEN

Lebensmittel sollen aus 2 verschiedenen Gruppen ausgewählt werden

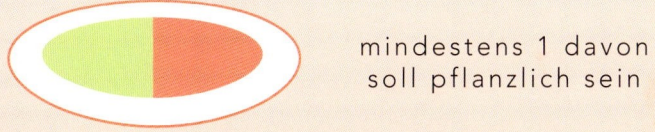

mindestens 1 davon soll pflanzlich sein

MINDESTENS 1 GETRÄNK

zu jeder Mahlzeit

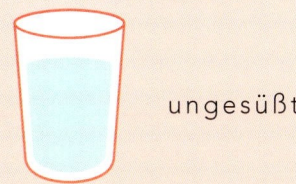

ungesüßt

Quelle: aid (2013)

Hilfreich ist es in diesem Zusammenhang, Abschied von Ernährungsmythen zu nehmen: „Kartoffeln machen dick, Obstsäfte sind eine Quelle der Gesundheit".
Richtig ist, dass Obst viele wertvolle Inhaltsstoffe hat und genau wie Gemüse die für die Verdauung unerlässlichen Ballaststoffe liefert. Obst, süßes zumal, enthält aber auch Fruchtzucker und somit Kalorien. Die einzelne Frucht fällt dabei deutlich weniger ins Gewicht als der Extrakt aus vielen, in dem sich die Kalorien addieren: Um ein Glas Orangensaft zu pressen, braucht man im Schnitt zwei bis drei Orangen. Im Übermaß getrunken, sind Fruchtsäfte für Kinder eine erhebliche Kalorienquelle.

> **GÄNZLICH FALSCH SIND ERZÄHLUNGEN ÜBER DIE SCHLECHTEN, WEIL FIGURFEINDLICHEN EIGENSCHAFTEN DER KARTOFFEL, DIE IN WAHRHEIT EINE DER WERTVOLLSTEN FELDFRÜCHTE IST.**

Dass die Kartoffel, ungeachtet ihrer wenigen Kalorien, angeblich dick macht, soll an ihrem hohen Kohlenhydratgehalt liegen. Doch dick macht sie allenfalls in der Kombination mit viel Fett. In schwimmendem Öl in Teig ausgebacken wird selbst ein sehr kalorienarmes Gemüse wie der Blumenkohl gehaltvoll.

Fett durch Fett?

Fett ist etwas Besonderes. Ohne kommt der Körper nicht aus. Bekommt er aber zu viel davon, reagiert er mit unerwünschter Ausdehnung.
Säuglinge und Kleinkinder brauchen mehr Fett als Jugendliche und Erwachsene. Die im Fett enthaltenen lebensnotwendigen Fettsäuren braucht der Körper für Entwicklung und Erhalt. Viele Vitamine sind fettlöslich, ohne Fett als „Transportmedium" könnten wir aus ihnen keinen Nutzen ziehen. Damit ist Fett unverzichtbar, und ein Geschmacksträger ist es außerdem.
Aber: Zu viel Fett macht fett. Dieser ziemlich plakative Spruch enthält etwas Wahres. Denn mit neun Kalorien je Gramm liefert Fett, egal ob Öl, Butter oder Milchfett, mehr als doppelt so viel Energie wie Kohlenhydrate oder Eiweiß in derselben Menge.

Kinder im Alter von acht bis zehn Jahren benötigen 30–35 Prozent ihrer täglichen Energie in Form von Fett. Das sind etwa 60 Gramm reines Fett, das meist aus Pflanzenöl (1 Esslöffel hat etwa 10 Gramm Öl), aber auch Butter oder Margarine, Fleisch und Wurstwaren stammt. Die beste Fettqualität hat Pflanzenöl aus Raps und Walnüssen. Die Deutsche Gesellschaft für Ernährung empfiehlt daher, standardmäßig Rapsöl in der Küche einzusetzen.

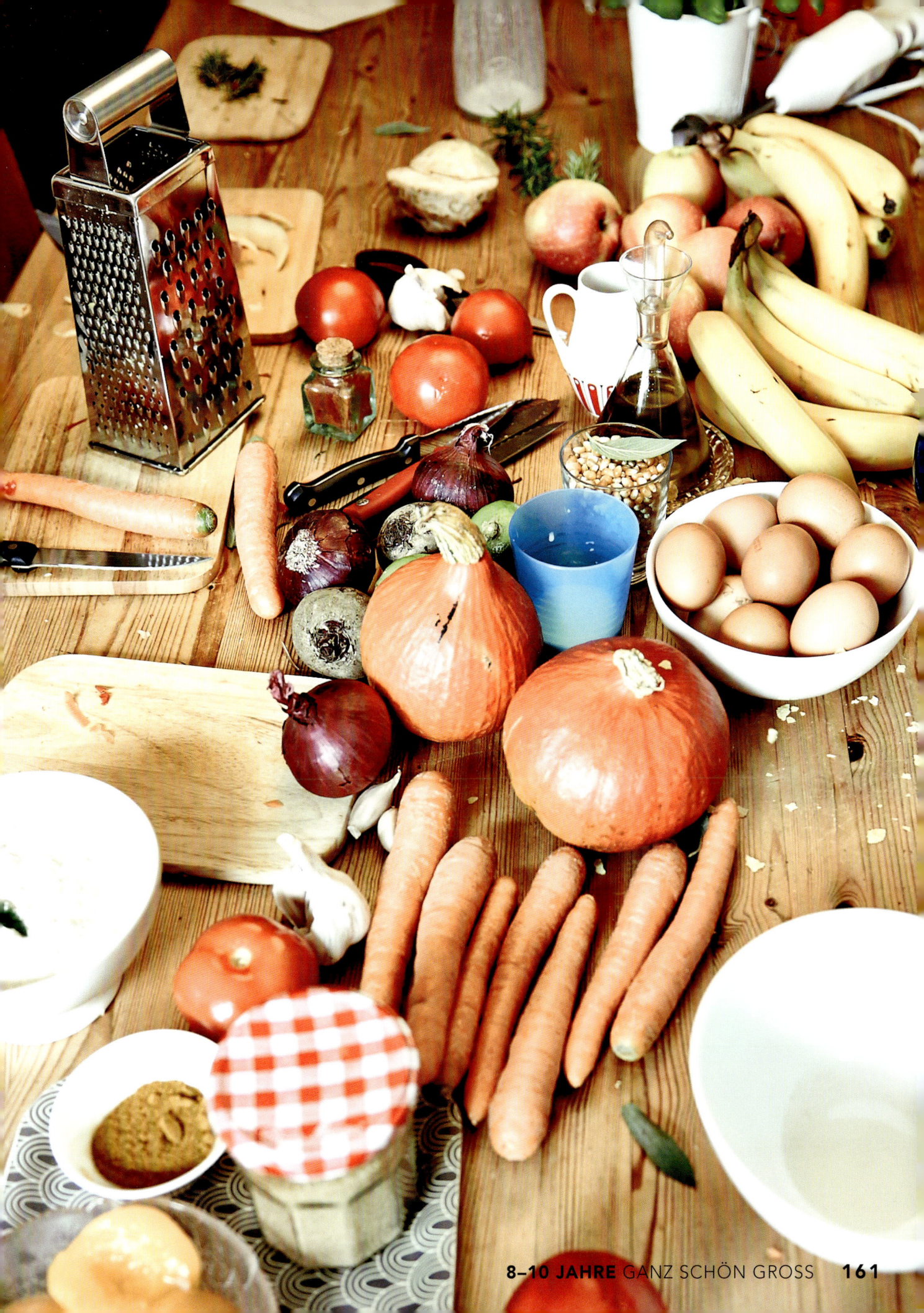

Rezepte

Bei mit * gekennzeichneten Rezepten verringern sich die Portionen, je mehr Erwachsene mitessen!

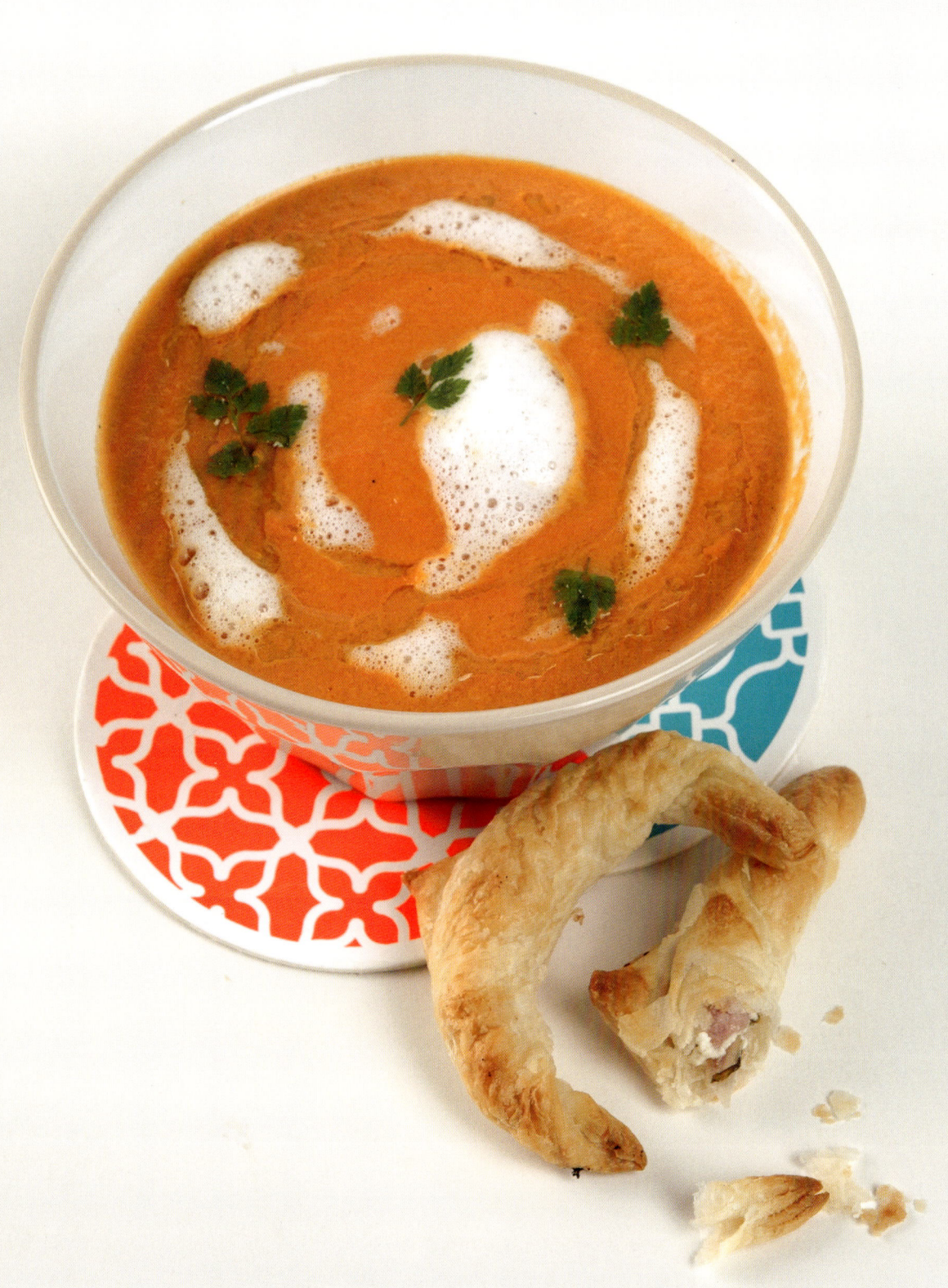

Cremesüppchen von Karotten und Tomaten mit Schinkenhörnchen

Für 4–6 Portionen*

Cremesüppchen

2 Karotten...1 Schalotte...4 Fleischtomaten...1–2 TL Zucker...15 g Butter...
1 EL Tomatenmark...1–1,2 l Geflügelbrühe (oder Gemüse- oder leichte Rinderbrühe)...150 g Sahne...70 g Crème fraîche...Salz...frisch gemahlener schwarzer Pfeffer...feinstes Olivenöl und Milchschaum zum Servieren

Die Karotten schälen und in feine Scheiben schneiden. Die Schalotte abziehen und in feine Streifen schneiden. Die Fleischtomaten waschen, den Stielansatz entfernen, in kleine Stücke schneiden und in einer Schüssel mit Salz und 1 TL Zucker mischen.
Die Butter in einem Topf schmelzen, die Schalotten und Karotten in der Butter anschwitzen, das Gemüse salzen und mit 2 TL Zucker weiter braten. Die Fleischtomaten zugeben und alles auf kleiner Flamme köcheln lassen, bis die Karotten weich sind. Das Tomatenmark zugeben und 1 Minute mitbraten. Die Brühe angießen und die Suppe weitere 30–35 Minuten köcheln lassen, währenddessen kräftig abschmecken. Sahne und Crème fraîche zugeben und die Suppe mit dem Pürierstab fein mixen. Damit die Suppe noch cremiger wird, nochmals durch ein Sieb passieren, in einem Topf erneut erhitzen und abschmecken. Mit ein paar Tropfen feinstem Olivenöl, etwas aufgeschäumter Milch und den Schinkenhörnchen servieren.

Schinkenhörnchen

1 Schalotte...15 g Butter...60 g Schinkenwürfel...1 EL gehackte Petersilie...
1 EL Crème fraîche...1 Paket Tiefkühl-Blätterteig...1 Eigelb...rosenscharfes Paprikapulver...Salz...frisch gemahlener schwarzer Pfeffer

Den Backofen auf 180 °C Ober-/Unterhitze vorheizen.
Die Schalotte abziehen und fein würfeln. Die Butter in einer Pfanne schmelzen und die Schalotten- und Schinkenwürfel kurz anschwitzen. Petersilie und Crème fraîche zugeben und kurz durchkochen lassen. Die Füllung mit Salz, Pfeffer und Paprikapulver abschmecken. Die Blätterteigplatten antauen lassen, jeweils in zwei Quadrate von 5 x 5 cm teilen, ausrollen, jeweils diagonal halbieren, sodass aus jeder Platte vier Dreiecke entstehen. Diese mit etwas Eigelb bestreichen. Je 1 TL der Füllung in die Mitte der Blätterteigdreiecke geben, aufrollen und zu Hörnchen drehen. Auf ein mit Backpapier belegtes Blech setzen. Die Hörnchen mit Eigelb bestreichen, mit etwas Paprikapulver bestreuen und 15–18 Minuten im heißen Ofen goldgelb backen.

Tipp: Dieses Rezept eignet sich gut für einen Kindergeburtstag.

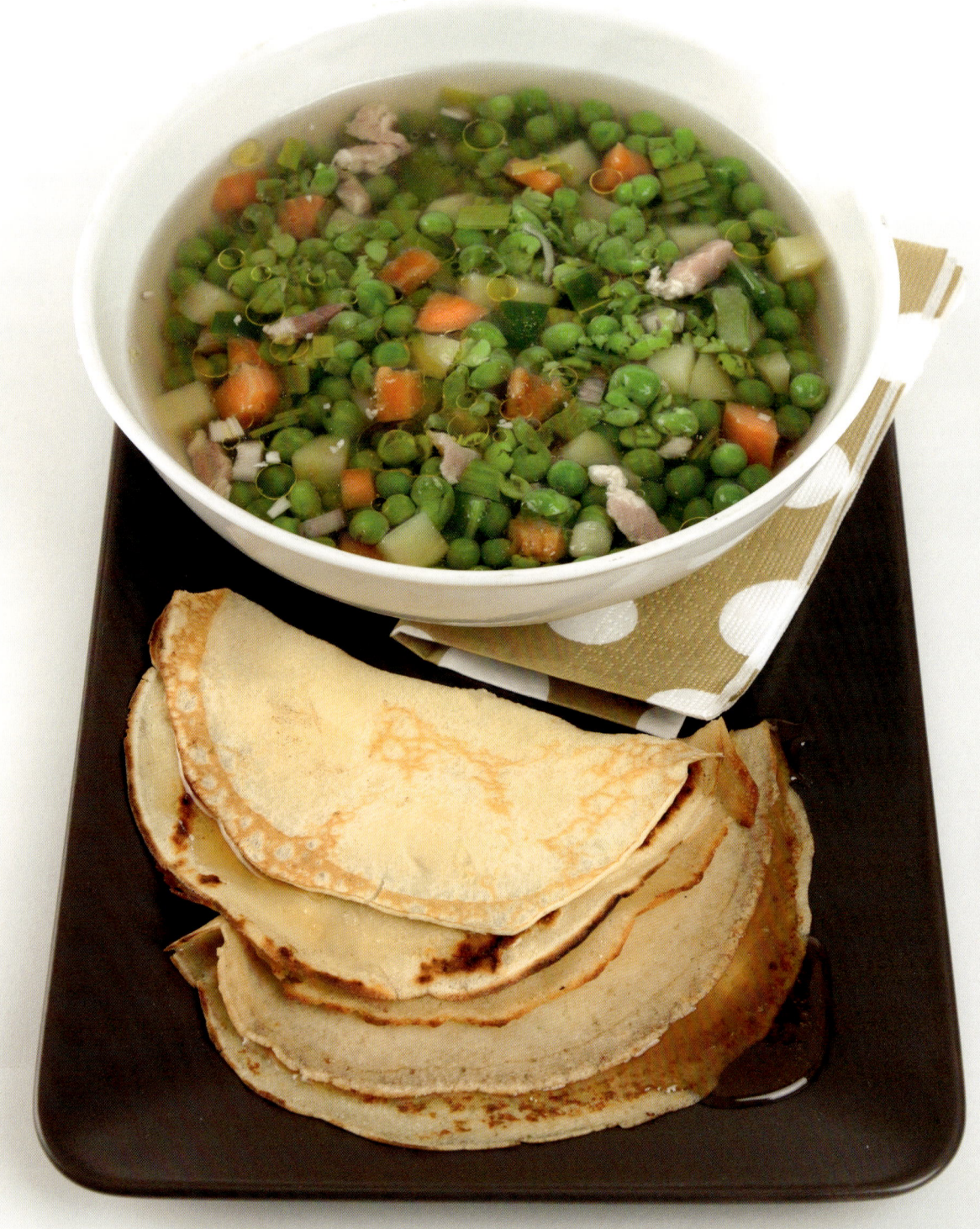

Erbseneintopf mit Rübenkraut-Pfannkuchen

Für 8 Portionen

Erbseneintopf

2 festkochende Kartoffeln...1 Karotte...½ Lauchstange...4 Zwiebeln...100 g geräucherter Speck...je 1 Liebstöckel- und Majoranzweig...50 g Butter...450 g Erbsen (frisch gepalt oder tiefgekühlt)...1 l Geflügelbrühe...1 Lorbeerblatt...Salz...frisch gemahlener schwarzer Pfeffer

Die Kartoffeln und die Karotte schälen, die Lauchstange längs aufschneiden und waschen und die Zwiebeln abziehen. Das Gemüse und den Speck in kleine Würfel schneiden. Die Kräuterzweige waschen und trocken schütteln.
Die Butter in einem großen Topf zerlassen und Gemüse, Erbsen, Kräuterzweige und Speck darin anschwitzen. Brühe angießen, Lorbeerblatt zugeben und alles weich kochen. Das Lorbeerblatt und die Kräuter wieder herausnehmen, den Eintopf mit einem Kartoffelstampfer leicht zerstampfen und mit Salz und Pfeffer abschmecken.

Pfannkuchen

3 Eier...400 g Mehl...100 ml Wasser...400 ml Milch...1 Päckchen Vanillezucker...1 EL Zucker...Salz...Sonnenblumenöl zum Braten...Rübenkraut (Zuckerrübensirup) zum Bestreichen

Die Eier trennen und die Eiweiße steif schlagen. Alle weiteren Zutaten (bis auf Öl und Rübenkraut) in eine Schüssel geben und mit dem Handrührgerät zu einem glatten Teig verrühren. Den Eischnee unterheben. Etwas Öl in einer Pfanne erhitzen und nacheinander Pfannkuchen backen und mit Rübenkraut bestreichen.
Die Pfannkuchen mit dem Erbseneintopf servieren.

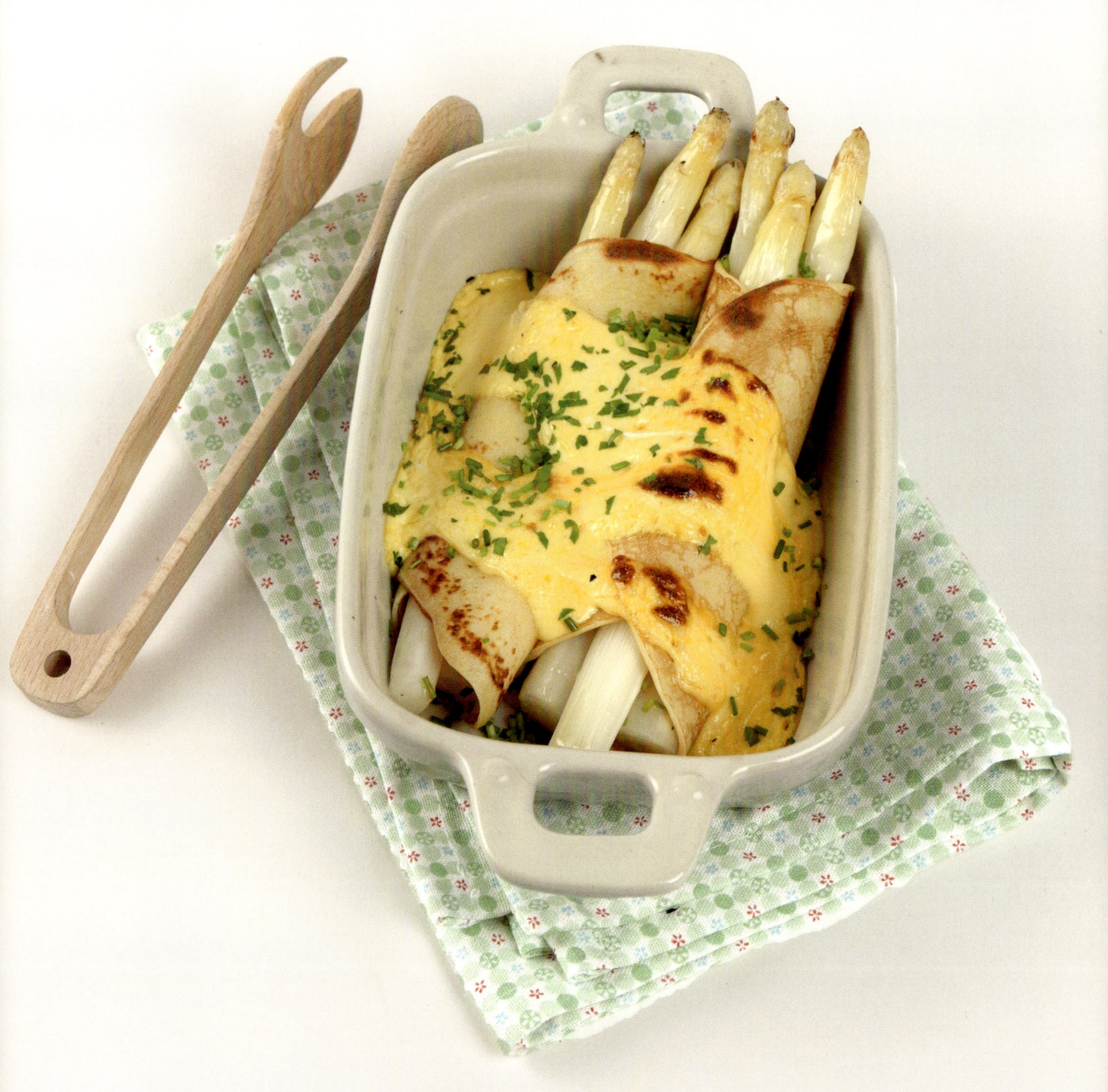

Crêpes mit Spargel

Für 4 Portionen

Crêpes

65 g Mehl...185 ml Milch...3 Eier...1 EL fein gehackte Kräuter (nach Geschmack)...12 Stangen weißer Spargel...1 TL Butter...Zucker...Salz...Butter zum Braten

Den Backofen auf 200 °C vorheizen.
Das Mehl mit der Milch verrühren, die Eier nacheinander hinzufügen und eine Prise Salz sowie nach Belieben die Kräuter untermischen. Den Teig mindestens 30 Minuten kalt stellen. Inzwischen die Spargelstangen sorgfältig schälen und das untere Ende abschneiden. In einem großen Topf Wasser zum Kochen bringen und Salz, Zucker und 1 TL Butter hineingeben. Den Spargel in sprudelndem Wasser ca. 10 Minuten gar kochen.
Für die Crêpes etwas Butter in einer Pfanne erhitzen und nacheinander vier dünne Crêpes darin backen. Den Spargel abtropfen lassen und jeweils 3 Stangen in einen Crêpe rollen, mit der Sauce (siehe unten) übergießen und im Ofen 10–15 Minuten überbacken.

Sauce Hollandaise

250 g geklärte Butter oder Butterschmalz...1 EL Weißweinessig...4 Eigelbe...Saft von ½ Zitrone...Salz...frisch gemahlener weißer Pfeffer

Für die Sauce die Butter zerlassen, beiseitestellen und etwas abkühlen lassen. Den Essig mit 4 EL kaltem Wasser aufkochen und um ein Drittel reduzieren lassen. Vollständig abkühlen lassen. Die Eigelbe zur kalten Reduktion geben und über einem Wasserbad oder bei sehr geringer Hitze mit einem Schneebesen aufschlagen, bis die Sauce schön emulgiert ist. Die Temperatur der Sauce darf 65 °C nicht übersteigen.
Vom Herd nehmen und die lauwarme Butter unter Rühren gleichmäßig hineingießen. Mit Salz und Pfeffer würzen. Zum Schluss den Zitronensaft einrühren.

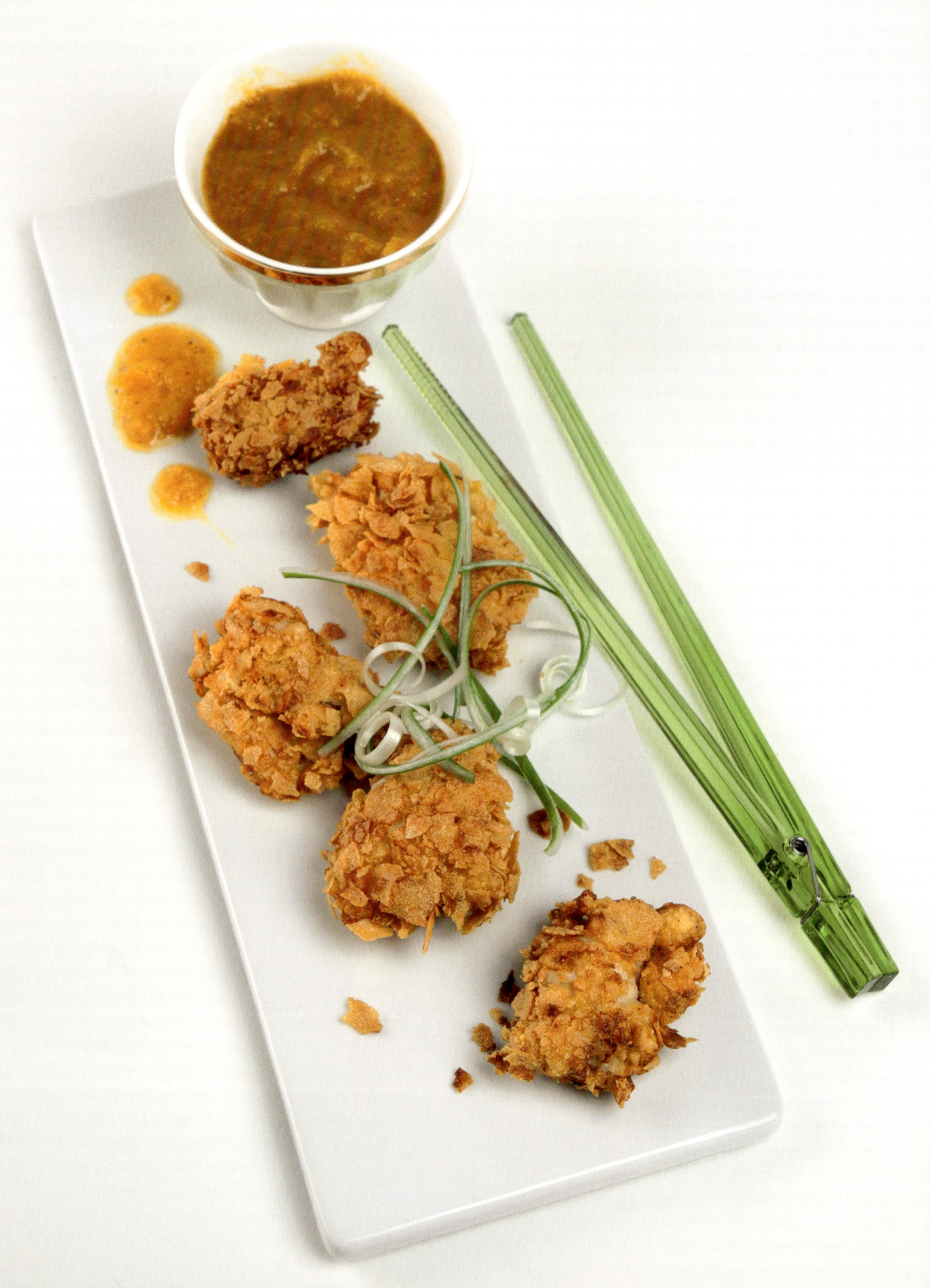

Maishähnchenstücke mit Cornflakes und süß-saurer Sauce

Für 4 Portionen

Hähnchen

4 Maishähnchenbrustfilets...1 Bio-Zitrone...150 ml Buttermilch...1 TL edelsüßes Paprikapulver...2 EL Mehl...150 g Cornflakes...4 EL Maiskeimöl...Salz

Die Maishähnchenbrüste waschen, trocken tupfen und schräg in Scheiben schneiden. Die Zitrone heiß waschen, abtrocknen, die Schale abreiben und in die Buttermilch geben. Paprikapulver und Salz hinzufügen und die Hähnchenstücke in der Buttermilch mindestens 1 Stunde marinieren.
Das Mehl in die Marinade geben und gut unterrühren. Das Fleisch auf einem Sieb abtropfen lassen. Die Cornflakes leicht zerdrücken und die Hähnchenstücke darin wenden. Das Maiskeimöl in einer Pfanne auf mittlere Hitze erwärmen und das Fleisch darin nicht zu heiß braten, da die Cornflakes leicht verbrennen!

Süß-saure Sauce

200 g Pfirsiche aus der Dose...50 ml Branntweinessig...20 g brauner Zucker...100 ml Wasser...6 g Speisestärke...1 TL mildes Currypulver...1 TL gelbes Senfpulver...2 EL Rapsöl...Salz

Alle Zutaten mit dem Pürierstab mixen und in einem Topf langsam erhitzen. Die Sauce 5 Minuten köcheln lassen, dabei stets umrühren damit nichts anbrennt. Noch einmal abschmecken, erneut mixen und kalt stellen.
Die Hähnchenstücke auf vier Teller verteilen und zusammen mit der Sauce servieren.

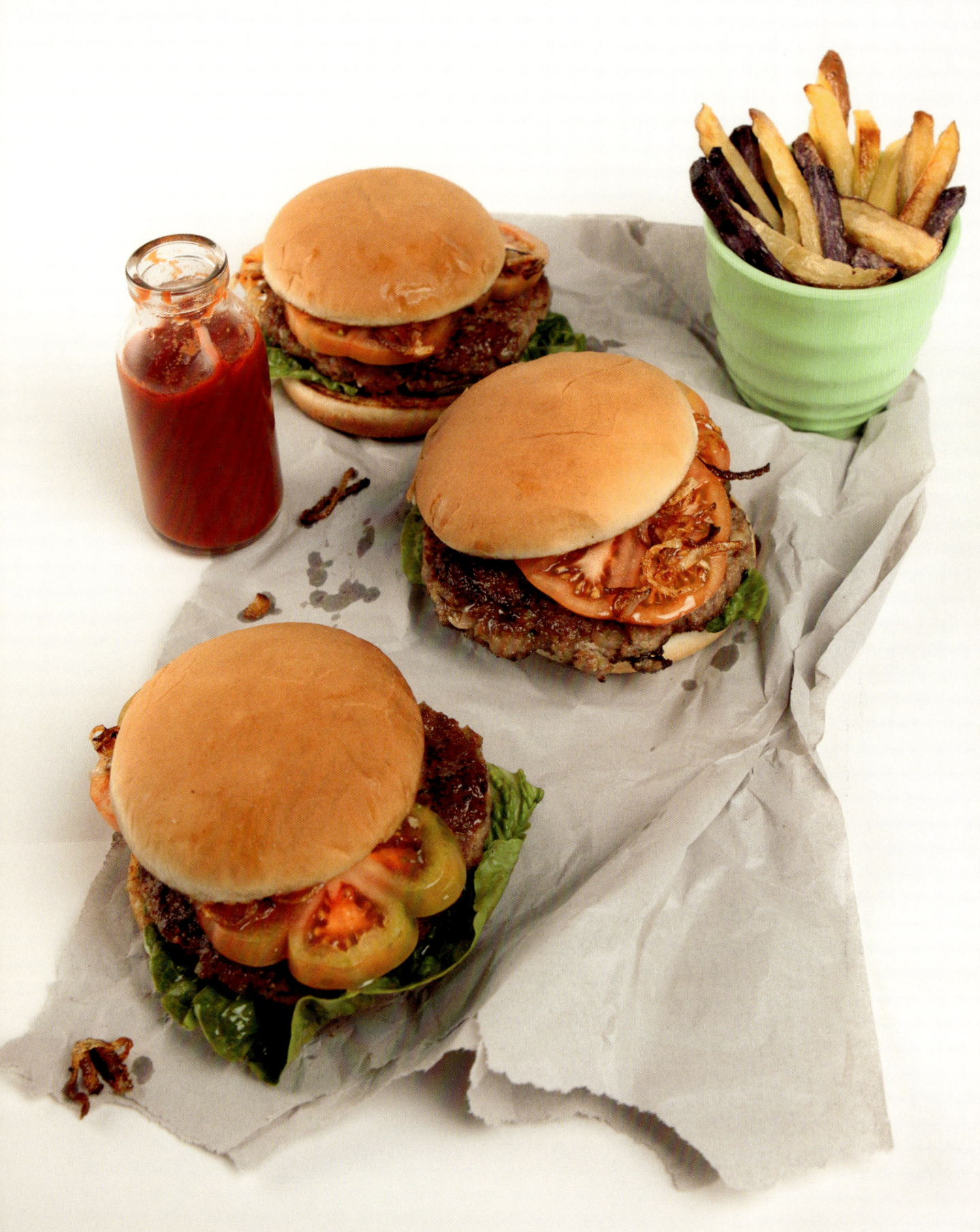

Hamburger

Für 4 Portionen

50 g trockenes Weißbrot…2 EL Milch…2 Zwiebeln…je 1 Rosmarin-, Thymian- und Oreganozweig…50 g Butter…600 g Rindfleisch…1 EL Senf…4 Hamburger Brötchen…2 Tomaten…4 Kopfsalatblätter…Salz…frisch gemahlener schwarzer Pfeffer…Ketchup zum Servieren

Das trockene Brot in kleine Würfel schneiden und in der Milch ca. 1 Stunde einweichen, dabei mehrmals wenden. Die Zwiebeln abziehen und in Ringe schneiden. Die Kräuter waschen, trocken schütteln, von den Stielen zupfen und fein hacken. Etwas Butter in einer Pfanne erhitzen und die Hälfte der Zwiebeln darin anschwitzen, anschließend mit dem Rindfleisch und dem eingeweichten Brot durch den Fleischwolf drehen. Die Hackfleischmasse mit Salz, Pfeffer, Kräutern, Senf und Ketchup abschmecken.
Aus dem Brät vier gleich große Pattys formen, die restliche Butter in der Pfanne erhitzen und die Pattys darin braten. Die restlichen Zwiebelringe dazugeben und mitbraten. Die Brötchen halbieren und unter dem Grill oder im Toaster leicht rösten. Die Tomaten waschen, die Stielansätze entfernen und die Tomaten in Scheiben schneiden. Die Salatblätter waschen und trocken schütteln. Die Brötchen mit Pattys, Salatblättern, Tomatenscheiben und Zwiebeln belegen. Nach Belieben mit Ketchup und den bunten Pommes servieren.

Tipp: Wer keinen Fleischwolf hat, kann beim Metzger auch fertiges Rinderhackfleisch kaufen. Die Hälfte der Zwiebeln dann in Würfel schneiden.

Bunte Pommes

Für 4 Portionen als Beilage

100 g rote Kartoffeln (z. B. „Rote Emma")…100 g blaue Kartoffeln (z. B. „Blaue Elise")…100 g festkochende Kartoffeln (z. B. „Linda")…2 EL Öl…Salz

Den Backofen auf 200 °C Ober-/Unterhitze vorheizen.
Die Kartoffeln schälen und in 1 cm dicke Stifte schneiden und salzen. Ein Backblech mit Öl bestreichen und die Kartoffeln gleichmäßig darauf verteilen. Im heißen Ofen 30 Minuten garen.

Tipp: Wer lieber frittierte Pommes mag, kann die Kartoffeln natürlich auch in heißem Öl ausbacken und auf Küchenpapier kurz entfetten.

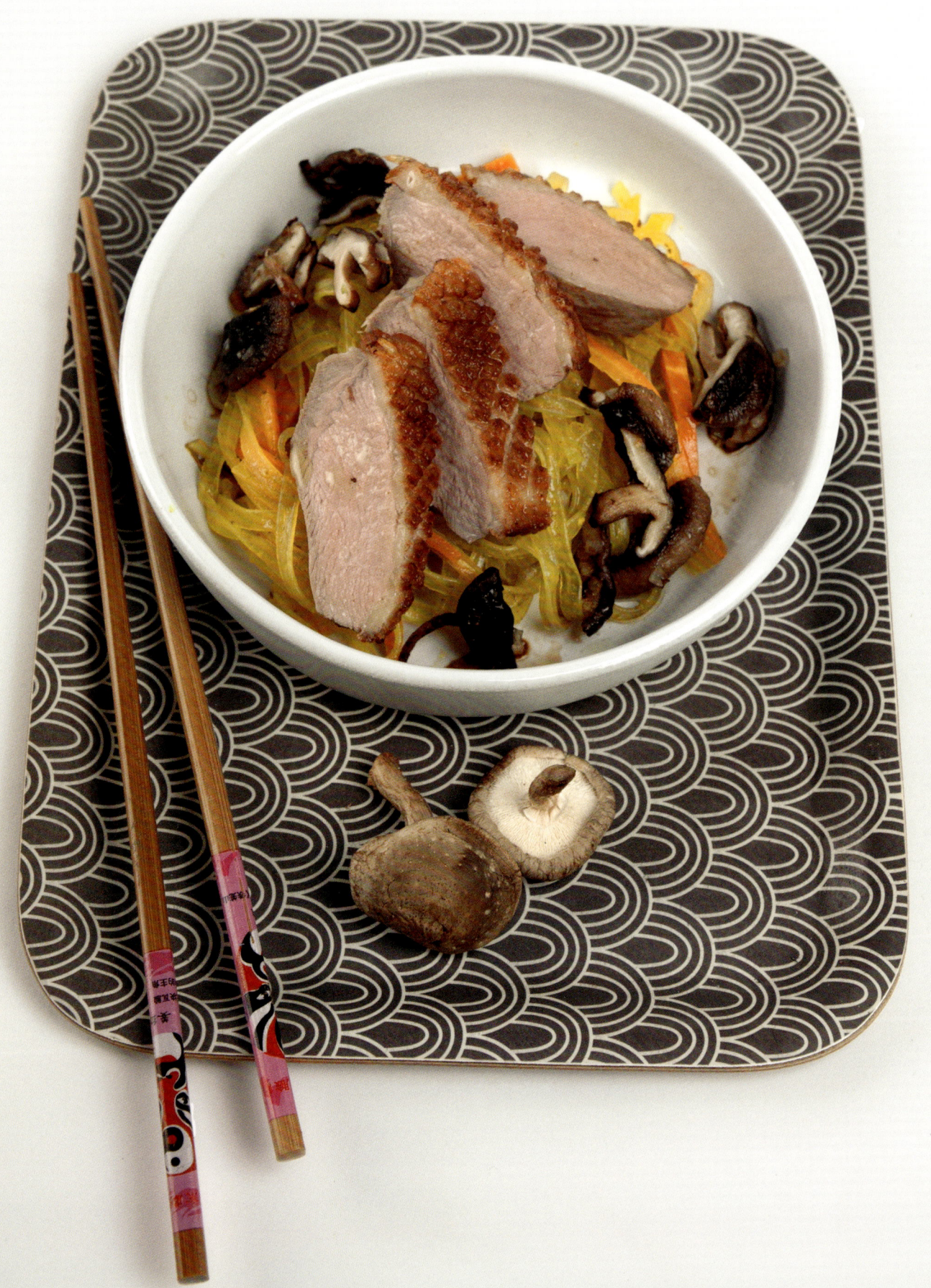

Entenbrust mit Karotten-Curry-Reisnudeln und Shiitake-Pilzen

Für 4 Portionen

300 g Karotten…40 g Butter…1 TL Zucker…1 TL mildes Currypulver (z. B. „Maharadja" von Ingo Holland, Altes Gewürzamt)…200 ml Mineralwasser…80 g Reisnudeln…2 kleine Barbarie Entenbrustfilets (à 200 g)…2 EL Öl…2 Schalotten…160 g Shiitake-Pilze…1 EL Sesamöl…Salz…frisch gemahlener schwarzer Pfeffer

Den Backofen auf 160 °C Ober-/Unterhitze vorheizen.
Die Karotten schälen, der Länge nach vierteln und anschließend in feine Stifte schneiden. Die Butter in einem Topf erhitzen, Karotten, Zucker und Curry zugeben und mit Mineralwasser ablöschen. Das Gemüse garen, bis die Flüssigkeit verkocht ist, und mit Salz und Pfeffer abschmecken. Die Reisnudeln nach Packungsanleitung in Salzwasser bissfest garen, abgießen und anschließend mit den Karotten mischen.
Die Entenbrustfilets gegebenenfalls von Sehnen befreien, die Fettseiten rautenförmig einschneiden und das Fleisch von beiden Seiten salzen und pfeffern. Das Öl in einer ofenfesten Pfanne erhitzen und die Entenbrüste von beiden Seiten 2 Minuten anbraten. Das Fleisch im heißen Ofen (mit der Fettseite nach oben) weitere 6 Minuten garen, herausnehmen, in Alufolie wickeln und anschließend ruhen lassen.
Die Schalotten abziehen und fein würfeln. Die Shiitake-Pilze putzen, in Streifen schneiden und mit den Schalottenwürfeln im Sesamöl braten. Die Entenbrust in Scheiben schneiden, auf den Karotten-Curry-Reisnudeln anrichten und mit Shiitake-Pilzen servieren.

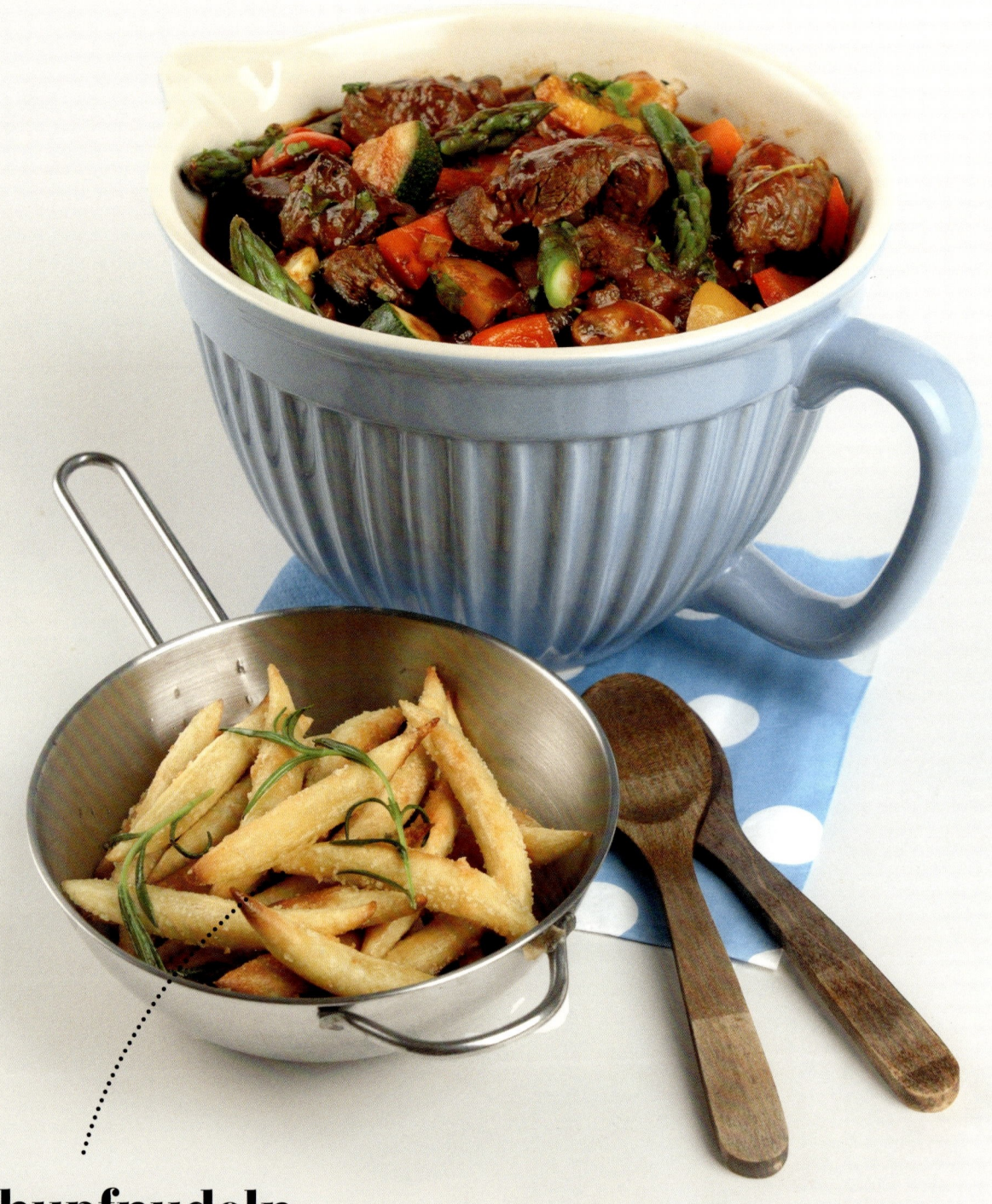

Schupfnudeln
(S.71)

Lammragout mit Frühlingsgemüse

Für 4 Portionen

600 g Lamm- oder Ziegenfleisch (Keule oder Schulter)…2 Zwiebeln…3 Knoblauchzehen…4 EL Olivenöl…1 geh. TL Mehl…1 EL Tomatenmark…
600 ml Gemüsebrühe…je 2 Thymianzweige und Rosmarinzweige…500 g saisonales Gemüse nach Geschmack (z. B grüne Spargelspitzen, gelbe und rote Paprika, Champignons oder Zuckerschoten)…je 50 g Basilikum und Petersilie…
1 TL Kreuzkümmelsamen…Zucker…Salz…frisch gemahlener schwarzer Pfeffer

Das Fleisch in mundgerechte Stücke schneiden, salzen und pfeffern. Zwiebeln und Knoblauch abziehen und in kleine Würfel schneiden. Das Öl in einem Topf erhitzen und das Fleisch darin kurz anbraten. Zwiebeln und Knoblauch zugeben und goldbraun anschwitzen, Mehl und Tomatenmark kurz mitrösten und die Gemüsebrühe angießen. Thymian und Rosmarin waschen und nach 45 Minuten zum Ragout geben.

In der Zwischenzeit das Gemüse waschen, putzen und klein schneiden. Jeweils separat blanchieren, d. h. in kochendem Salzwasser 1–2 Minuten bissfest garen, abgießen und mit Eiswasser abschrecken. Basilikum und Petersilie waschen, trocken schütteln und fein hacken.

Falls das Ragout noch zu flüssig ist, die Sauce entweder offen einkochen lassen oder mit etwas Saucenbinder binden. Zum Schluss das Gemüse, Basilikum und Petersilie zum Ragout geben und nach Belieben mit frisch gemahlenem Kreuzkümmel, Zucker, Salz und Pfeffer abschmecken.

Tipp: Dazu passen Kartoffeln, Kartoffelpüree (S.67), Schupfnudeln (S.71), Spätzle (S.119), Nudeln oder Reis.

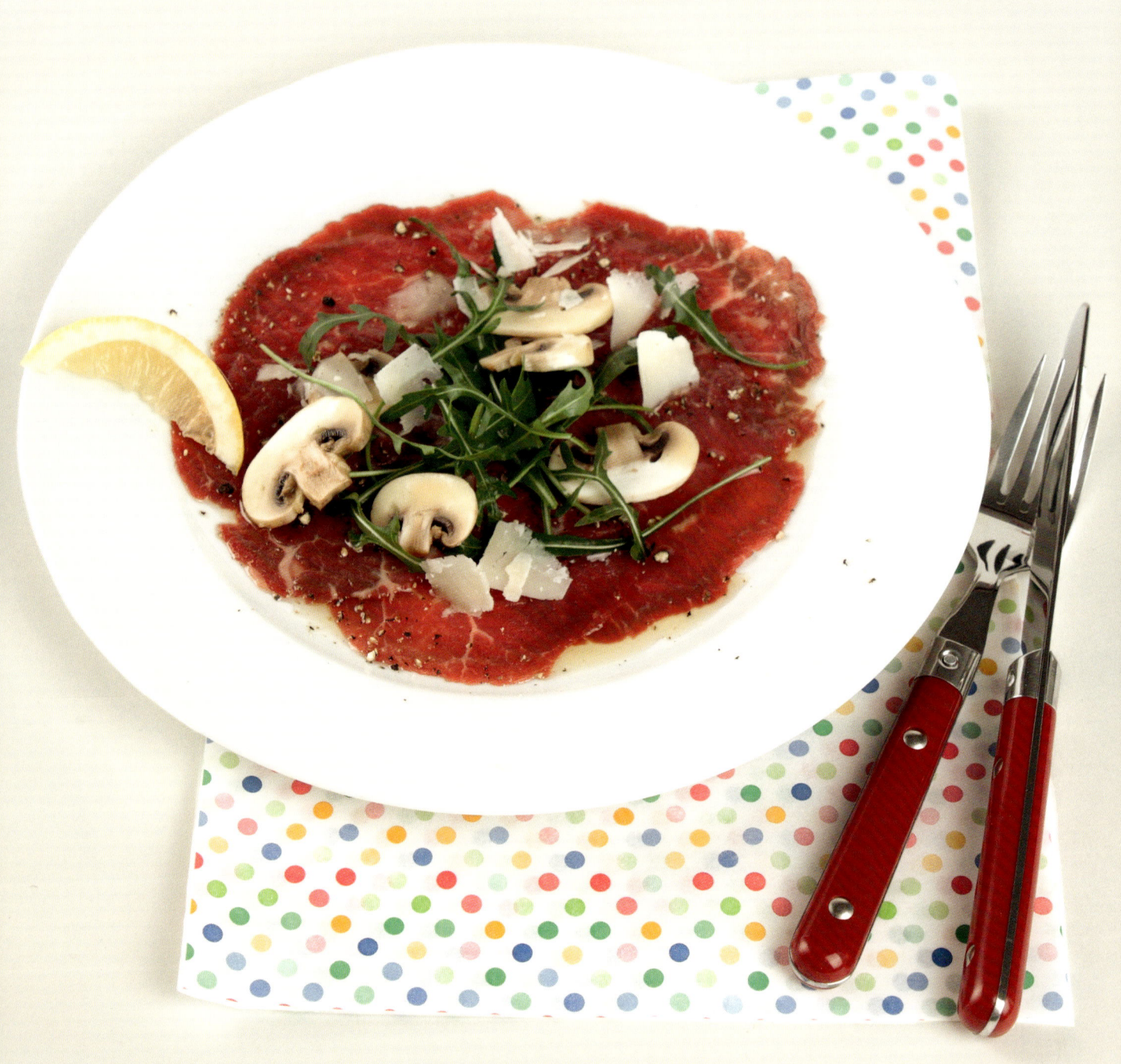

Rindercarpaccio mit frischen Champignons

Für 4 Portionen

200 g Rinderfilet (küchenfertig in hauchdünnen Scheiben)…½ Zitrone…
100 g Champignons…½ Bund Rucola…4 EL bestes Olivenöl…50 g Parmesan am Stück…Salz…frisch gemahlener schwarzer Pfeffer

Die einzelnen Rinderfiletscheiben zwischen zwei Klarsichtfolien (möglichst etwas dickere Folie) legen und mit einem Plattiereisen oder Fleischklopfer vorsichtig flach klopfen. Eine der Folien abziehen, das flachgeklopfte Fleisch auf einen Teller legen, die andere Folie abziehen. So mit allen weiteren Scheiben fortfahren. Mit Salz und Pfeffer aus der Mühle würzen.
Die Zitrone auspressen. Die Pilze abreiben, in dünne Scheiben schneiden und den Rucola putzen und waschen. Das Carpaccio mit Champignons und Rucola garnieren und mit Olivenöl und Zitronensaft beträufeln. Den Parmesan fein über das Gericht reiben und sofort servieren.

WICHTIG: DEN ZITRONENSAFT ERST GANZ ZUM SCHLUSS AUF DAS FLEISCH TRÄUFELN, DENN DURCH DIE SÄURE DER ZITRONE WÜRDE DAS FLEISCH SONST GRAU WERDEN.

Tipp: Rinderfilet für Carpaccio am besten beim Metzger vorbestellen.

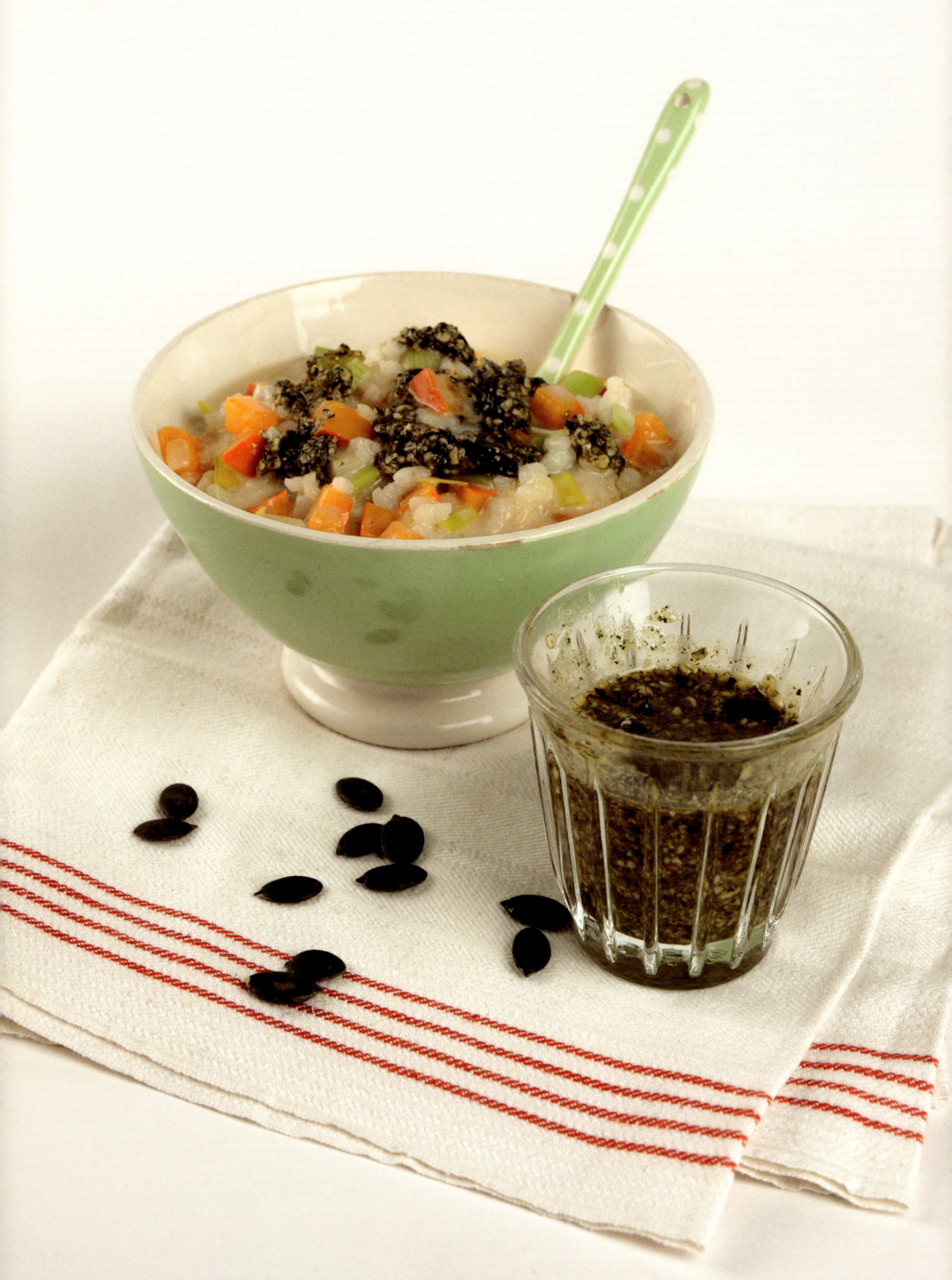

Kürbisrisotto mit Pesto

Für 4–6 Portionen*

Kürbisrisotto

300 g Hokkaidokürbis…4 Schalotten…100 g Gemüse (z. B. Karotte, Lauch, Staudensellerie)…125 g Butter…200 g Risottoreis (z. B. gereifter „Carnaroli")…100 ml Apfelsaft…400 ml Geflügel- oder Gemüsebrühe…Salz…frisch gemahlener schwarzer Pfeffer

Den Backofen auf 160 °C Ober-/Unterhitze vorheizen.
Den Kürbis waschen, halbieren und Kerne und Fasern entfernen. Das Fruchtfleisch in feine Würfel schneiden. Die Schalotten abziehen und klein schneiden. Das Gemüse putzen, waschen und ebenfalls würfeln.
In einem ofenfesten Topf 75 g Butter erhitzen und die Kürbiswürfel darin bei milder Hitze ohne Farbe weich dünsten. Die Schalotten mit den Gemüsewürfeln zugeben und ebenfalls glasig dünsten. Den Reis zugeben und kurz mitdünsten. Den Apfelsaft angießen, kräftig umrühren und komplett einkochen lassen. Dann die gesamte Brühe angießen, kurz aufkochen lassen und auf den Rost in den heißen Ofen stellen. Nach 12 Minuten herausnehmen und durchrühren. Die restliche Butter in Würfel schneiden und nach und nach einarbeiten, sodass eine feine Bindung entsteht. Mit Salz und Pfeffer nachwürzen.

Pesto

100 ml Kürbiskernöl (z. B. Steirisches)…50 g Kürbiskerne ohne Schale (z. B. Steierische)

Das Kürbiskernöl mit den Kernen fein pürieren und zum Risotto servieren. Das Pesto ist nur ein bis zwei Tage haltbar, sollte also möglichst frisch zubereitet und gleich aufgebraucht werden.

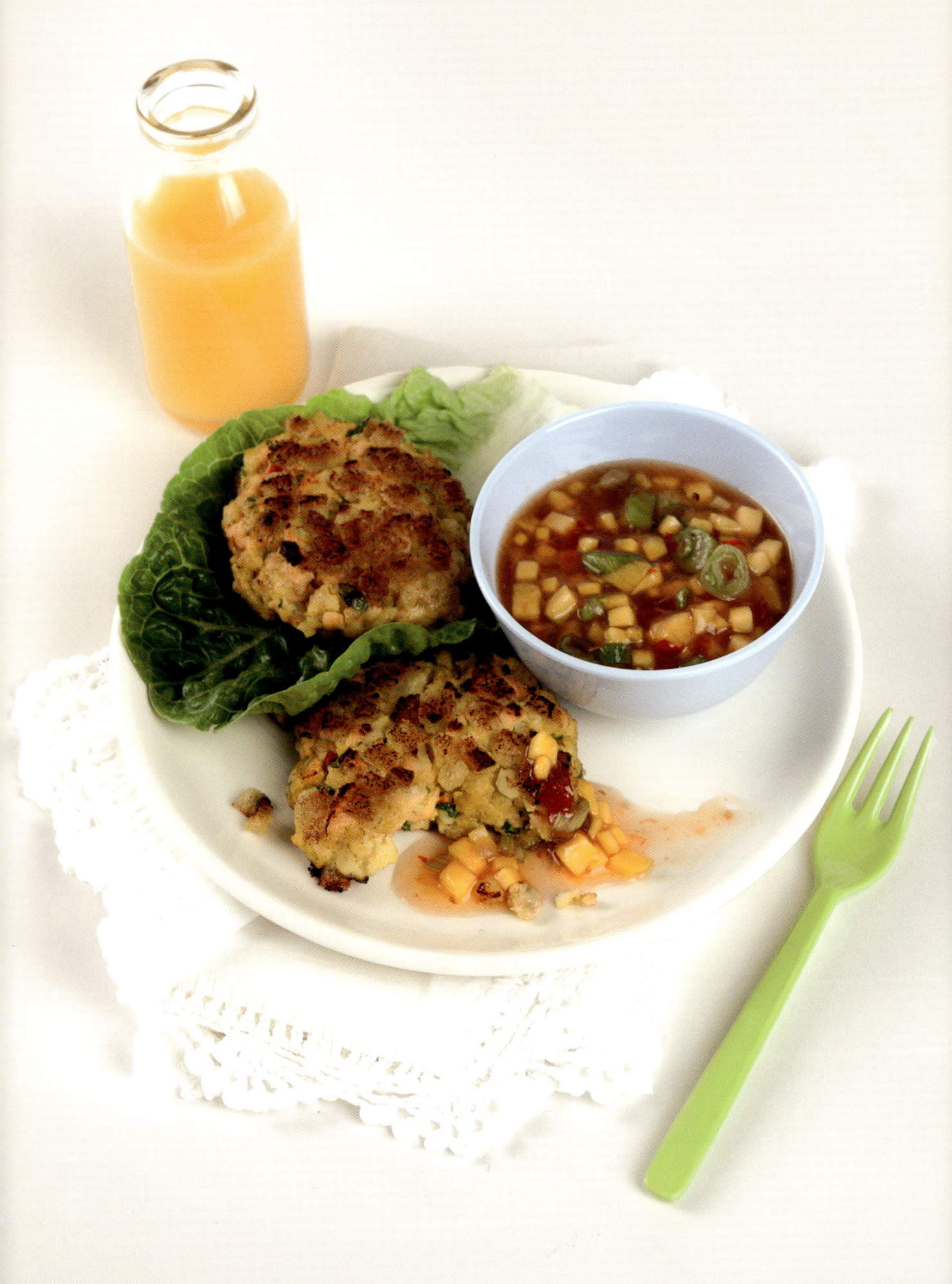

Fischburger mit milder Mango-Curry-Sauce

Für 2 Portionen

Fischburger

200 g Lachs- oder Zanderfilet…6 Scheiben Toastbrot…1 Eigelb…1 EL gehackte
glatte Petersilie…1 EL milde…süße Chilisauce…1 Msp. Currypulver…
4 EL Pflanzenöl…Salz…frisch gemahlener schwarzer Pfeffer

Das Fischfilet klein würfeln. Zwei Scheiben Toast entrinden und ebenfalls in kleine Würfel schneiden. Fisch, Toastwürfel, Eigelb, Petersilie und Chilisauce im Multizerkleinerer kurz anmixen und mit Currypulver, Salz und Pfeffer nicht zu scharf abschmecken. Anschließend zu kleinen Burgern formen.
Für die Panade das restliche Toastbrot entrinden und die Scheiben nochmals quer halbieren, dann in kleinste Würfelchen schneiden. Die Fischburger darin panieren. Die Burger in etwas heißem Pflanzenöl knusprig ausbacken, dann kurz auf einem Küchenpapier entfetten und auf einem Teller anrichten. Mit der Mango-Curry-Sauce umgießen.

Sauce

1 reife Mango…1 Frühlingszwiebel…1 Prise Currypulver…1 EL Ingwersirup (von Sushi-Ingwer)…2 EL weißer Balsamicoessig…1 EL milde, süße Chilisauce…Salz

Die Mango schälen, das Fruchtfleisch längs vom Stein abschneiden und dann fein würfeln. Die Frühlingszwiebel in feine kleine Würfel schneiden. Mit den restlichen Zutaten vermischen und abschmecken.

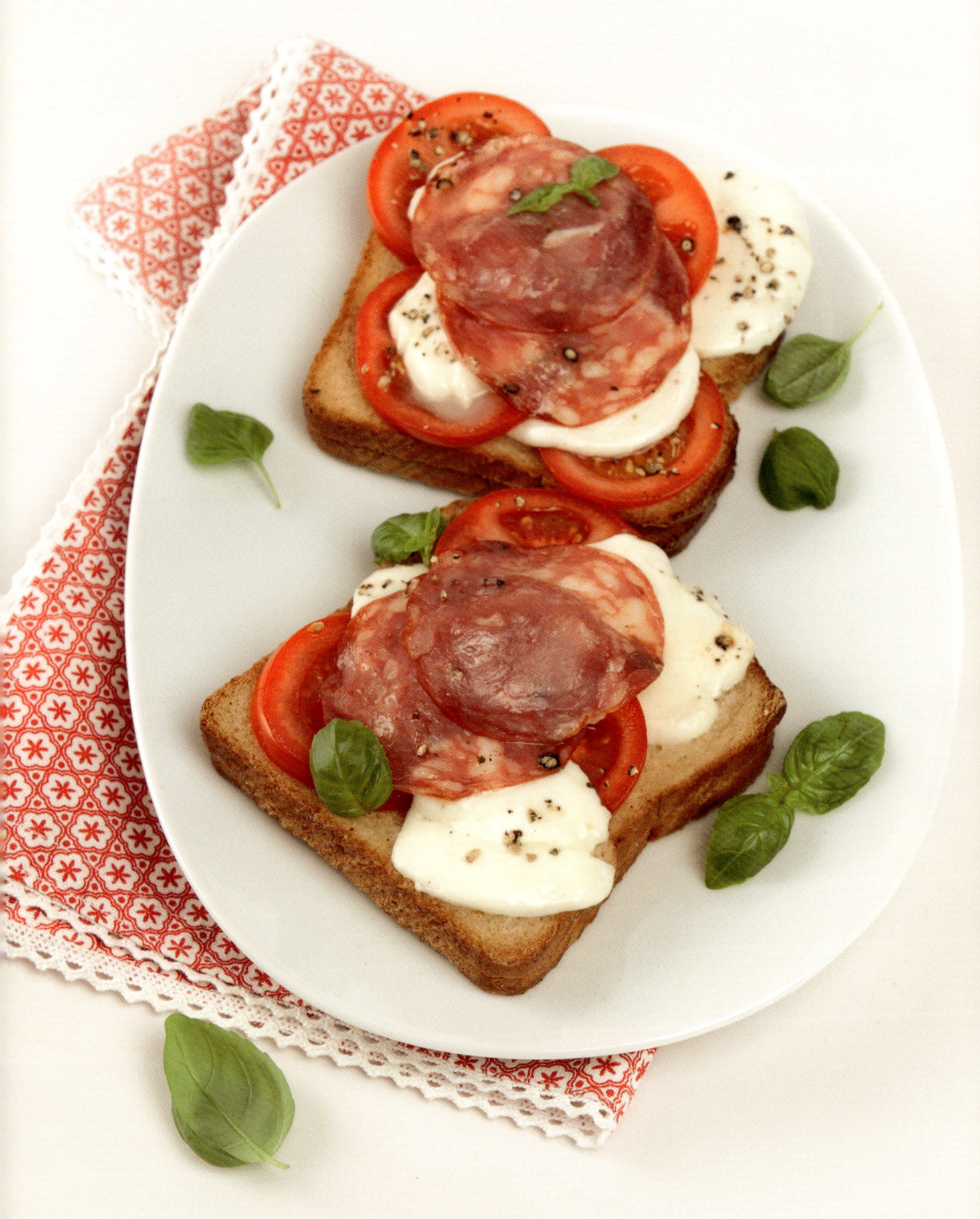

Pizzabrote

Für 4 Portionen

8 Scheiben Toastbrot…2 EL Butter…4 Tomaten…2 Büffelmozzarella…1 Handvoll Basilikumblätter…8 Scheiben Salami…Salz…frisch gemahlener schwarzer Pfeffer

Den Backofen auf 150 °C Ober-/Unterhitze vorheizen.
Das Toastbrot leicht toasten, mit der Butter bestreichen und auf ein Backblech legen. Die Tomaten waschen, die Stielansätze entfernen und die Tomaten in Scheiben schneiden. Die Büffelmozzarella in 8 Scheiben schneiden. Die Basilikumblätter waschen und trocken schütteln.
Die Toastscheiben mit Käse und Tomaten belegen und mit Salz und Pfeffer würzen. Zum Schluss die Salamischeiben auflegen.
Die Brote im Backofen ca. 15 Minuten überbacken, die Basilikumblätter aufstreuen und servieren.

Nudeln mit Tomatensauce

Für 4 Portionen

1 Schalotte…1 Knoblauchzehe…2 EL Olivenöl…1 große Dose geschälte Tomaten (800 g)…2 EL Tomatenmark…500 g frische Taglioline (oder andere frische Nudeln aus dem Kühlregal)…Zucker…Salz…frisch gemahlener schwarzer Pfeffer…Parmesan am Stück zum Servieren

Schalotte und Knoblauch abziehen und fein würfeln. Das Olivenöl in einem Topf erhitzen und beides darin anschwitzen. Die geschälten Tomaten sowie das Tomatenmark dazugeben und alles mit Zucker, Salz und Pfeffer würzen. Die Sauce offen köcheln lassen und auf ein Drittel reduzieren. Zum Schluss mit dem Pürierstab sämig mixen.

Die Nudeln nach Packungsanweisung bissfest kochen, abschütten und in der heißen Tomatensauce schwenken. Parmesan zum Reiben dazu reichen.

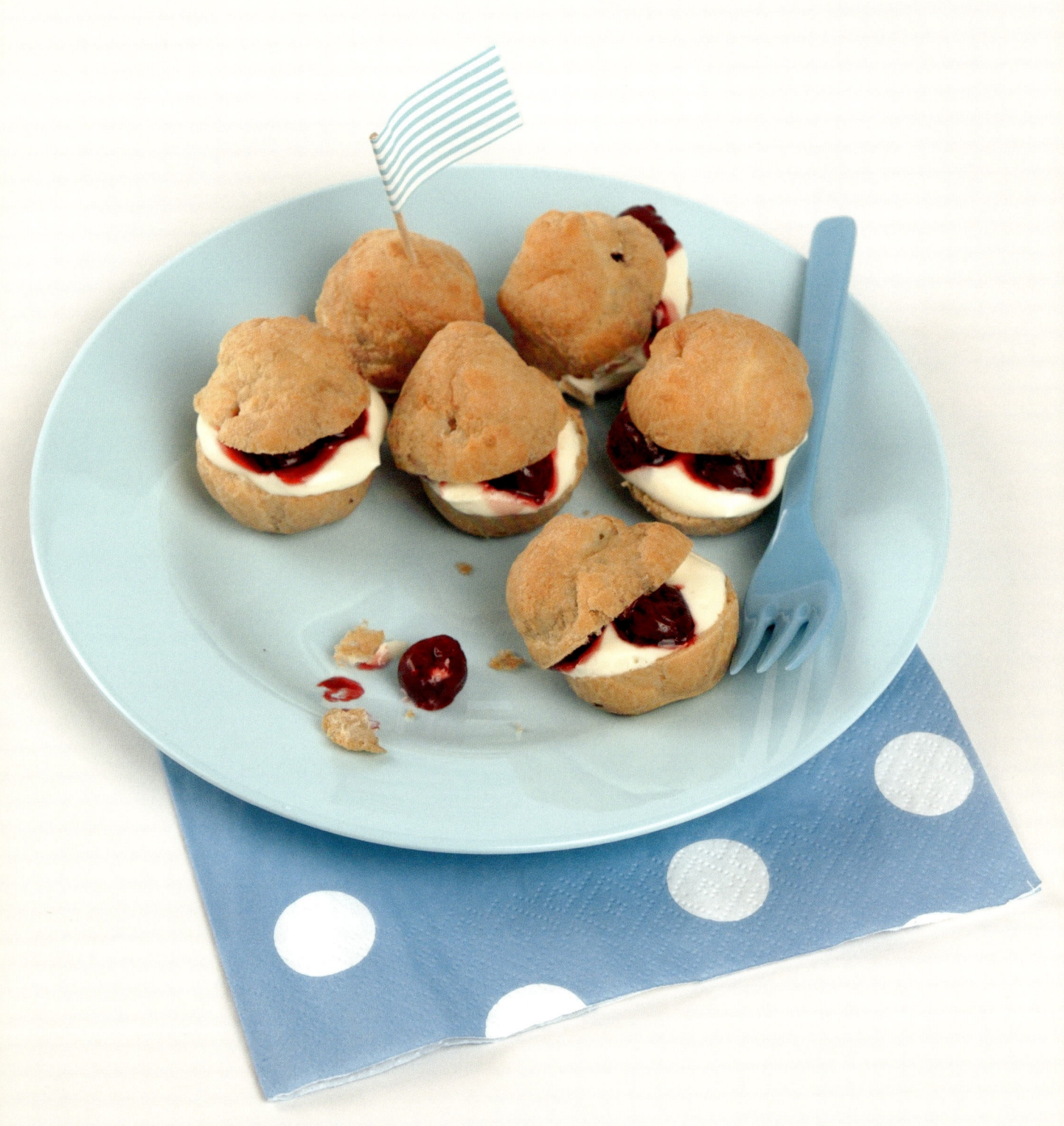

Windbeutel mit Vanillecreme und Kirschen

Für 15–20 Stück

Windbeutel

250 ml Milch...125 g Butter...200 g Mehl...5 Eier...Salz...Puderzucker zum Bestäuben

Den Backofen auf 200 °C Ober-/Unterhitze vorheizen.
Milch, Butter und Salz in einem Topf aufkochen, das Mehl zugeben und rühren, bis sich ein Teigkloß bildet und eine dünne weiße Schicht auf dem Topfboden zu sehen ist. Den Topf vom Herd nehmen und die Masse kurz ruhen lassen.
Die Eier einzeln nacheinander einarbeiten, bis ein glatter, zäher Teig entsteht. Diesen in einen Spritzbeutel füllen und auf ein mit Backpapier belegtes Blech kleine Schneckenhäuschen spritzen. Die Windbeutel im heißen Ofen 8–10 Minuten goldgelb backen, sofort durchschneiden und abkühlen lassen. Mit Vanillecreme und Kirschen füllen und mit Puderzucker bestäubt servieren.

Vanillecreme

1 Vanilleschote...125 ml Milch...2 große Eigelb (50 g)...50 g Zucker...
8 g Bourbon-Vanillepuddingpulver...15 g Mehl

Die Vanilleschote längs aufschlitzen, das Mark herauskratzen und zusammen mit der Milch aufkochen. Eigelbe, Zucker, Puddingpulver und Mehl verrühren und unter ständigem Rühren in die heiße Milch geben. 2–3 Minuten köcheln lassen, bis eine dickliche Creme entsteht. Abkühlen lassen.

Kirschen

½ Vanilleschote...10 g Zucker...200 ml Kirschsaft...60 g (Sauer-)Kirschen (frisch oder aus dem Glas)...1 TL Speisestärke

Die halbe Vanilleschote längs aufschlitzen und das Mark herauskratzen. In einem kleinen Topf den Zucker karamellisieren lassen und mit Kirschsaft ablöschen. Vanillemark und -schote dazugeben und die Flüssigkeit etwas einkochen lassen. Die Speisestärke mit etwas Wasser glatt rühren, in den verbleibenden Saft einrühren und 1 Minute kochen lassen. Die Kirschen (frische Kirschen: gewaschen und entsteint) hineingeben und das Kompott erkalten lassen.

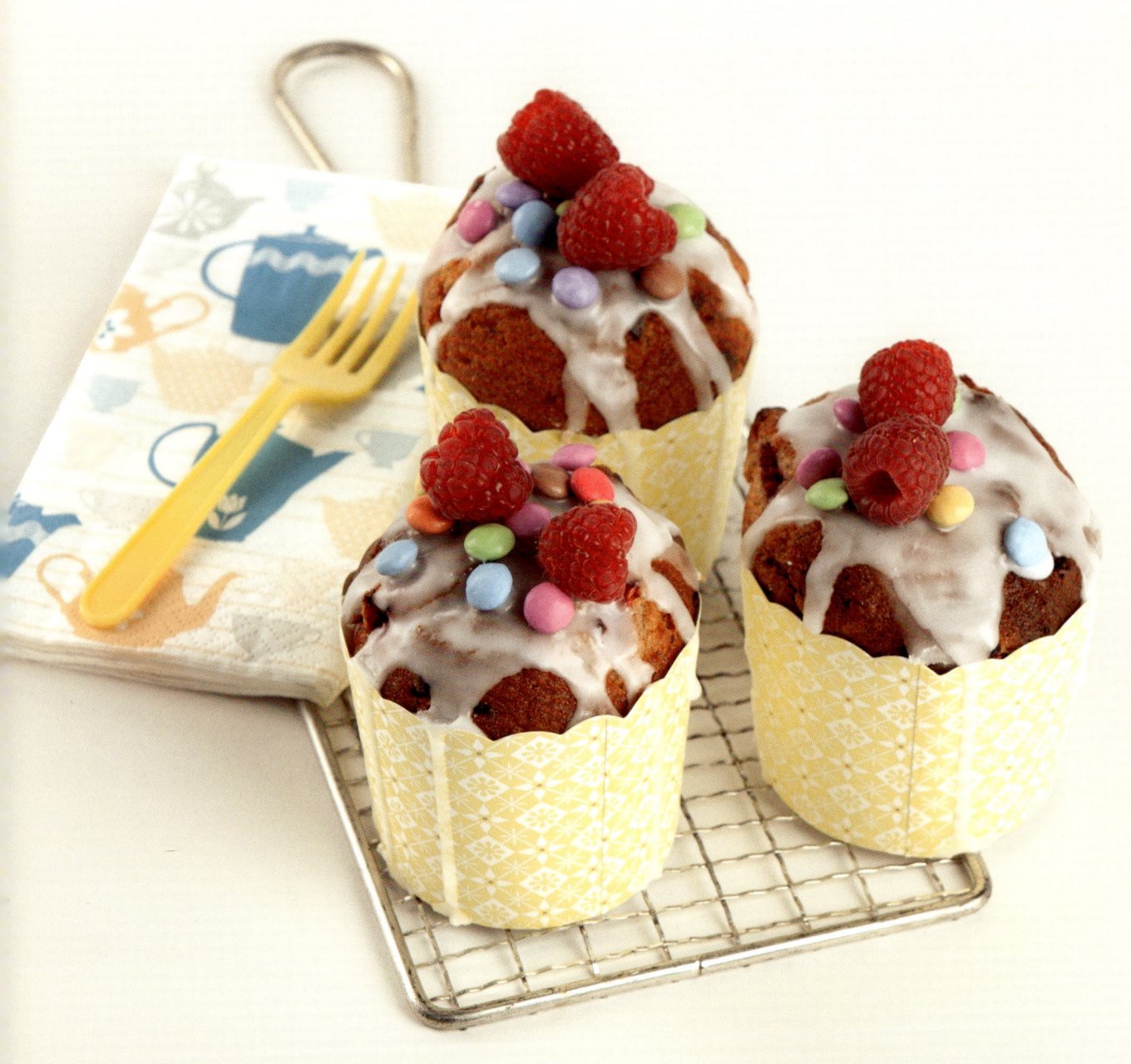

Himbeermuffins

Für 8 Stück

335 g tiefgekühlte Himbeeren…1 Vanilleschote…70 g Butter…90 g Zucker…
1 Ei…35 g dunkle Kuvertüre…135 g Mehl…½ TL Backpulver…50 g Puderzucker…8 frische Himbeeren…Smarties oder Zuckerstreusel zum Verzieren

Außerdem: 16 Papiermuffinförmchen (oder 1 Muffinblech)

Den Backofen auf 165 °C Ober-/Unterhitze vorheizen.
Die Himbeeren in ein Sieb geben und auftauen lassen. Jeweils zwei Papiermuffinförmchen ineinander setzen und auf ein Blech stellen. (Wer ein Muffinblech hat, kann das natürlich auch verwenden.)
Die Vanilleschote längs aufschlitzen und das Mark herauskratzen. Die Butter mit Zucker und dem Mark der Vanilleschote schaumig rühren. Das Ei zugeben und weiterschlagen. Die Kuvertüre hacken und mit Mehl, Backpulver und den abgetropften Himbeeren vorsichtig mischen.
Die Butter-Zucker-Ei-Mischung mit der Mehlmischung vorsichtig verrühren und die Förmchen bis ca. 1 cm unter den Rand füllen. Im vorgeheizten Backofen ca. 20 Minuten backen. Die Muffins auskühlen lassen. Den Puderzucker mit etwas Wasser zu einer Glasur verrühren und die Muffins damit bestreichen. Mit frischen Himbeeren und Smarties verzieren.

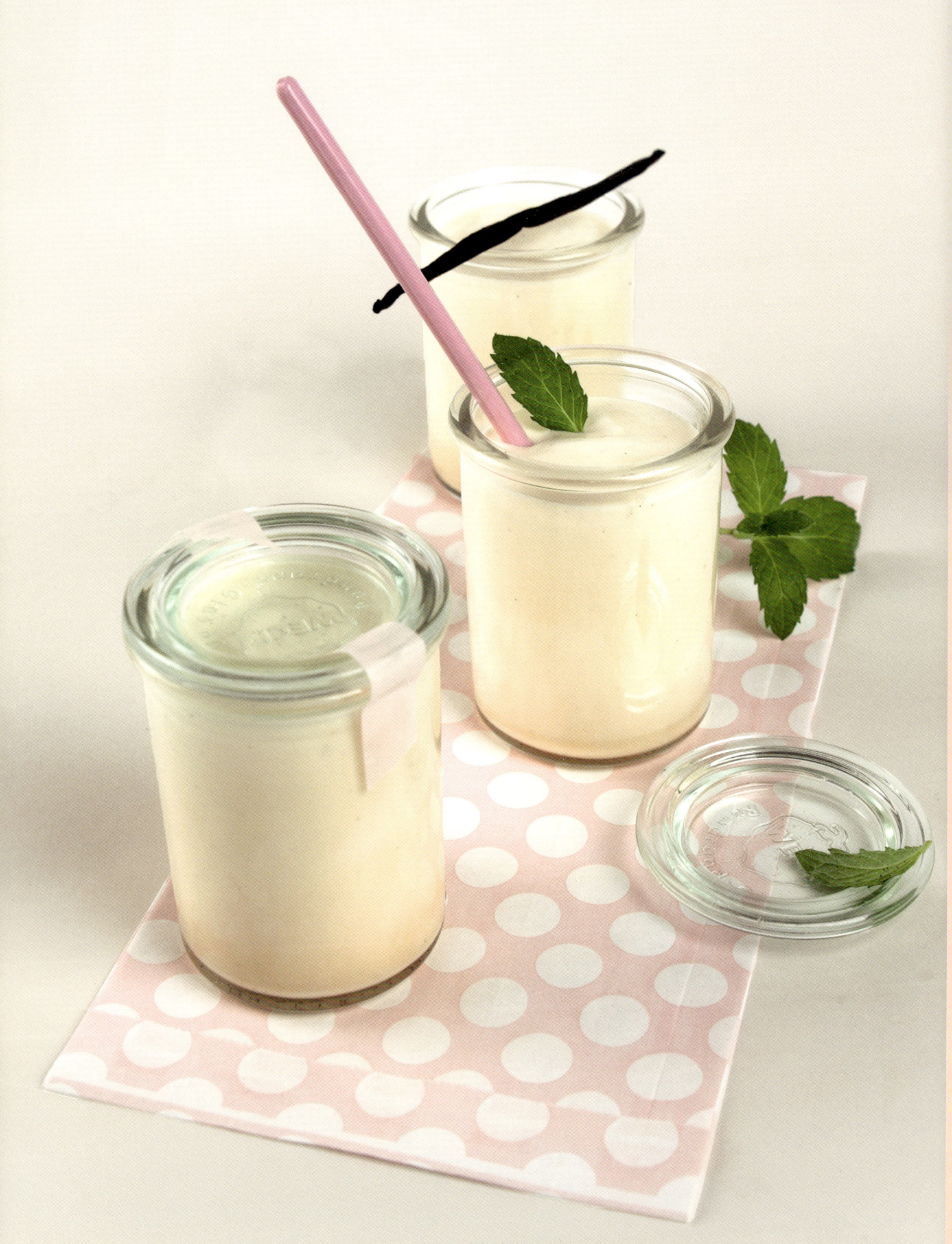

Bayrisch Creme

Für 8 Portionen

1 Vanilleschote…500 ml Milch…4 Eigelb…150 g Zucker…6 Blatt weiße Gelatine…500 g Sahne

Die Vanilleschote längs aufschlitzen, das Mark herauskratzen und zusammen mit der Schote in die Milch geben. Die Milch zum Kochen bringen.
In der Zwischenzeit die Eigelbe mit dem Zucker in einem Kessel über dem warmen Wasserbad aufschlagen. Die Gelatine in kaltem Wasser einweichen.
Die kochende Milch langsam in die Eigelb-Masse rühren, die fertige Masse darf maximal 85 °C heiß werden, sonst flockt sie aus. Die eingeweichte Gelatine ausdrücken und ebenfalls in die Masse rühren. Alles durch ein Sieb streichen, die Masse in eine Schüssel mit Eiswasser stellen und kalt rühren. Die Sahne steif schlagen. Wenn die Creme fest wird, die Sahne unterheben und in eine schöne Schüssel oder kleine Gläschen füllen und kalt stellen.

Tipp: Eignet sich gut als Nachtisch für eine Feier.

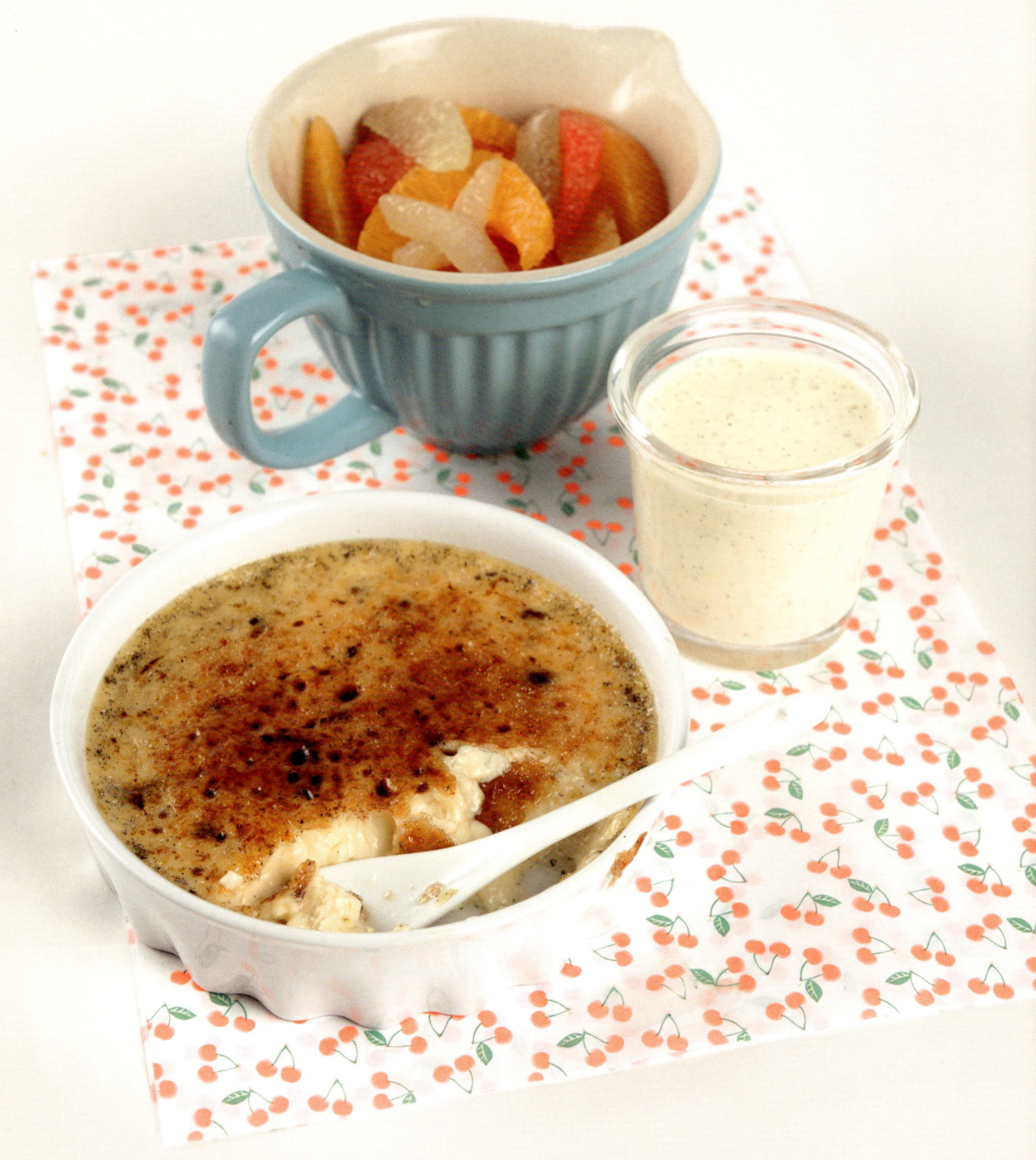

Zitronen-Créme-brûlée

Für 8 Portionen

Crème brûlée

1 Vanilleschote...2 Bio-Zitronen...130 ml Milch...320 g Sahne...
40 g Zucker...1 Ei...4 Eigelb...2–3 EL brauner Zucker

Den Backofen auf 85 °C Ober-/Unterhitze vorheizen.
Die Vanilleschote längs aufschneiden und das Mark herauskratzen. Die Zitronen heiß waschen, abtrocknen und die Schale fein abreiben. Alle Zutaten (mit Ausnahme des braunen Zuckers) miteinander verrühren, ohne dass dabei Schaum entsteht.
Die Eiermilch durch ein Sieb passieren und in hitzebeständige Förmchen füllen. Ein tiefes Blech etwa 1 cm hoch mit warmem Wasser füllen, die Förmchen vorsichtig hineinstellen und die Eiermilch im Ofen ca. 40–50 Minuten stocken lassen. Die Crème brûlée abkühlen lassen und am besten über Nacht kalt stellen. Vor dem Servieren die Förmchen mit braunem Zucker bestreuen und diesen mit einem Bunsenbrenner oder unter dem Ofengrill goldbraun karamellisieren.

Zitrusfrüchte

1 Bio-Zitrone...1 Orange...1 Grapefruit...70 g brauner Zucker

Die Zitrone heiß waschen, abtrocknen und die Schale fein abreiben. Orange, Zitrone und Grapefruit schälen und dabei die weiße Haut mit entfernen. Alle Früchte filetieren, d. h. das Fruchtfleisch zwischen den weißen Trennhäutchen herausschneiden und dabei den Saft auffangen. 20 cl Früchtesaft mit braunem Zucker und Zitronenschale zu Sirup einkochen, über die filetierten Früchte geben und ziehen lassen.

Vanille-Orangen-Sauce

3 Orangen...davon 1 Bio-Orange...1 Vanilleschote...120 g Sahne...
30 g Zucker...4 Eigelb...½ Tasse Milch

Die Bio-Orange heiß waschen, trocknen und die Schale fein abreiben. Alle Orangen auspressen, mit der Schale in einem kleinen Topf zum Kochen bringen und auf 4 cl reduzieren.
Die Vanilleschote längs aufschneiden, das Mark herauskratzen, beides mit der Sahne in einen Topf geben und aufkochen. Zucker und Eigelbe gut verrühren und langsam in die Sahnemasse gießen. Bei mittlerer Hitze so lange schlagen, bis die Creme dicklich wird und auf einem Löffelrücken in Form einer Rose stehen bleibt, wenn man sie anbläst („zur Rose abziehen").
Die Sauce durch ein feines Sieb passieren, etwas abkühlen lassen, die Orangenreduktion zugeben und mit einem Schuss Milch wie einen Cappuccino aufschäumen. Die Crème brûlée mit den Zitrusfrüchten anrichten und die Vanillesauce dazu reichen.

Verzeichnis

Rezeptverzeichnis

5–12 MONATE

Aprikosen-Hirse-Brei 39

Gemüse-Hähnchen-Brei 39

Gemüsenudeln 41

Kartoffel-Hähnchenleber-Brei 42

Kartoffelpüree 38

Kartoffel-Schollen-Püree 41

Kerbelwurzelpüree mit Maronen 40

Kürbispüree 38

Lammtopf 44

Linseneintopf 43

Pastinakenbrei mit Roter Bete 40

Pflaumen-Bananen-Joghurt 45

Quinoa-Gemüse 43

Reisnudelrisotto mit Süßkartoffel und Kokos 42

Reispüree 38

Selleriecreme 45

Steckrüben-Nudel-Topf 44

Süßkartoffel-Apfel-Püree 39

Tofu-Pastinaken-Brei 40

1–3 JAHRE

Apfelpfannkuchen 81

Blumenkohl mit Bröselschmelze 65

Crêpes mit Marmelade 84

Fischstäbchen mit Radieschenremoulade 75

Forellenfilet mit Salzkartoffeln und Schalottenbutter 73

Gnocchi mit Tomatensalsa 77

Grießpudding mit buntem Beerensalat 85

Kalbfleischkugeln mit Kohlrabi und Schupfnudeln 71

Kartoffel-Apfel-Püree 67

Kartoffelmäuse 69

Kartoffel-Sellerie-Püree 67

Klassisches Kartoffelpüree 67

Kürbissuppe 63

Pastinakencremesuppe 63

Prinzessinnenpüree 67

Rosenkohlsuppe 63

Tagliatelle mit Butter und Parmesan 79

Waffeln mit Gewürzkirschen 83

4–7 JAHRE

Arme Ritter aus selbst gemachter Brioche 141

Backfisch mit Rahmkarotten 131

Bratwurst mit Zwiebeln und Rahmsauerkraut 117

Brötchen mit Quarkfüllung 105

Bunte Bratkartoffeln mit Spiegelei 111

Cordon bleu vom Stubenküken mit Karotten 115

Erdbeereis 145

Fischfrikadellen mit Kartoffel-Gurken-Salat 124

Flüssiger Schokoladenkuchen mit karamellisierter Ananas 149

Frischkäsebrot mit Gemüse 104

Geschnetzeltes mit Pilzrahmsauce und Klößen 113

Gurkennudeln 125

Karamellisierter Topfenschmarrn 143

Kartoffel-Gurken-Salat 125

Kartoffelpuffer mit Apfelmus 109

Käsebrot ohne Butter 104

Kleine Flammkuchen 133

Kräuterbrot 104

Lachsfilet mit Maisküchlein 129

Leberwurstbrot mit Karotte 104

Linsen mit Spätzle und Würstchen 119

Milchreis mit Zimtstreuseln und Heidelbeeren 147

Nudeln mit Hackfleisch und Apfelmus 135

Obstbrot 104

Pausenbrote 104

Rotkohl mit Feigen und Popcorn 121

Schokoladeneis 145

Schollenfilet mit Nussbutter und Gurkensalat 127

Schwäbische Maultaschen 139

Selbst gemachtes Eis 145

Spaghetti mit Gemüsebolognese 137

Spieße im Brötchen 105

Tafelspitzbrühe mit Markklößchen 107

Vanilleeis 145

Wiener Schnitzel 111

8–10 JAHRE

Bayrisch Creme 191

Bunte Pommes 173

Cremesüppchen von Karotten und Tomaten mit Schinkenhörnchen 165

Crêpes mit Spargel 169

Entenbrust mit Karotten-Curry-Reisnudeln und Shiitake-Pilzen 175

Erbseneintopf mit Rübenkraut-Pfannkuchen 167

Fischburger mit milder Mango-Curry-Sauce 183

Hamburger 173

Himbeermuffins 189

Kürbisrisotto mit Pesto 181

Lammragout mit Frühlingsgemüse 177

Maishähnchenstücke mit Cornflakes und süß-saurer Sauce 171

Nudeln mit Tomatensauce 185

Pizzabrote 185

Rindercarpaccio mit frischen Champignons 179

Windbeutel mit Vanillecreme und Kirschen 187

Zitronen-Créme-brûlée 193

Zutatenverzeichnis

A

Ananas
- Flüssiger Schokoladenkuchen mit karamellisierter Ananas 149

Apfel
- Apfelmus 135, 109
- Apfelpfannkuchen 81
- Feigen mit Rotkohl und Popcorn 121
- Kartoffel-Apfel-Püree 67
- Kartoffel-Hähnchenleber-Brei 42
- Kartoffelpuffer mit Apfelmus 109
- Kürbisrisotto mit Pesto 181
- Nudeln mit Hackfleisch und Apfelmus 135
- Süßkartoffel-Apfel-Püree 39

Apfelsine
- Karamellisierter Topfenschmarrn 143
- Linseneintopf 43
- Milchreis mit Zimtstreuseln und Heidelbeeren 147
- Pflaumen-Bananen-Joghurt 45
- Steckrüben-Nudel-Topf 44
- Tofu-Pastinaken-Brei 40
- Vanille-Orangen-Sauce 193
- Zitrusfrüchte 193

Aprikose
- Aprikosen-Hirse-Brei 39
- Lammtopf 44

Arme Ritter aus selbst gemachter Brioche 141

B

Backfisch mit Rahmkarotten 131

Banane
- Obstbrot 104
- Pflaumen-Bananen-Joghurt 45

Bayrisch Creme 191

Beeren
- Erdbeereis 145
- Grießpudding mit buntem Beerensalat 85
- Himbeermuffins 189
- Milchreis mit Zimtstreuseln und Heidelbeeren 147

Beilagengerichte
- Bunte Pommes 173
- Klassisches Kartoffelpüree 67
- Prinzessinnenpüree 67

Blätterteig
- Cremesüppchen von Karotten und Tomaten mit Schinkenhörnchen 165

Blumenkohl mit Bröselschmelze 65

Bohnen
- Gemüsenudeln 41

Bolognese
- Spaghetti mit Gemüsebolognese 137

Bratwurst mit Zwiebeln und Rahmsauerkraut 117

Brei
- Aprikosen-Hirse-Brei 39
- Gemüse-Hähnchen-Brei 39
- Kartoffel-Hähnchenleber-Brei 42
- Pastinakenbrei mit Roter Bete 40
- Tofu-Pastinaken-Brei 40

Brioche
- Arme Ritter aus selbst gemachter Brioche 141

Brokkoli
- Gemüsenudeln 41

Brot
- Brötchen mit Quarkfüllung 105
- Frischkäsebrot mit Gemüse 104
- Käsebrot ohne Butter 104
- Kräuterbrot 104
- Leberwurstbrot mit Karotte 104
- Obstbrot 104
- Pizzabrote 185
- Spieße im Brötchen 105

Büffelmozzarella
- Pizzabrote 185

Bunte Bratkartoffeln mit Spiegelei 111

Bunte Pommes 173

Burger
- Fischburger mit milder Mango-Curry-Sauce 183
- Hamburger 173

C

Carpaccio
- Rindercarpaccio mit frischen Champignons 179

Champignons
- Geschnetzeltes mit Pilzrahmsauce und Klößen 113
- Rindercarpaccio mit frischen Champignons 179

Cordon bleu vom Stubenküken mit Karotten 115

Cornflakes

    Lachsfilet mit Maisküchlein 129

    Maishähnchenstücke mit Cornflakes und süß-saurer Sauce 171

Couscous

    Lammtopf 44

Créme brûlée

    Zitronen-Créme-brûlée 193

Cremesüppchen von Karotten und Tomaten mit Schinkenhörnchen 165

Crêpes

    Crêpes mit Marmelade 84

    Crêpes mit Spargel 169

E

Ei

    Arme Ritter aus selbst gemachter Brioche 141

    Backfisch mit Rahmkarotten 131

    Blumenkohl mit Bröselschmelze 65

    Bunte Bratkartoffeln mit Spiegelei 111

    Cordon bleu vom Stubenküken mit Karotten 115

    Fischstäbchen mit Radieschenremoulade 75

    Gnocchi mit Tomatensalsa 77

    Himbeermuffins 189

    Kalbfleischkugeln mit Kohlrabi und Schupfnudeln 71

    Schwäbische Maultaschen 139

    Selbst gemachtes Eis 145

    Tafelspitzbrühe mit Markklößchen 107

    Zitronen-Créme-brûlée 193

Eintopf

    Erbseneintopf mit Rübenkraut-Pfannkuchen 167

    Lammtopf 44

    Linseneintopf 43

Eis

    Erdbeereis 145

    Schokoladeneis 145

    Vanilleeis 145

Emmentaler

    Kartoffelmäuse 69

Entenbrust mit Karotten-Curry-Reisnudeln und Shiitake-Pilzen 175

Erbseneintopf mit Rübenkraut-Pfannkuchen 167

Erdbeeren

    Erdbeereis 145

    Grießpudding mit buntem Beerensalat 85

F

Feigen

    Rotkohl mit Feigen und Popcorn 121

Fenchel

    Spaghetti mit Gemüsebolognese 137

Fisch

    Backfisch mit Rahmkarotten 131

    Fischburger mit milder Mango-Curry-Sauce 183

    Fischfrikadellen mit Kartoffel-Gurken-Salat 124

    Fischstäbchen mit Radieschen remoulade 75

    Forellenfilet mit Salzkartoffeln und Schalottenbutter 73

    Kartoffel-Schollen-Püree 41

    Lachsfilet mit Maisküchlein 129

    Schollenfilet mit Nussbutter und Gurkensalat 127

Flammkuchen

    Kleine Flammkuchen 133

Fleischgerichte

    Bratwurst mit Zwiebeln und Rahmsauerkraut 117

    Cordon bleu vom Stubenküken mit Karotten 115

    Entenbrust mit Karotten-Curry-Reisnudeln und Shiitake-Pilzen 175

    Gemüse-Hähnchen-Brei 39

    Geschnetzeltes mit Pilzrahmsauce und Klößen 113

    Hamburger 173

    Kalbfleischkugeln mit Kohlrabi und Schupfnudeln 71

    Kartoffel-Hähnchenleber-Brei 42

    Lammragout mit Frühlingsgemüse 177

    Lammtopf 44

    Maishähnchenstücke mit Cornflakes und süß-saurer Sauce 171

    Nudeln mit Hackfleisch und Apfelmus 135

    Rindercarpaccio mit frischen Champignons 179

    Schwäbische Maultaschen 139

    Steckrüben-Nudel-Topf 44

    Tafelspitzbrühe mit Markklößchen 107

    Wiener Schnitzel 111

Flüssiger Schokoladenkuchen mit karamellisierter Ananas 149

ZUTATENVERZEICHNIS

Frikadellen

    Fischfrikadellen mit Kartoffel-Gurken-Salat 124

Frischkäse

    Frischkäsebrot mit Gemüse 104

    Gemüsenudeln 41

G

Gemüse-Hähnchen-Brei 39

Gemüsenudeln 41

Geschnetzeltes mit Pilzrahmsauce und Klößen 113

Gnocchi mit Tomatensalsa 77

Grapefruit

    Zitronen-Créme-Brûlée 193

Greyerzer

    Cordon bleu vom Stubenküken mit Karotten 115

Grieß

    Gnocchi mit Tomatensalsa 77

    Grießpudding mit buntem Beerensalat 85

Gurke

    Brötchen mit Quarkfüllung 105

    Fischfrikadellen mit Kartoffel-Gurken-Salat 124

    Gurkennudeln 125

    Kartoffelmäuse 69

    Schollenfilet mit Nussbutter und Gurkensalat 127

H

Hackfleisch

    Hamburger 173

    Nudeln mit Hackfleisch und Apfelmus 135

    Schwäbische Maultaschen 139

Hähnchen

    Gemüse-Hähnchen-Brei 39

    Kartoffel-Hähnchenleber-Brei 42

    Maishähnchenstücke mit Cornflakes und süß-saurer Sauce 171

    Spieße im Brötchen 105

Hamburger 173

Hartweizengrieß

    Gnocchi mit Tomatensalsa 77

Heidelbeeren

    Milchreis mit Zimtstreuseln und Heidelbeeren 147

Himbeeren

    Grießpudding mit buntem Beerensalat 85

    Himbeermuffins 189

Hirse

    Aprikosen-Hirse-Brei 39

Hokkaidokürbis

    Kürbispüree 38

    Kürbisrisotto mit Pesto 181

    Kürbissuppe 63

Honig

    Flüssiger Schokoladenkuchen mit karamellisierter Ananas 149

    Rotkohl mit Feigen und Popcorn 121

I

Ingwer

    Flüssiger Schokoladenkuchen mit karamellisierter Ananas 149

    Rotkohl mit Feigen und Popcorn 121

J

Joghurt

    Fischstäbchen mit Radieschenremoulade 75

    Pflaumen-Bananen-Joghurt 45

Johannisbeeren

    Grießpudding mit buntem Beerensalat 85

K

Kabeljau

    Backfisch mit Rahmkarotten 131

    Fischfrikadellen mit Kartoffel-Gurken-Salat 124

Kalb

    Geschnetzeltes mit Pilzrahmsauce und Klößen 113

    Kalbfleischkugeln mit Kohlrabi und Schupfnudeln 71

    Wiener Schnitzel 111

Kapern

    Fischstäbchen mit Radieschenremoulade 75

Karamellisierter Topfenschmarrn 143

Karotte

    Backfisch mit Rahmkarotten 131

    Cordon bleu vom Stubenküken mit Karotten 115

    Cremesüppchen von Karotten und Tomaten mit Schinkenhörnchen 165

    Entenbrust mit Karotten-Curry-Reisnudeln und Shiitake-Pilzen 175

    Erbseneintopf mit Rübenkraut-Pfannkuchen 167

    Gemüse-Hähnchen-Brei 39

Kartoffelmäuse 69

Lammtopf 44

Leberwurstbrot mit Karotte 104

Linsen mit Spätzle und Würstchen 119

Linseneintopf 43

Spaghetti mit Gemüsebolognese 137

Kartoffel

Bunte Bratkartoffeln mit Spiegelei 111

Bunte Pommes 173

Erbseneintopf mit Rübenkraut-Pfannkuchen 167

Fischfrikadellen mit Kartoffel-Gurken-Salat 124

Fischstäbchen mit Radieschenremoulade 75

Forellenfilet mit Salzkartoffeln und Schalottenbutter 73

Gemüse-Hähnchen-Brei 39

Geschnetzeltes mit Pilzrahmsauce und Klößen 113

Gnocchi mit Tomatensalsa 77

Hamburger 173

Kartoffel-Apfel-Püree 67

Kartoffel-Hähnchenleber-Brei 42

Kartoffelmäuse 69

Kartoffelpuffer mit Apfelmus 109

Kartoffelpüree 38

Kartoffel-Schollen-Püree 41

Kartoffel-Sellerie-Püree 67

Klassisches Kartoffelpüree 67

Lammtopf 44

Linseneintopf 43

Prinzessinnenpüree 67

Käse

Cordon bleu vom Stubenküken mit Karotten 115

Gnocchi mit Tomatensalsa 77

Kartoffelmäuse 69

Käsebrot ohne Butter 104

Nudeln mit Tomatensauce 185

Pizzabrote 185

Rindercarpaccio mit frischen Champignons 179

Spaghetti mit Gemüsebolognese 137

Tagliatelle mit Butter und Parmesan 79

Käsebrot ohne Butter 104

Kerbelwurzelpüree mit Maronen 40

Kirschen

Waffeln mit Gewürzkirschen 83

Windbeutel mit Vanillecreme und Kirschen 187

Kiwi

Obstbrot 104

Kleine Flammkuchen 133

Klöße

Geschnetzeltes mit Pilzrahmsauce und Klößen 113

Knollensellerie

Kartoffel-Sellerie-Püree 67

Linsen mit Spätzle und Würstchen 119

Selleriecreme 45

Kohlrabi

Kalbfleischkugeln mit Kohlrabi und Schupfnudeln 71

Leberwurstbrot mit Karotte 104

Kokos

Reisnudelrisotto mit Süßkartoffel und Kokos 42

Kräuterbrot 104

Kuchen

Flüssiger Schokoladenkuchen mit karamellisierter Ananas 149

Kürbis

Kürbispüree 38

Kürbisrisotto mit Pesto 181

Kürbissuppe 63

Kuvertüre

Flüssiger Schokoladenkuchen mit karamellisierter Ananas 149

Himbeermuffins 189

Schokoladeneis 145

L

Lachs

Fischburger mit milder Mango-Curry-Sauce 183

Lachsfilet mit Maisküchlein 129

Lamm

Lammragout mit Frühlingsgemüse 177

Lammtopf 44

Lauch

Erbseneintopf mit Rübenkraut-Pfannkuchen 167

Kürbisrisotto mit Pesto 181

Spaghetti mit Gemüsebolognese 137

Leberwurstbrot mit Karotte 104

Linsen

Linsen mit Spätzle und Würstchen 119

Linseneintopf 43

ZUTATENVERZEICHNIS 201

M

Mais
- Lachsfilet mit Maisküchlein 129

Maishähnchenstücke mit Cornflakes und süß-saurer Sauce 171

Mango
- Fischburger mit milder Mango-Curry-Sauce 183

Markklößchen
- Tafelspitzbrühe mit Markklößchen 107

Marmelade
- Crêpes mit Marmelade 84

Maronen
- Kerbelwurzelpüree mit Maronen 40

Mascarpone
- Kartoffel-Schollen-Püree 41

Maultaschen
- Schwäbische Maultaschen 139

Mehrkornbrot
- Frischkäsebrot mit Gemüse 104
- Käsebrot ohne Butter 104
- Kräuterbrot 104
- Leberwurstbrot mit Karotte 104
- Obstbrot 104

Milchreis mit Zimtstreuseln und Heidelbeeren 147

Mozzarella
- Pizzabrote 185
- Spieße im Brötchen 105

Muffins
- Himbeermuffins 189

N

Naturjoghurt
- Fischstäbchen mit Radieschenremoulade 75
- Pflaumen-Bananen-Joghurt 45

Nudeln
- Entenbrust mit Karotten-Curry-Reisnudeln und Shiitake-Pilzen 175
- Gemüsenudeln 41
- Gurkennudeln 125
- Nudeln mit Hackfleisch und Apfelmus 135
- Nudeln mit Tomatensauce 185
- Reisnudelrisotto mit Süßkartoffel und Kokos 42
- Spaghetti mit Gemüsebolognese 137
- Steckrüben-Nudel-Topf 44
- Tagliatelle mit Butter und Parmesan 79

O

Obstbrot 104

Orange
- Karamellisierter Topfenschmarrn 143
- Linseneintopf 43
- Milchreis mit Zimtstreuseln und Heidelbeeren 147
- Pflaumen-Bananen-Joghurt 45
- Steckrüben-Nudel-Topf 44
- Tofu-Pastinaken-Brei 40
- Vanille-Orangen-Sauce 193
- Zitrusfrüchte 193

P

Paprika
- Brötchen mit Quarkfüllung 105
- Frischkäsebrot mit Gemüse 104
- Lammragout mit Frühlingsgemüse 177
- Quinoa-Gemüse 43

Parmesan
- Gnocchi mit Tomatensalsa 77
- Nudeln mit Tomatensauce 185
- Rindercarpaccio mit frischen Champignons 179
- Spaghetti mit Gemüsebolognese 137
- Tagliatelle mit Butter und Parmesan 79

Pastinake
- Pastinakenbrei mit Roter Bete 40
- Pastinakencremesuppe 63
- Tofu-Pastinaken-Brei 40

Pausenbrote 104
- Brötchen mit Quarkfüllung 105
- Frischkäsebrot mit Gemüse 104
- Käsebrot ohne Butter 104
- Kräuterbrot 104
- Leberwurstbrot mit Karotte 104
- Obstbrot 104
- Spieße im Brötchen 105

Pesto
- Gnocchi mit Tomatensalsa 77
- Käsebrot ohne Butter 104
- Kräuterbrot 104
- Kürbisrisotto mit Pesto 181

Petersilienwurzel
- Linsen mit Spätzle und Würstchen 119

Pastinakencremesuppe 63

Pfannkuchen

  Apfelpfannkuchen 81

  Erbseneintopf mit Rüben kraut-Pfannkuchen 167

Pfirsich

  Maishähnchenstücke mit Cornflakes und süß-saurer Sauce 171

Pflaumen-Bananen-Joghurt 45

Pilze

  Entenbrust mit Karotten-Curry-Reisnudeln und Shiitake-Pilzen 175

  Geschnetzeltes mit Pilzrahmsauce und Klößen 113

  Rindercarpaccio mit frischen Champignons 179

Pizzabrote 185

Pommes

  Bunte Pommes 173

Popcorn

  Rotkohl mit Feigen und Popcorn 121

Prinzessinnenpüree 67

Pudding

  Grießpudding mit buntem Beerensalat 85

Püree

  Kartoffel-Apfel-Püree 67

  Kartoffelpüree 38

  Kartoffel-Schollen-Püree 41

  Kartoffel-Sellerie-Püree 67

  Kerbelwurzelpüree mit Maronen 40

  Klassisches Kartoffelpüree 67

  Kürbispüree 38

  Prinzessinnenpüree 67

  Reispüree 38

Süßkartoffel-Apfel-Püree 39

Q

Quark

  Brötchen mit Quarkfüllung 105

  Karamellisierter Topfenschmarrn 143

  Kartoffelmäuse 69

Quinoa-Gemüse 43

R

Radieschen

  Fischstäbchen mit Radieschenremoulade 75

  Frischkäsebrot mit Gemüse 104

  Kartoffelmäuse 69

Ragout

  Lammragout mit Frühlingsgemüse 177

Reis

  Entenbrust mit Karotten-Curry-Reisnudeln und Shiitake-Pilzen 175

  Kürbisrisotto mit Pesto 181

  Milchreis mit Zimtstreuseln und Heidelbeeren 147

  Reisnudelrisotto mit Süßkartoffel und Kokos 42

  Reispüree 38

Rind

  Hamburger 173

  Rindercarpaccio mit frischen Champignons 179

Risotto

  Kürbisrisotto mit Pesto 181

  Reisnudelrisotto mit Süßkartoffel und Kokos 42

Rosenkohlsuppe 63

Rote Bete

  Pastinakenbrei mit Roter Bete 40

  Prinzessinnenpüree 67

Rotkohl mit Feigen und Popcorn 121

Rübenkraut

  Erbseneintopf mit Rübenkraut-Pfannkuchen 167

Rucola

  Rindercarpaccio mit frischen Champignons 179

S

Salami

  Pizzabrote 185

Salat

  Bunter Beerensalat 85

  Gurkensalat 127

  Kartoffel-Gurken-Salat 125

Salatgurke

  Brötchen mit Quarkfüllung 105

  Fischfrikadellen mit Kartoffel-Gurken-Salat 124

  Gurkennudeln 125

  Kartoffelmäuse 69

  Schollenfilet mit Nussbutter und Gurkensalat 127

Sauce

  Gemüsebolognese 137

  Mango-Curry-Sauce 183

  Sauce Hollandaise 169

  Süß-saure Sauce 171

  Tomatensauce 185

  Vanille-Orangen-Sauce 193

ZUTATENVERZEICHNIS

Sauerkraut
- Bratwurst mit Zwiebeln und Rahmsauerkraut 117

Sauerteig
- Kleine Flammkuchen 133

Schinken
- Brötchen mit Quarkfüllung 105
- Cordon bleu vom Stubenküken mit Karotten 115
- Cremesüppchen von Karotten und Tomaten mit Schinkenhörnchen 165

Schnitzel
- Geschnetzeltes mit Pilzrahmsauce und Klößen 113
- Steckrüben-Nudel-Topf 44
- Wiener Schnitzel 111

Schokoladeneis 145

Schokoladenkuchen
- Flüssiger Schokoladenkuchen mit karamellisierter Ananas 149

Scholle
- Kartoffel-Schollen-Püree 41
- Schollenfilet mit Nussbutter und Gurkensalat 127

Schupfnudeln
- Kalbfleischkugeln mit Kohlrabi und Schupfnudeln 71

Schwäbische Maultaschen 139

Schwein
- Schwäbische Maultaschen 139
- Steckrüben-Nudel-Topf 44

Seelachs
- Fischstäbchen mit Radieschenremoulade 75

Selbst gemachtes Eis
- Erdbeereis 145
- Schokoladeneis 145
- Vanilleeis 145

Sellerie
- Kartoffel-Sellerie-Püree 67
- Kürbisrisotto mit Pesto 181
- Linsen mit Spätzle und Würstchen 119
- Selleriecreme 45
- Spaghetti mit Gemüsebolognese 137

Semmelbrösel
- Blumenkohl mit Bröselschmelze 65
- Cordon bleu vom Stubenküken mit Karotten 115
- Fischfrikadellen mit Kartoffel-Gurken-Salat 124
- Fischstäbchen mit Radieschenremoulade 75
- Tafelspitzbrühe mit Markklößchen 107
- Wiener Schnitzel 111

Shiitake-Pilze
- Entenbrust mit Karotten-Curry-Reisnudeln und Shiitake-Pilzen 175

Spaghetti mit Gemüsebolognese 137

Spargel
- Crêpes mit Spargel 169

Spätzle
- Linsen mit Spätzle und Würstchen 119

Speck
- Erbseneintopf mit Rübenkraut-Pfannkuchen 167
- Kleine Flammkuchen 133
- Linsen mit Spätzle und Würstchen 119
- Schwäbische Maultaschen 139

Spiegelei
- Bunte Bratkartoffeln mit Spiegelei 111

Spieße im Brötchen 105

Spinat
- Schwäbische Maultaschen 139

Staudensellerie
- Kürbisrisotto mit Pesto 181

Steckrüben-Nudel-Topf 44

Stubenküken
- Cordon bleu vom Stubenküken mit Karotten 115

Suppe
- Cremesüppchen von Karotten und Tomaten mit Schinkenhörnchen 165
- Kürbissuppe 63
- Pastinakencremesuppe 63
- Rosenkohlsuppe 63
- Selleriecreme 45
- Tafelspitzbrühe mit Markklößchen 107

Süße Gerichte
- Apfelpfannkuchen 81
- Arme Ritter aus selbst gemachter Brioche 141
- Bayrisch Creme 191
- Crêpes mit Marmelade 84
- Flüssiger Schokoladenkuchen mit karamellisierter Ananas 149
- Grießpudding mit buntem Beerensalat 85
- Himbeermuffins 189
- Karamellisierter Topfenschmarrn 143
- Milchreis mit Zimtstreuseln und Heidelbeeren 147
- Selbst gemachtes Eis 145

Waffeln mit Gewürzkirschen 83

Windbeutel mit Vanillecreme und Kirschen 187

Zitronen-Créme-brûlée 193

Süßkartoffel

    Reisnudelrisotto mit Süßkartoffel und Kokos 42

    Süßkartoffel-Apfel-Püree 39

T

Tafelspitzbrühe mit Markklößchen 107

Tagliatelle mit Butter und Parmesan 79

Taglioline

    Nudeln mit Tomatensauce 185

Toastbrot

    Fischburger mit milder Mango-Curry-Sauce 183

    Pizzabrote 185

Tofu-Pastinaken-Brei 40

Tomate

    Cremesüppchen von Karotten und Tomaten mit Schinkenhörnchen 165

    Gnocchi mit Tomatensalsa 77

    Hamburger 173

    Nudeln mit Hackfleisch und Apfelmus 135

    Nudeln mit Tomatensauce 185

    Pizzabrote 185

    Quinoa-Gemüse 43

    Spaghetti mit Gemüsebolognese 137

Topfen

    Karamellisierter Topfenschmarrn 143

V

Vanilleeis 145

Vanille-Orangen-Sauce

Vollkornbrot

    Brötchen mit Quarkfüllung 105

    Frischkäsebrot mit Gemüse 104

    Käsebrot ohne Butter 104

    Kräuterbrot 104

    Leberwurstbrot mit Karotte 104

    Obstbrot 104

    Spieße im Brötchen 105

Vollkornnudeln

    Gemüsenudeln 41

    Steckrüben-Nudel-Topf 44

W

Waffeln mit Gewürzkirschen 83

Wiener Schnitzel 111

Wiener Würstchen

    Linsen mit Spätzle und Würstchen 119

Windbeutel mit Vanillecreme und Kirschen 187

Z

Zander

    Fischburger mit milder Mango-Curry-Sauce 183

Ziege

    Lammtopf 44

Zitrone

    Backfisch mit Rahmkarotten 131

    Crêpes mit Spargel 169

    Fischstäbchen mit Radieschenremoulade 75

    Forellenfilet mit Salzkartoffeln und

Schalottenbutter 73

Grießpudding mit buntem Beerensalat 85

Gurkennudeln 125

Karamellisierter Topfenschmarrn 143

Maishähnchenstücke mit Cornflakes und süß-saurer Sauce 171

Rindercarpaccio mit frischen Champignons 179

Schollenfilet mit Nussbutter und Gurkensalat 127

Zitronen-Créme-brûlée 193

Zitrusfrüchte 193

Zucchini

    Kartoffel-Schollen-Püree 41

    Quinoa-Gemüse 43

Literatur- und Quellenhinweise

aid Infodienst – Verbraucherschutz, Ernährung, Landwirtschaft e. V. (Hrsg.):
- www.aid.de
- Ernährung in der Schwangerschaft. Handlungsempfehlungen des Netzwerks „Gesund ins Leben – Netzwerk Junge Familie", Deutsche Medizinische Wochenschrift (DMV) 24/2012 und 25–26 2012
- Ernährung und Bewegung im Kleinkindalter. Handlungsempfehlungen des Netzwerks „Gesund ins Leben – Netzwerk Junge Familie"; Bonn 2013
- Das beste Essen für Kleinkinder. Empfehlungen für die Ernährung von 1- bis 3-Jährigen; 3. Aufl., Bonn 2013

Baughcum AE, Burklow KA, Deeks CM et al.: Maternal feeding practices and childhood obesity: a focus group study of low-income mothers. Arch Pediatr Adolesc Med 1998

Baughcum AE, Powers SW, Johnson SB et al.: Maternal feeding practices and beliefs and their relationships to overweight in early childhood. J Dev Behav Pediatr 2001

Birch LL.: Psychological influences on the childhood diet. J Nutr 1998; 128 (Suppl. 02)

Bundesinstitut für Risikobewertung: Empfehlungen zur Stilldauer – Einführung von Beikost
www.bfr.bund.de/de/empfehlungen_zur_stilldauer___einfuehrung_von_beikost-54044.html

Davis CM.: Self selection of diet by newly weaned infants: an experimental study. Am J Dis Child 1928

Deligoz M.: Stellungnahme Gesunde Ernährung. Deutscher Bundestag, Kinderkommission 16/31 vom 6.7.2009

Deutsche Gesellschaft für Ernährung (Hrsg.):
- www.dge.de
- DGE-Qualitätsstandard für die Verpflegung in Tageseinrichtungen für Kinder; DGE Bonn 2014
- DGE-Qualitätsstandard für die Schulverpflegung; DGE Bonn 2014
- Ernährungsbericht 2012

Deutsche Gesellschaft für Ernährung, Österreichische Gesellschaft für Ernährung, Schweizerische Gesellschaft für Ernährungsforschung, Schweizerische Vereinigung für Ernährung (Hrsg.): Referenzwerte für die Nährstoffzufuhr, 2. Aufl. als praktische Loseblattsammlung; Neustadt a. d. Weinstraße: Neuer Umschau Buchverlag 2015

Deutsche Liga für das Kind in Familie und Gesellschaft e.V., Nationale Stillkommission: Stillen – der beste Start ins Leben
www.stillen-info.de/

Forschungsinstitut für Kinderernährung: Empfehlungen für die Ernährung von Mutter und Kind. Aufl. 06/2012
www.fke-do.de

Fulkerson JA, French SA, Story M et al.: Promotions to increase lower-fat food choices among students in secondary schools: description and outcomes of TACOS (Trying Alternative Cafeteria Options in Schools). Pub Health Nutr. 2003

Galef BG Jr, Henderson PW.: Mother's milk: a determinant of the feeding preferences of weaning rat pups. J Comp Physiol Psychol 1972

Galloway AT, Fiorito LM, Francis LA et al.: Finish your soup: counterproductive effects of pressuring childrento eat on intake and affect. Appetite 2006 [Epub 2006 Apr 19]

Heindl I., Johannsen U., Bruggemann I.: Essverhalten und Lernprozesse in der Ernährungsbildung. Medien, Materialien und die Rolle der vermittelnden Personen. Ernährungs Umschau 2009

Heseker, B., Heseker, H.: Die Nährwerttabelle, 3. Aufl., komplett überarbeitet, Neustadt a. d. Weinstraße: Neuer Umschau Buchverlag 2014

Hillbig, A.: Ernährung in Schwangerschaft und Stillzeit; Ernährungs Umschau 08/2013

Jansen E, Mulkens S, Jansen A.: Do not eat the red food! Prohibition of snacks leads to their relatively higherconsumption in children Appetite 2007

Koletzko, B., Brönstrup, A., Cremer, M. et al.: Monatsschrift Kinderheilkunde: Säuglingsernährung und Ernährung der stillenden Mutter. Handlungsempfehlungen – Ein Konsensuspapier im Auftrag des bundesweiten Netzwerk Junge Familie; Bonn 2010

Larson N.I., Perry C.L., Story M. et al.: Food preparation by young adults is associated with better diet quality. JAm Diet Assoc 2006

Larson NI, Story M., Eisenberg M. et al.: Food preparation and purchasing roles among adolescents: associations with sociodemographic characteristics and diet quality. J Am Diet Assoc. 2006

Liem DG, MarsM, De Graaf C.: Sweet preferences and sugar consumption of 4- and 5-year-old children: role of parents. Appetite 2004

McKinley MC, Lowis C., Robson PJ et al.: It is good to talk: children views on food and nutrition. Eur J Clin. Nutr. 2005

Mennella JA, Jagnow CP, Beauchamp GK.: Prenatal and postnatal flavor learning by human infants. Pediatrics 2001

Mehfessel, B.: Ernährungsprävention. Ein Thema in unserer Gesellschaft? Ernährungs Umschau 2009

Nestle Deutschland AG: So is(s)t Deutschland 2011. Ein Spiegel der Gesellschaft; Nestle-Studie 2011

Pudel V.: So macht Essen Spaß!, Weinheim 2002

Pudel V., Westenhofer J.: Ernährungspsychologie. Eine Einführung. 3. Aufl. Göttingen: Hogrefe 2003

Pudel V., Ellrott T.: 50 Jahre Ernährungsaufklärung: Anmerkungen und Zukunftsperspektiven. Bundesgesundheitsblatt 2004

Pudel V.: Essverhalten. Selbstverantwortung oder Fürsorge? Ernährungs Umschau 2009

Pudel V. ebd.: Im Fokus: Ernährung und Gesundheit. Informations- oder Verhaltensdefizit?

Pudel V., Borchardt A., Ellrott T. et al.: Essverhalten und Ernährungszustand von Kindern und Jugendlichen. Eine Repräsentativerhebung in Deutschland. In: Deutsche Gesellschaft für Ernährung (Hrsg.): Ernährungsbericht 2000. Frankfurt am Main: Eigenverlag

Pudel V., Westenhofer J.: Dietary and behavioural principles in the treatment of obesity. Int. Mon on EP &WC 1992

Puhl RM, Schwartz MB.: If you are good you can have a cookie: How memories of childhood food rules linkto adult eating behaviors. Eat Behav 2003

Schaal B., Marlier L., Soussignan R.: Human foetuses learn odours from their pregnant mother's diet. Chem. Senses 2000

Spill MK, Birch LL, Roe LS et al.: Eating vegetables first: the use of portion size to increase vegetable intake in preschool children. Am J Clin Nutr 2010; [Epub 2010 Mar 10]

Taylor JP, Evers S, McKenna M.: Determinants of healthy eating in children and youth. Can J Public Health 2005

Thorbrietz, P.: Kursbuch Gesunde Kinderernährung, München 2002

Westenhofer J.: Gezügeltes Essen und Störbarkeit des Essverhaltens. 2. Aufl. Göttingen: Hogrefe 1996

Zyriax BC, Wolf C., Schluter A. et al.: Association of cognitive dietary restraint and disinhibition with prediabetes. cross-sectional and longitudinal data of a feasibility study in German employees. Public Health Nutrition FirstView Article 2011: 1.8 [Published online: 29 September 2011]

Impressum

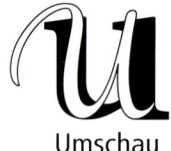

© 2015 Neuer Umschau Buchverlag, Neustadt an der Weinstraße

Alle Rechte an der Verbreitung, auch durch Film, Funk, Fernsehen, fotomechanische Wiedergabe, Tonträger aller Art, auszugsweiser Nachdruck oder Einspeicherung und Rückgewinnung in Datenverarbeitungsanlagen aller Art, sind vorbehalten. Die Inhalte dieses Buches sind von Autoren und Verlag sorgfältig erwogen und geprüft, dennoch kann eine Garantie nicht übernommen werden. Eine Haftung von Autoren und Verlag für Personen-, Sach-, und Vermögensschäden ist ausgeschlossen.

TEXT
Dr. med. Thomas Ellrott, Jacqueline Vogt

REZEPTE
Jeunes Restaurateurs d'Europe
Sektion Deutschland

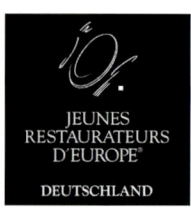

Geschäftsstelle:
Liebfrauenstraße 1
44803 Bochum
info@jre.de
www.jre.de

FOODFOTOGRAFIE
Maria Brinkop, Hildesheim

FOODSTYLING
Guido Gravelius, Kirchheim unter Teck

REDAKTION
Carla Bongers, Neustadt an der Weinstraße

REZEPTLEKTORAT
Petra Puster, Pöcking

GESTALTUNG & SATZ
Julia Kirch, Neustadt an der Weinstraße

COVER- UND PEOPLEFOTOGRAFIE
Roman Knie, Mainz

LITHO FOODFOTOGRAFIE
Blaschke Vision, Laubach

DRUCK UND VERARBEITUNG
NINO Druck, Neustadt an der Weinstraße

PRINTED IN GERMANY

ClimatePartner
klimaneutral
Druck | ID: 53203-1505-1006

ISBN: 978-3-86528-679-6

Besuchen Sie uns im Internet
www.umschau-buchverlag.de